MARION GRILLPARZER

# HEY HEISSHUNGER, AB JETZT BIN ICH DER BOSS!

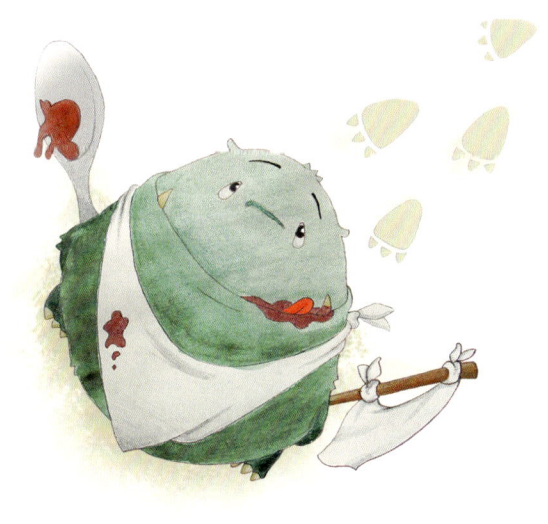

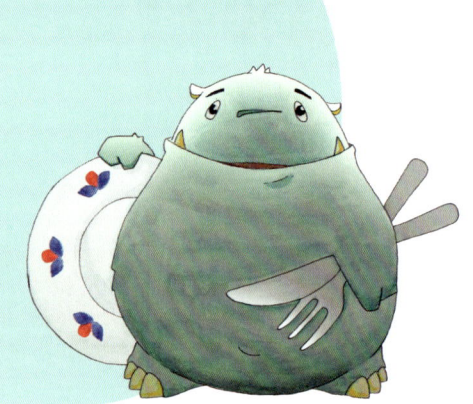
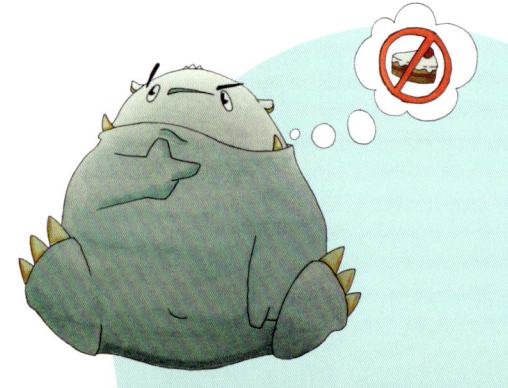

# HALLO HEISSHUNGER! AB JETZT BIN ICH DER BOSS! 188

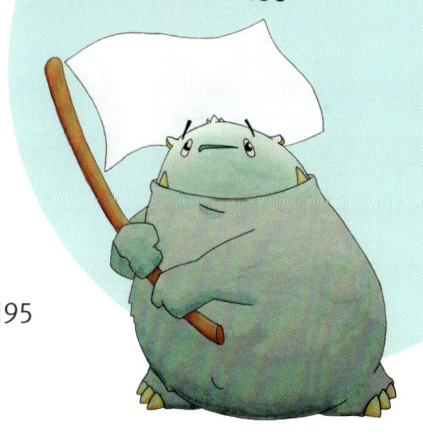

In zehn Tagen raus aus der Heißhungerfalle. Mit einer cleveren Strategie, klugen Tricks für den Kopf und die Beine. Und mit leckeren Rezepten von Martina Kittler, die nicht nur satt, sondern auch glücklich machen.

## NACHWORT Nikotin Ade!

## SERVICE

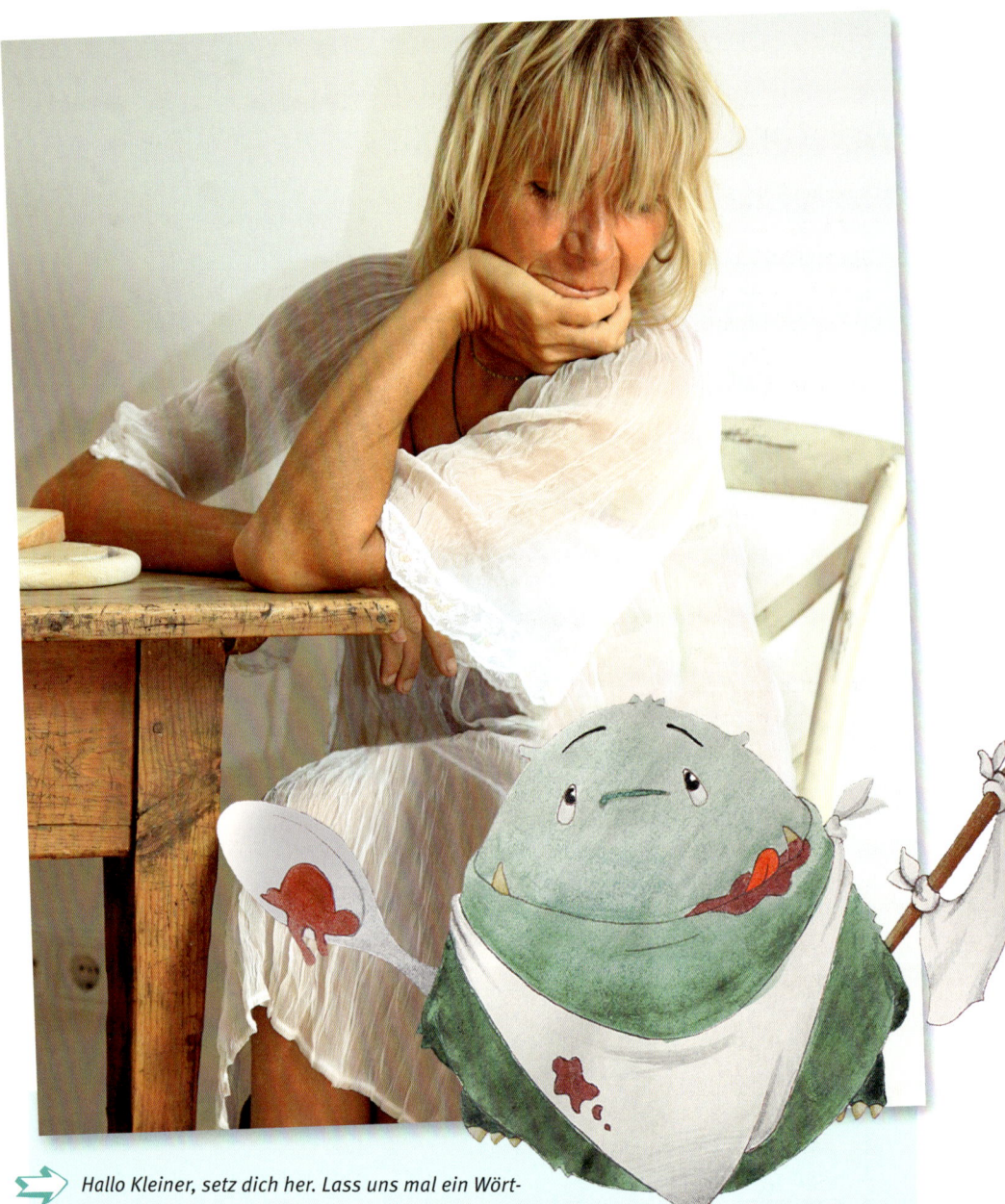

Hallo Kleiner, setz dich her. Lass uns mal ein Wört-
chen miteinander reden. Ich hätte folgenden Vorschlag: Ich versuche,
dich künftig nicht mehr zu ignorieren. Wenn's die Hormone nun mal wollen, kriegst du
sogar All-you-can-eat ... Und du lässt dafür künftig meine Hüften in Ruhe. Okay?

# VORWORT DIE MEHR-ALS-GEMÜSESTREIFEN-STRATEGIE

Ich weiß nicht, wie oft ich in meinem Leben gehört habe: »Wenn nur nicht dieser Heißhunger wäre ...« Er überfällt einen nachts, bei Vollmond, auf dem Weg zur Arbeit, im Supermarkt, am Buffet, mitten in der Schachtel Pralinen, im Winter, im Tief, in der Einsamkeit ... – um die Diät zum Scheitern zu bringen und das schlechte Gewissen zum Blühen. Und er macht vor gar nichts halt, nicht vor der abgelaufenen Raviolidose, der brettharten Salami, der Werbepackung Billig-Waffeln ... Natürlich gibt es auch den ganz kleinen Heißhunger, der uns unbemerkt immer mehr essen lässt, als wir verbrennen.

## Hallo Heißhunger ...

Für die kleinen und großen Attacken gibt es so viele Gründe, wie es Menschen gibt. Und selbstverständlich gibt es auch unzählige Möglichkeiten, den Heißhunger zum Schweigen zu bringen. Als Ernährungsexperte gibt man gerne so Wahnsinnsratschläge wie: Kau Kaugummi, trink ein Glas Wasser, iss Gemüsestreifen, geh aufs Trampolin ... Hab ich auch gemacht. Nur: Eines Tages saß der Heißhunger dann bei mir selbst auf der Schulter. Schlimmer als der schlimmste Tinnitus quengelte er seine Ich-will-sofort-Botschaften in mein Ökotrophologinnenohr. Und acht Kilo später war ich dann eine geläuterte Ökotrophologin. Hatte ein paar Röllchen um den Bauch. Aber auch eine echte Anti-Heißhunger-Strategie – jenseits vorbeugender Gemüsestreifen.

## Meine Anti-Heißhunger-Strategie

Ich habe das Glück, dass ich tolle Freunde habe und großartige Experten kenne. Die haben alle an jedem Finger mindestens zehn weitere Heißhungerkandidaten. Und denen haben sie geholfen. Mit Akupressur. Mit Homöopathie. Mit Bestellungen beim Universum. Mit Körperwahrnehmungsübungen. Mit Achtsamkeitstraining ...
Eine Extraktion aus all diesen Möglichkeiten zur Zähmung des lieben Gesellen namens Heißhunger finden Sie in diesem Buch. Und viel Wissen, Tricks und Tipps, die Ihnen dabei helfen, Ihren kleinen persönlichen Heißhunger zu finden – und lieben zu lernen. Die meisten Heißhunger-Geplagten machen nämlich einen Fehler: Sie können den Robin Food der Fettzellen nicht leiden. Können gar nicht mit ihm umgehen, ignorieren oder hassen ihn. Völlig falsch! Man muss ihn kennenlernen, sich mit ihm an einen Tisch setzen – und einen Pakt schließen. Dann kommt man wunderbar mit ihm aus.

Ich wünsche Ihnen viel Spaß mit diesem Buch – und einen *guten* Heißhunger!
Herzlichst Ihre

*Marion Grillparzer*

HALLO
HEISS

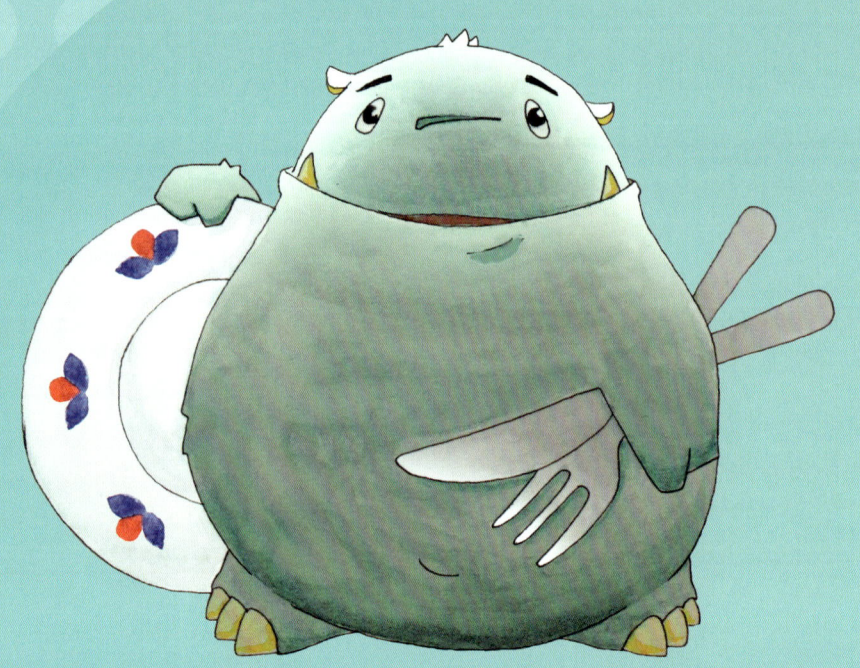

# HUNGER!

## JA, WER BIST DU DENN?

Trostpflaster oder Lebensretter? Einsamkeitskiller oder Loch-im-Bauch-Füller? Immer hast du einen guten Grund, aufzutauchen – ob biochemisch oder gefühlstechnisch.

**WAS TUN?** Ganz einfach: Erst einmal schlaumachen, wer dieser Robin Food der Fettzellen überhaupt ist.

# WAS MACHT DENN HEISSHUNGER?

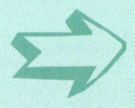 Meistens ist Heißhunger ein Notruf des Körpers,
weil es ihm an etwas mangelt: sei es Liebe, sei es Licht,
sei es ein Vitamin – oder der Zucker im Blut.

# Wir haben Hunger, Hunger, Hunger, haben Hunger …

**ES GEHT** seit vier Kilometern bergauf, die Muskeln brennen. Das Wasser perlt von der Stirn. Mit jedem Schritt wächst der Hunger. Endlich ein Wegweiser: »Zur Kasalm 2 km.« Noch eine Kurve nach oben, noch eine, noch eine … Endlich! Sich einfach in den Schatten an die rotkarierte Tischdecke plumpsen lassen. Die Sennerin lacht breit: »Habt's an Hunger mitbracht?« »Freilich! Und wie!« Sie tischt eine gigantische Käseplatte auf, Schinken, Radieserl, Essiggurken, Butter, Tomaten, frisches Brot … Nichts kann einen jetzt mehr bremsen, einfach über das hochkalorische Wanderglück herzufallen … Bissen für Bissen genießen. Kein GLYX-Brösel bleibt übrig, kein Fettauge. Noch nie hat etwas so gut geschmeckt.

Das ist Heißhunger. Das ist ein herrliches Gefühl. Das ist normal – oder?

(GLYX-was? Ab Seite 24 finden Sie ein Glossar, dort stehen all die wichtigen Begriffe auf einen Blick, die mit dem Phänomen Heißhunger zu tun haben.)

## Appetit, Hunger, Heißhunger …

Gleich zu Anfang erzähle ich Ihnen jetzt einfach meine Definition von Appetit & Co. – ich weiß ja nicht, was Sie in der Schule gelernt haben. *Appetit* ist die Lust auf das Brathuhn, das wir riechen, die Essiggurke, die uns aus dem Glas anlacht. *Hunger* ist das kleine bis große Loch im Bauch, das sich mit körperlichen Reaktio-

nen bemerkbar macht und gefüllt werden will. *Heißhunger* ist Hunger, kombiniert mit einem Appetit – meist auch auf etwas Bestimmtes. Die Essiggurke, für die wir ins Auto steigen … Die Nussnougatcreme, in die wir den Finger stecken – keine Zeit mehr für Benimm. Heißhunger ist die vehemente Aufforderung des Körpers, sofort etwas dagegen zu tun. Auch das ist gesund. Auch das ist normal.

## Vorsicht, chronischer Heißhunger!

Nur wenn sich Heißhunger verselbstständigt, wenn die Gedanken viel zu oft ums Essen kreisen, wenn der Heißhunger Gefahr läuft, chronisch zu werden, uns ständig an den Kühlschrank schickt, uns dick werden lässt, an unserer Lebensqualität nagt, dann müssen wir herausfinden, woran das liegt. Und etwas ändern. Und dafür habe ich dieses Buch geschrieben.

Die gute Nachricht gleich mal vorweg: Es gibt kaum jemanden, der Heißhunger nicht kennt. Und: Jeder Zweite, so schätzen Experten, möchte seelischen Stress wegessen, greift zu Trostpflästerchen mit Kalorien. Neu ist: Dahinter steckt nicht einfach nur seelischer Appetit, sondern ein vom Körper kreierter, biochemischer Heißhunger – dem wir mit dem richtigen Essen, mit Wissen und Strategien und Tricks begegnen können. Nur mit Disziplin kann man dieses Phänomen niemals in den Griff bekommen. Darum ist es Zeit für ein Heißhungerbuch.

## EMOTIONALER ODER BIO-CHEMISCHER HUNGER?

Der biochemische Heißhunger hängt in erster Linie am Blutzucker. Sinkt der unter ein gewisses Niveau, macht uns das heißhungrig.

Und der emotionale Heißhunger hängt ganz besonders am Belohnungssystem im Gehirn. Wir haben irgendwann gelernt: Essen schenkt gute Gefühle. Und immer, wenn wir diese guten Gefühle brauchen, essen wir.

## Der Heißhunger ist im Grunde ein kleiner, freundlicher Geselle

Er pennt die meiste Zeit. Wird nur manchmal wach, krabbelt auf unsere Schulter, quengelt uns ins Ohr – und wenn es dann endlich etwas Leckeres gibt, springt er auf und ab, klatscht vor Freude in die Hände. Danach legt er sich hin, verschränkt die Arme vor dem Bauch, um erst wieder aufzuwachen, wenn im Körper eine laute Sirene heult, ein Notruf sozusagen. Der häufigste Grund für sein Auftauchen: *ein Mangel an Zucker im Blut.* Dem Gehirn geht der Zucker aus.

Manchmal schrillt die Sirene auch, weil anderes fehlt: Das Immunsystem braucht jetzt dringend Vitamin C, das Baby im Bauch möchte ein Steak, genauer: das Eisen aus dem Fleisch. Die Muskeln brauchen Eiweiß … Leider nehmen nur wenige Menschen ihren Körper wirklich so wahr

und reagieren nicht mit gezieltem heißhungrigem Appetit, sondern mit Lust auf die Fett-Zucker-Drogen – von Schokoriegel bis Leberkässemmel. So wird Heißhunger halt zum Problem. Darum lesen Sie in diesem Buch auch ein Kapitel über Körperwahrnehmung. Die kann man nämlich schulen. Und das macht richtig Spaß.

## Immer ein Zeichen von Mangel

Die gerade begonnene Diät knausert mit Kalorien, das mag der Körper nicht, der Heißhunger wacht auf. Genauso, wenn wir mit dem Rauchen aufhören. Auch dann springt der kleine Geselle hoch, klettert auf unsere Schulter, schnattert seine Botschaft fürs Gehirn ins Ohr: »Essen, sofort was Süßes essen!« Das Gehirn hört natürlich auf den kleinen Gesellen, er meldet ja eine lebensbedrohliche Situation. Sofort drückt unser Gehirn auf lauter Unange-

### DIE HEISSHUNGERLOCKENDE »MANGEL AN …«-HITLISTE

1. … Zucker im Blut
2. … Glück (Serotonin im Hirn)
3. … Entspannung
4. … Energie/Schlaf
5. … Vitalstoffen
6. … Zuwendung & Liebe
7. … Abwechslung
8. … Kalorien

nehme-Befindlichkeit-Knöpfchen, die uns zwingen, schleunigst etwas zu essen. Wer hält das schon lange aus: Schwindel, Nervosität, Zittern, Schweißausbrüche?

Manchmal krabbelt er hoch, wenn uns Licht fehlt. Manchmal, wenn wir traurig sind oder wenn Hormone ihn herbeibefehlen. Manchmal reißt ihn der Stress aus seinem Schläfchen, manchmal die Langeweile. Und manchmal wird er auch von einem ausgerasteten Stoffwechsel ständig geweckt. Das arme Kerlchen wird dann alle zwei Stunden aus dem Tiefschlaf gerissen. Er krabbelt hoch und ruft: »Schnell 'ne Schüssel Cornflakes!« Bald sitzt er wieder nervig auf der Schulter und flüstert ins Ohr: »Schokolade, ich will Schokolade!« Oder: »Hamburger, sofort einen Hamburger!« Später: »Kekse, ich will Kekse!« … Er mutiert zum Quälgeist.

### Aus Lust wird Gier

Es gibt unzählige Sirenen, die diesen kleinen Gesellen wecken, auf dass er uns dazu antreibt, sofort und unverzüglich, ohne Ausrede nach Essbarem Ausschau zu halten. Es ist ziemlich wichtig, herauszufinden, welche Sirene den Gesellen lockt, bevor er mächtiger und mächtiger wird, skrupellos und ungeniert das Ruder übernimmt – zum Esssüchtigen macht, immer runder, immer unglücklicher.

Dieses Buch hilft Ihnen dabei, Ihren persönlichen Auslöser zu finden, macht Sie zum kleinen Detektiv.

Heißhunger ist immer das Zeichen für einen Mangel, den wir ernst nehmen sollten. Ein Mangel an einem Nährstoff, ein Mangel an Abwechslung, ein Mangel an

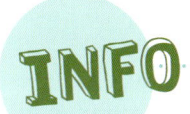

Zuwendung. Und erst, wenn der Mangel beseitigt, das Bedürfnis befriedigt ist, verschwindet auch der Heißhunger.

## Aufspüren – und liebhaben!

Mit diesem kleinen, per se freundlichen Lebensgesellen kann man sich nur an einen Tisch setzen, ihn davon überzeugen, dass keine Lebensgefahr besteht, und ihn klug füttern – mit all den Tricks aus diesem Buch, von Ablenkung bis Zuwendung, von Betthupferl bis Tryptophan, vom natürlichen Appetitzügler bis zum All-you-can-eat-Rezept.

## Haben Sie ein Bild vom kleinen Heißhunger?

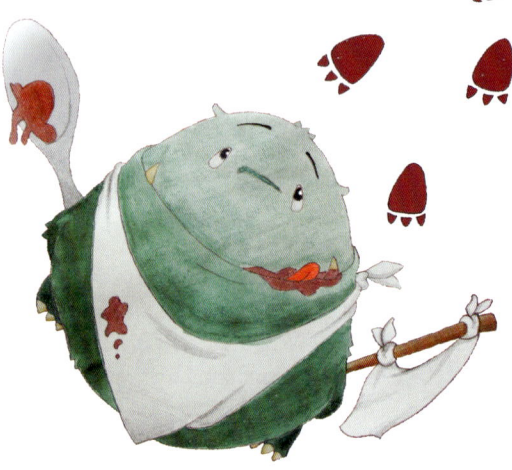

Wahrscheinlich haben Sie auch Ihre Heißhungerattacken. Sonst hätten Sie dieses Büchlein nicht in der Hand.

Es ist wichtig, dass Sie sich ein Bild von ihm zeichnen. Unser Unterbewusstsein denkt nur in Bildern. Und nur mit einem Bild von Ihrem kleinen Heißhunger funktioniert die Strategie, mit der Sie ihn sich zum Freund machen.

Hier sehen Sie mein eigenes Bild. So sieht mein kleiner Heißhunger aus, der auch manchmal ziemlich, ziemlich nervig sein kann. Nur: Ich bin ihm nicht mehr böse. Weil ich ja weiß, dass das sein Job ist, dass er nur kommt, weil wir ihn brauchen. Und ich weiß: *Ich bin der Boss.* Immer.

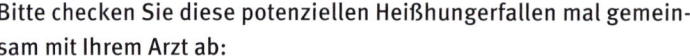

### HALLO DOC! WAS MACHT MICH NUR SO HUNGRIG?

**TIPP**

**Bitte checken Sie diese potenziellen Heißhungerfallen mal gemeinsam mit Ihrem Arzt ab:**

**Zu wenig Schilddrüsenhormone?** Sie sind zuständig für unsere Energie. Ein Mangel an Energie lockt Heißhunger.

**Entzündungen im Körper?** Machen träge – und dick. Misst man über den hs-CRP-Wert.

**Insulinresistenz:** Die Zellen hören nicht mehr auf das Blutzuckerhormon. Das führt zu Dauerhunger. Machen Sie einen Glukosetoleranztest und messen Sie den HbA1c-Wert.

**Zu viel Cortisol?** Das Stresshormon mobilisiert ständig Zucker, lockt den Heißhunger wie Traubenzucker. Kennen Sie Ihren Morgen-Cortisolspiegel?

**Eine geringe oxidative Kapazität:** Im Körper wüten freie Radikale, überlasten das Entgiftungssystem. Das übersäuert den Körper – und macht ständig hungrig.

**Ein Mangel an Vitalstoffen** drosselt den Energieverbrauch – aber nicht den Hunger. Wie steht's zum Beispiel mit Vitamin C, B-Vitaminen, Jod, Selen, Chrom, Zink, Eisen, Mangan, Magnesium und Eiweiß? Kann man im Blut messen! Und gezielt auffüllen.

**Langfristige Medikamenteneinnahme.** Manche Medikamente machen Heißhunger: Blutzuckersenker (Diabetes), Neuroleptika, Antidepressiva …

# Der Heißhunger, die richtige Diät, das Wissen um Stress – und unser Körperbild

**HEISSHUNGER** wächst, weil Mangel im Schlaraffenland zunimmt: Der Mangel an Liebe, der Mangel an Erholung, an Zuwendung, an Fürsorge, an Zufriedenheit, an Bewegung – aber auch der Mangel an gesunden Nährstoffen.

Immer mehr Menschen werden übergewichtig, und immer mehr Menschen machen Diät. Frauenzeitschriften titeln jede Woche mit einer anderen Diät.

Als Hippokrates vor 2500 Jahren das Wort Diät schuf, hat er sich nicht vorgestellt, dass die Leute »Schlank im Schlaf« werden, mit der vegetarischen Nudeldiät abnehmen, »endlich schlank!« werden mit Erdbeeren oder auf das »Wunder Apfelessig« hoffen. Die Bezeichnung Diät kommt vom griechischen *díaita* und Hippokrates meinte damit »Lebensweise«. Und nicht, eine Woche mit Eiern zu hungern.

## Diät = Stress für den Körper

Neueste Forschungsergebnisse zeigen: Das Gehirn akzeptiert keine Diät, die zu viele Kalorien einspart und wichtige Nährstoffe nicht liefert. Das Gehirn akzeptiert auch keine Light-Produkte und keine Zuckerersatzstoffe. Sobald das Gehirn registriert: »Mir fehlt Energie, mir fehlt Zucker, mir fehlt Eisen, mir fehlen Omega-3-Fettsäuren …«, setzt es den ganzen Körper unter Stress. Und das ist der dritte Grund, warum Heißhunger so zunimmt: Stress macht Heißhunger.

## GLYX-Diät, Selfish-Brain-Theorie, Körperwahrnehmung

Seit fast 30 Jahren beschäftige ich mich nun mit Essen, Trinken und Übergewicht – und mit den Körpern, die an den Köpfen hängen, die oft nix anderes denken als: »Kalorien, Fett, Carbs, Waage, Torte …« Und in den letzten beiden Jahren sind – abgesehen von meiner persönlichen Heißhunger-Erfahrung – drei Dinge passiert, die mich zu diesem Buch motiviert haben:

● Die **Diogenes-Studie** wurde veröffentlicht. Sie zeigt erstmals, wie eine Diät aussehen muss, um ohne Jo-Jo-Effekt abzunehmen. Ich weiß das schon seit geraumer Zeit. Denn erfreulicherweise entspricht meine GLYX-Diät genau diesen Vorstellungen. Die richtige Dosis an Bewegung, genug Kalorien, viel Eiweiß, alle Vitalstoffe, die der Körper braucht, ausreichend Kohlenhydrate für das Gehirn – und zwar die mit niedrigem GLYX. Mehr über Diäten lesen Sie ab Seite 66.

● **»Das egoistische Gehirn«,** ein Buch von Professor Achim Peters, ist erschienen. Vor vier Jahren sprach ich mit diesem faszinierenden Wissenschaftler erstmals über seine Selfish-Brain-Theorie, die auf bestechend einfache Weise den Zusammenhang zwischen Stress, Heißhunger und Übergewicht erklärt – und wie wir über Bewegung und unsere Gefühlswelt echte Wege aus der Heißhunger-Übergewichtsfalle finden. Lesen Sie Spannendes dazu ab Seite 126.

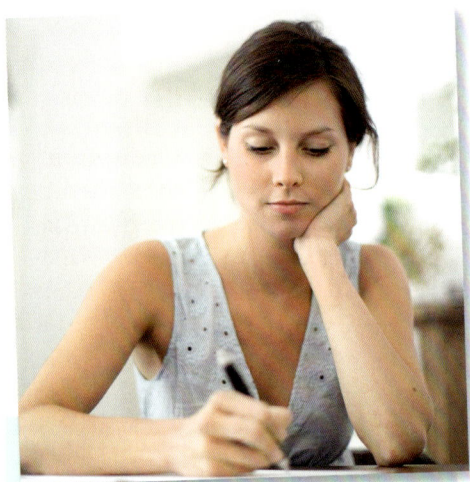

*Packen Sie Gefühle und Gedanken in einen Brief an den Heißhunger – das zähmt ihn.*

## Kleine Gebrauchsanleitung fürs Buch

**OKAY,** bringen wir es hinter uns: Ich hab geraucht. Ich habe mit dem Rauchen aufgehört, den Heißhunger an die Zügel genommen – und eine völlig neue Gefühlswelt gewonnen. Wissen Sie, dass es gefühlsmäßig keinen Unterschied macht, ob man die Einsamkeit mit einer Zigarette oder mit Schokolade stopft? Ob man aus Frust zur Zigarette oder zur Praline greift? Ich habe jede Emotion mit der Zigarette kleiner gemacht. Langeweile, Stress, Freude, immer gab es einen Grund, eine zu rauchen – und meine Gefühle in Wolken aus Nikotin zu packen. Andere machen das mit Schokolade, mit Pizza …

Beides sooooo schaaaade. Sie ahnen nicht, was passiert, wenn man nach 35 Jahren und 40 Zigaretten am Tag endlich jede Emotion als Ganzes fühlt. Das ist sicher oft anstrengend, mitunter auch traurig. Aber meistens richtig, darum auch schön – verrückt. Toll. Unbeschreiblich. Glück pur.

### Das Anti-Heißhunger-Füllhorn

Aus meinem 30-jährigen Wissen und aus dieser meiner Heißhunger-Erfahrung heraus stammen die vielen Rezepte, Tipps & Tricks in den Magazinen, die dem jeweiligen Kapitel angehängt sind. Zum Beispiel die All-you-can-eat-Rezepte, die helfen, wenn der Heißhunger so groß ist, dass man sich nicht mit Diätportionen auf Desserttellern zufriedengibt. Ich hatte auch diese »Ich möchte am liebsten direkt in

• Das Interview mit Dr. Martin Grunwald, Erforscher des Körpersinns, brachte eine weitere geniale Erkenntnis: Wir müssen *das reale Bild von unserem Körper* mit dem in unserem Gehirn zusammenbringen, dann fällt uns auch das Abnehmen plötzlich leicht. Dann haben wir auch keinen übermäßigen Hunger. Wir müssen einfach wieder lernen, unseren Körper wahrzunehmen. Das konnten wir schon mal – als Kind (mehr dazu ab Seite 176).

*Und wenn wir den Körper wahrnehmen, dann mixt er uns auch die besten Anti-Heißhunger-Medis.* Er ist nämlich so etwas wie ein Drogenköfferchen. Ihr Körper hält für Sie einen Cocktail an Hormonen und Nervenbotenstoffen bereit, die dazu führen, dass sich das Kerlchen schnell wieder schlafen legt. Das Geheimnis dahinter nennt man Embodiment: Wie wir über den Körper unsere Gefühle beeinflussen, lesen Sie ab Seite 168.

den Kühlschrank hineinkriechen«-Attacken. Und die sind stinknormal! Auch für 55-Kilo-Frauen. Außerdem hat mir die Kurzzeittherapie »Klopfen« geholfen und Kräuter und Milchschaum mit Zimt und Feldenkrais … und der Selbstakzeptanz-Punkt. Und die weiße Fahne, die ich ständig hissen musste, weil ich erst so schlecht drauf war. Die Frage ist aber: *Was hilft Ihnen?* Die einzige Antwort: *Nur Ihre eigenen Strategie.* Und da dürfen Sie in ein Füllhorn an Ideen und Tipps greifen – und spielerisch mit ihnen umgehen.

Natürlich ist es wichtig, ob Sie dem Heißhunger vorbeugen – oder ihn füttern. Wenn er auf Ihrer Schulter sitzt und Sie schon nervös zittern, helfen Paprikastreifen genauso wenig wie heißes Wasser. Aber beides hilft, vorzubeugen.

### Ihre persönliche Strategie

Ihr Heißhunger ist allein Ihrer. Den müssen Sie erkennen, entdecken, wann er auftaucht – und was ihn zufriedenstellt. Darum rate ich Ihnen zu Folgendem:

**1** Spüren Sie Ihren Heißhunger per *Tagebuch* auf (Seite 194).

**2** Gucken Sie sich die *Tipps und Rezepte* in diesem Buch an, picken Sie heraus, was Sie anspricht – und probieren Sie das aus. Es kann sein, dass eine kleine Ohrakupunktur Ihnen hilft oder eher die Aminosäure Tryptophan – oder vielleicht sogar das stete Vorbeugen mit Gemüsestreifen.

**3** Schreiben Sie einen *Brief an den Heißhunger.* Immer dann, wenn Sie ihn mit Ihrem Tagebuch aufspüren. Erzählen Sie von Ihren Gedanken und Gefühlen. Und vergessen Sie nicht: Sie sind der Boss!

## Sieben auf einen Streich

Es gibt sieben Hauptgründe, die uns heißhungrig mehr an Energie aufnehmen lassen, als wir verbrauchen. Die uns dick machen. Die dazu führten, dass deutschlandweit 66 Prozent der Männer übergewichtig sind und 51 Prozent der Frauen. Wenn Sie diese Gründe kennen, können Sie wunderbar damit umgehen – und jede Menge verändern in Ihrem Leben. Aber ich sage Ihnen gleich: Das tut mitunter auch weh. Sie werden nämlich an kein Diätversprechen mehr glauben. Und Sie übernehmen mehr Fürsorge für sich selbst – das ist etwas, was die wenigsten von uns einfach so können. Aber wie bei vielem im Leben ist es nie zu spät, auch das zu lernen.

### DAS MACHT HEISSHUNGER

**1** Das moderne Schlaraffenland

**2** Falsche Diäten

**3** Der süße Geschmack (Glück schmeckt süß)

**4** Der Stress und das egoistische Gehirn

**5** Ein übersäuerter Körper

**6** Hormonschwankungen, PMS und Wechsel

**7** Mangelnde Körperwahrnehmung

Und davon lesen Sie im zweiten Kapitel ab Seite 37.

# Der Körper, das Gehirn, die Gene – alles ist veränderbar

»ICH WERDE meinen Heißhunger nicht los. Ich werde mein Übergewicht nicht los. Da macht mein Körper nicht mit, mein Kopf nicht – und auch meine Gene nicht.« So denken viele. Sie denken falsch.

Der *Körper* ist keine Struktur, er ist ein Prozess. 80 Prozent aller Atome sind auch in unserem Körper im letzten Jahr recycelt worden. Alle fünf Tage erneuert sich die Magenschleimhaut. Einmal im Monat tut das die Haut. Eine neue Leber haben wir in sechs Wochen. Unseren Körper gestalten wir in einem Jahr zu 80 Prozent neu (manche sagen: bis zu 95 Prozent). Sie können also einen schlanken, gesunden, fröhlichen, heißhungerfreien Körper kriegen. Das müssen Sie einfach nur angehen!

Ja, auch Ihren Kopf können Sie ändern. Das *Gehirn* ist nämlich plastisch – man kann glücklicher werden, zufriedener, fröhlicher, mutiger …

Wir können alles ändern. Sogar unsere *Gene.* Die meisten unserer Gene können jederzeit hoch- oder runterreguliert werden, die guten an-, die nicht so guten abgeschaltet werden. Damit befasst sich die Epigenetik. Darüber müssen Sie nichts wissen. Einfach tun! Die Gene hören auf unseren Atem, die Bewegung, den Schlaf, die Beziehungen und auf unsere Umwelt. Wir können mit unserem Lebensstil ganz stark beeinflussen, wie gut es uns geht. Ein Leben lang. Lauter kleine Übungen dafür finden Sie in diesem Buch. Was Ihnen guttut, darf dann schlechte Gene verändern.

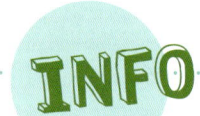

## INFO

### VOM KÖRPER ZUR SEELE

**Kurzzeit-Coaching** ist ein Begriff, der in der Szene gerne benutzt wird. Was steckt dahinter? Die Autobahn über den Körper in die Seele. Immer mehr Therapeuten nutzen den Weg über den Körper – über Berührung, Massagen, Bewegung – in unser Innerstes. In wenigen Sitzungen erreicht der Therapeut über Klopftechniken, Augenbewegungen oder spezielle Massagen zum Beispiel versteckte Ängste, die in jeder Körperzelle sitzen, löst so manches Problem schneller als eine mehrjährige Gesprächstherapie (Seite 182). Natürlich brauchen Sie einen gut ausgebildeten Therapeuten – und schwere Störungen etwas mehr Zeit.

## Etwas ändern können Sie nur über Begeisterung

Sie haben die nächtlichen Kühlschrankbesuche einfach satt. Auch die Eisbecherorgien vor dem Fernseher wollen Sie lieber abstellen. Oder der ganze Tag ist eine einzige Heißhungerfalle – und da möchten Sie raus. Sie möchten, dass sich nicht mehr alles nur ums Essen dreht? Sie möchten wieder essen, um zu leben, und nicht mehr leben, um zu essen? Sie wissen: Ihr Bauch macht Ihnen über Hormone Hunger. Also muss der weg. Okay. Sie wollen etwas ändern? Das geht – mit Begeisterung.

Begeisterung ist das Zauberwort für Gelingen. Sie aktiviert nämlich das limbische System, breitet sich wie eine Welle über das Gehirn aus, aktiviert viel, viel mehr Gehirnsubstanz, als wenn man ein Gedicht auswendig lernt. *Begeisterung ist Erfahrung, die uns unter die Haut geht.*

Auf ähnliche Weise haben wir emotionalen Heißhunger gelernt. Das Gefühl »Schokolade« nahm uns Stress, füllte die Einsamkeit, tröstete über Kummer … Schokolade ging uns nämlich irgendwann auch »unter die Haut« und erzeugte eine Körperreaktion: Stressabbau, Wohlgefühl, Glück, Zufriedenheit … Und das haben wir inzwischen fest in uns, in jeder Körperzelle verankert. Nun können wir diesen Erfahrungen eine neue Erfahrung an die Seite stellen, die stärker ist.

### Eine neue starke Erfahrung

Was macht eine Erfahrung so stark, dass wir auf sie zurückgreifen? Sie hat uns unglaublich begeistert, ist besser als die alte Erfahrung. Oder: Wir üben sie ein, erleben sie immer wieder, bis unsere Körperzellen sie als wichtig und richtig abspeichern.

So können Sie Bitterschokolade einüben, damit sie irgendwann die Pralinenschachtel ersetzt. Und so können Sie spüren und erfahren, dass eine Slackline (das Gummiband für Freizeitseiltänzer) oder ein Trampolin mehr Balance in Ihr Leben bringen als der Stress-Riegel.

## Spüren, wie gut das tut, führt zum TUN

Sie werden Ihren Heißhunger los, wenn Sie eine neue Erfahrung mit einer Körperreaktion abspeichern, die das Ganze auf allen Ebenen verankert: neuronal, emotional und körperlich. Das heißt, Sie müssen, sollen, dürfen, wollen: *a u s p r o b i e r e n.* Das ist das ganze Geheimnis. Lesen reicht nicht. Sie müssen spüren. Und wenn Sie spüren, dass Ihnen das guttut, dann verändern Sie auch etwas in Ihrem Leben.

Das kann ganz einfach sein: Sie können zum Beispiel Ihre Heißhunger auslösenden Kartoffelchips durch unsere Topinambur-Chips von Seite 91 ersetzen. Oder Ihnen macht der Heißhunger-Notfallkoffer von Seite 83 viel Spaß. Oder Sie spüren, wie gut es Ihnen tut, wenn Sie statt einer Pizza-all-you-can-eat-Orgie eine »vernünftige« machen mit den Vorschlägen ab Seite 61. Ich kann Ihnen nur raten: Probieren Sie Verschiedenes aus! Lassen Sie sich neue gute Erfahrungen »durch Mark und Bein« gehen, sodass die alten Sie nicht länger unglücklich machen können.

>>JEDER KANN **ZAUBERN**, JEDER KANN SEINE ZIELE ERREICHEN, WENN ER DENKEN KANN, WENN ER WARTEN KANN, WENN ER **FASTEN** KANN. «

Hermann Hesse, Dichter & Schriftsteller (1877–1962)

# UNTER DER LUPE: LAUSBUB ODER LEBENSRETTER?

 Weil ihn die Natur installiert hat, um uns das Leben zu retten, werden wir ihn nicht los. Doch im Schlaraffenland siegen oft seine Lausbubengene – und er spielt uns einen kleinen Streich nach dem anderen. Wer die Biochemie dahinter versteht, zeigt ihm künftig die lange Nase.

# Biochemischer Heißhunger ist zäh

**HUNGER** ist eine wunderbare Botschaft des Körpers, die uns auffordert, endlich für den notwendigen Nachschub zu sorgen. Der wertvolle Zellhaufen, den man Körper nennt, will schließlich überleben. 70 Billionen Zellen möchten regelmäßig gefüttert werden. Die Muskelzellen, die Hautzellen, die Blutzellen, die Gehirnzellen … Vor allem letztere rufen laut, wenn nach dem letzten Bissen jede Menge Zeit lag – und auch noch Stress.

## Ein starker Trieb

Heißhunger, als Kombination aus Hunger und Lust, ist ein wichtiges Gefühl, sozusagen die *Erste-Hilfe-Maßnahme des Körpers,* die uns dazu bringt, alle uns möglichen Maßnahmen zu ergreifen, leere Nährstofftanks zu füllen, damit weder Gehirn noch Körper unter Mangel leiden.

Obwohl ihn viele Menschen nicht mögen, ist der kleine Geselle – nüchtern betrachtet – nur dazu da, uns vor dem Unterzucker zu bewahren. Das muss er ja. Geht dem Gehirn nämlich der (Blut-)Zucker aus, fallen wir ohnmächtig um. Dann sterben wir. Retten ist die Aufgabe des Heißhungers. Dafür hat ihn die Evolution in unserem Körper installiert.

Wie sich das auswirken kann, wenn ein zweiter Wille dazukommt, kann so manche werdende Mami erzählen, die in eine rohe Leber beißt – und eigentlich seit fünf Jahren Vegetarierin ist.

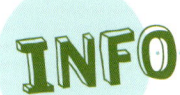

**EIN STARKES ERBE**

So ein Heißhunger lässt sich nicht einfach abschütteln. Dieses Gefühl *muss* unglaublich groß sein – und mit der Zeit immer und immer und immer unangenehmer werden –, weil es eine **echte Motivation** für das Tankfüllen sein soll, das früher ja mit ziemlicher Anstrengung verbunden war. In einer Zeit lange vor der Fünf-Minuten-Terrine musste man seine Antilope nämlich jagen. Mitunter stundenlang. Dann musste man sie stellen, besiegen, zerlegen … Und dann erst fiel man mit Heißhunger über die Keulen her.

### Heißhunger kann man nicht ignorieren – dann wird er chronisch

Sackt der Blutzucker ab, ist das eine Bedrohung. Die Nervenzellen, die ständig den Blutzucker messen, melden ans Hungerzentrum im Gehirn: »*Zucker geht aus!*« Sofort mobilisiert das Zwischenhirn alle Kräfte für Nahrungssuche. Endet diese nicht erfolgreich im Kühlschrank, schaltet der Körper auf Alarmstufe Rot: Eine Flut an Stresshormonen sorgt dafür, dass wir uns ganz, ganz schlecht fühlen.

Heißhunger ignorieren? Das geht nicht. Der wächst nämlich, wenn man sich nicht mit ihm auseinandersetzt, wenn man nicht herausfindet, welcher Mangel ihn lockt. Wenn man ihn nicht gut behandelt, sondern chronisch werden lässt.

## Verbote machen hungrig

Man wird niemals den Heißhunger zähmen oder abnehmen, wenn man sich etwas verbietet. Man wird auch keine Muskeln aufbauen, wenn man sich ständig zum Sport zwingen muss. Alles, was ins Leben einziehen soll, muss auch Spaß machen. Am besten, es begeistert! Darum sollte man mit dem Körper, dem Kopf, dem Gaumen und der Seele einen *klugen Deal* eingehen. Jeder kriegt, was er will. In den richtigen Portionen. Zur entsprechenden Zeit. Solche Deals geht auch der härteste Mann der Welt ein. Lesen Sie über den Streuselschnecken-Deal des 10fach-Ironmans Marcel Heinig auf Seite 60.

### Es ist nie zu spät

Auch wenn der Heißhunger schon das Zepter übernommen hat, kommen Sie jetzt der Ursache auf die Schliche, identifizieren ihn, übernehmen langsam wieder die Führung und überzeugen ihn, sich einfach schlafen zu legen. Bis *wirklich* Not am Mann ist.

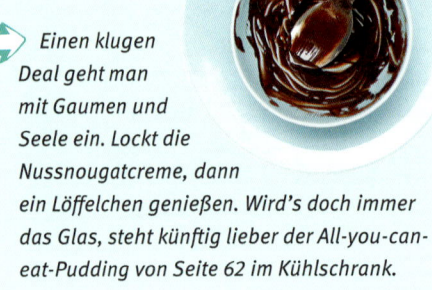

Einen klugen Deal geht man mit Gaumen und Seele ein. Lockt die Nussnougatcreme, dann ein Löffelchen genießen. Wird's doch immer das Glas, steht künftig lieber der All-you-can-eat-Pudding von Seite 62 im Kühlschrank.

## Heißhunger: Womit er uns tyrannisiert

**DAMIT WIR** überleben, hat uns die Evolution so programmiert, dass wir mindestens 200-mal am Tag ans Essen denken. Unsere Ess-Software im Gehirn bringt uns auch dazu, so viel zu essen, wie wir können – und wann immer wir können. Denn unser Schöpfer hat damals an unser Überleben, aber nicht an den Supermarkt gedacht.

### Wo der Hunger herkommt

Der Blutzucker ist im Keller. Der Magen knurrt. Zwei physiologische Nachrichten fürs Gehirn. Denn erst dort entsteht Hunger. Im *Hypothalamus* sitzen eine Sättigungs- und eine Appetit-Zone. Und beide sammeln laufend Informationen aus dem Blut, vom Magen, vom Darm, von den Augen, der Nase und sogar von den Ohren.

Der Anblick eines bunten Salats setzt die Verdauungsdrüsen in Gang. Speichel und Magensäfte fließen. Trifft nach dem Salat noch Pasta im Magen ein, melden Dehnungsrezeptoren dem Hypothalamus: »Der Magen ist gut gefüllt.« Dann analysieren Magen, Darm und Leber die Pasta, messen Fett, Eiweiß und Kohlenhydrate und melden über Hormone die Ergebnisse nach oben. Der Hypothalamus analysiert den Hormoncocktail im Blut: Serotonin, Insulin, Leptin, Ghrelin und Cholecystokinin melden, ob wir noch ein Dessert essen sollten, ob genug Fett im Essen war.

Der Hypothalamus schaltet erst auf »satt«, wenn der Körper all die wichtigen

Nährstoffe hat, die er braucht. Jedes Mineral, jedes Vitamin, jede Aminosäure. Fehlt nur ein Stoff, hält uns die kluge Drüse dazu an, weiterzuessen.

## Der Magen knurrt ...

Wenn wir Hunger haben, droht der Magen dem Gehirn – und knurrt. Ein leerer Magen zieht sich stärker und aktiver zusammen als ein gefüllter. Luft, Speichel und Schleim werden wild durcheinander gedrückt, und das erzeugt wie ein Dudelsack Töne. Das tut manchmal ganz schön weh.

Der leere Magen sendet seine Signale über den Nervus vagus zum Gehirn, damit es sofort veranlasst, dass wir den Magen füllen. Und das tut es auch. Es zwingt uns zum Essen. *Nichts ist stärker.* Nicht mal der Wille. Wenn man mit knurrendem Magen eine Pizza riecht, hat man schon verloren. Duft dringt direkt in unser Emotionszentrum im Gehirn – und ohne dass wir lange darüber nachdenken, läuft das Wasser im Mund zusammen, ackern die Verdauungsdrüsen, tanzen die Hormone, ist die Pizza im Bauch …

## Diese Hormone spielen mit

- *Insulin:* Unser wichtigstes Heißhungerhormon. Es reguliert den Blutzucker. Essen wir Kohlenhydrate – Zucker, Nudeln, Brot, Kartoffeln und Co. –, dann produziert die Bauchspeicheldrüse Insulin, das den Zucker, der nach dem Essen im Blut schwimmt, in die Zellen transportiert, in den Muskel zum Verbrennen, in die Leber zur Umwandlung in Fett. Essen wir viele

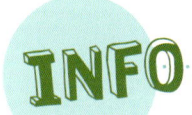

verarbeitete Kohlenhydrate (Weißmehl, Stärke, Zucker), steigt der Blutzuckerspiegel schnell und hoch an. Die Bauchspeicheldrüse produziert viel Insulin, um den Blutzucker zu reduzieren. Nach spätestens zwei Stunden taucht Heißhunger auf, weil der Blutzuckerspiegel durch das viele Insulin schnell wieder ziemlich niedrig ist.

Solange Insulin im Blut schwimmt, kann kein Fett abgebaut werden. Auch andere Hormone, die für Dynamik und Jugend zuständig sind, brauchen als Wirkungsort eine insulinfreie Zone, zum Beispiel Testosteron und Wachstumshormon.
- Das Hormon *Ghrelin* produziert die Magenschleimhaut, sobald die Essenszeit

naht. Es macht uns stark hungrig. Je mehr Ghrelin die Schleimhaut ausschüttet, desto größer ist der Hunger. Mit dem Essen sinkt der Ghrelinspiegel wieder ab. Wie Sie das Ghrelin austricksen, lesen Sie auf Seite 85.

● *Leptin* hemmt langfristig das Auftreten von Hungergefühlen und spielt eine wichtige Rolle bei der Regulierung des Fettstoffwechsels. Die Fettzelle selbst produziert Leptin und signalisiert dem Hypothalamus im Gehirn: »Genug Fett da.« Das beruhigende Gefühl dämpft jeden Hunger. Nur: Die meisten Übergewichtigen schütten zwar jede Menge Leptin aus, das hat aber im Gehirn nichts mehr zu melden. Es wirkt einfach nicht. Weshalb auch die Versuche, Leptin in Schlankmittelchen zu packen, schlichtweg scheiterten.

● *Neuropeptid Y* ist das Hormon, das uns am allerstärksten zum Kühlschrank treibt. Es wird von der Hirnanhangdrüse gebildet. Blockiert wird dieses Hungerhormon durch Leptin.

● Das Satthormon *Cholecystokinin:* Ein voller Magen isst nicht mehr gern. Ein gedehnter Magen bereitet das Gehirn darauf vor, seine Satthormone in die Blutbahn zu schicken. Zum Beispiel das Cholecystokinin *(CCK).* Es lässt uns etwa 20 Minuten nach Essbeginn die Gabel weglegen, denn es signalisiert dem Gehirn: »Ich bin satt.«

● Das Hormon *Peptid YY 3-36 (PYY)* signalisiert dem Körper auch, dass man satt ist – und zwar ebenfalls über einen gedehnten Magen. Darum hilft übergewichtigen Menschen der Magenbypass.

● Das Protein namens *mTOR* ist gemeinsam mit der Aminosäure *Leucin* fürs Sattsein zuständig. Bei Ratten führt viel mTOR im Gehirn zum Dauerfressen.

● Auch *Serotonin,* Nervenbotenstoff der Zufriedenheit, signalisiert dem Körper: »Appetit einstellen!« Menschen mit Serotoninmangel werden depressiv und dick.

● Das *Wachstumshormon (HGH)* lässt Muskeln wachsen und Fett schmelzen – was all die anderen Ich-bin-satt-Hormone besser wirken lässt. Die Hypophyse übergewichtiger Menschen produziert weniger HGH als die eines Normalgewichtigen. Stress, Angst, zu viel Fett oder Schilddrüsenunterfunktion lassen den HGH-Spiegel ebenfalls in den Keller gehen.

## Lästiges Laster oder gar Sucht?

Wir haben in unserem Hirn, genauer im unteren Vorderhirn, den Nucleus accumbens. *Nucleus* heißt Kern, *accumbere* so viel wie »zum Essen Platz nehmen«, »mit jemandem schlafen«. Und dieser Nucleus accumbens spielt eine wichtige Rolle im *Belohnungssystem,* bei der Entstehung der Sucht. Denn dort haben wir Dopaminrezeptoren. Wenn die aktiviert werden, fühlen wir Zufriedenheit bis hin zu Glück. Und das schenkt uns der Zucker, und das schenkt uns das Nikotin.

>> VIELE MENSCHEN HABEN DAS **ESSEN VERLERNT.** SIE KÖNNEN NUR NOCH SCHLUCKEN. «

Paul Bocuse, französischer Starkoch

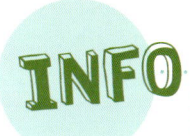

Zucker und Nikotin setzen genauso wie Alkohol, Heroin oder Koks *Dopamin* frei – und führen auf Dauer dazu, dass die Dopaminrezeptoren abstumpfen und wir mehr und mehr Dopamin brauchen, um uns zufrieden und glücklich zu fühlen. Sprich: mehr Schokolade oder mehr Nikotin. Wir haben im Gehirn dann mehr Nervenzellen, die den Stoff einfordern.

Darum fallen das Rauchen-Aufhören, der Schokoladenverzicht auch so schwer. Wir müssen stärker sein als dieser Rezeptorenwald da oben im Gehirn, der nach Schoko oder Nikotin brüllt, der uns zornig macht, traurig, hungrig … Leider reicht Disziplin nicht aus. Mithilfe dieses Buchs finden Sie Ihre persönliche Strategie.

## Lebensretter oder Quälgeist?

• *Etwa jeder Fünfte hat ein ganz normales Verhältnis zum Heißhunger.* Der darf ruhig mal auftauchen und hält einen nicht vom Genießen ab. Auch wenn der Bauch nach der Essattacke so richtig schön voll ist, fühlt man sich trotzdem gut. Der Bauch sagt danke! Man ist einfach glücklich. Das war bei mir auch so, bevor … Dazu erzähle ich gleich mehr.

• *Zwei von drei Menschen können ihren Heißhunger nicht leiden,* für sie ist er ein Quälgeist, weil sie nicht mit ihm umgehen können. Er taucht zwar nur gelegentlich auf, aber wenn, dann macht er ein schlechtes Gewissen oder verdirbt die Laune, oder man hat Angst, dass er die Figur ruiniert. Hier muss man aufpassen, dass der Heißhunger nicht irgendwann das Zepter übernimmt und sich zur Sucht auswächst.

• *10 bis 20 Prozent* leiden *unter Heißhunger,* sie sind esssüchtig und chronisch krank. Als sogenannte Binge Eater schlingen sie anfallsmäßig Tausende von Kalorien in sich hinein. Heißhunger zwingt sie zum Essen. Zu Unzeiten. Zu Unmengen. Dieser Heißhunger ist zum Fürchten.

### Heißhunger bitte ernst nehmen!

Wichtig: Wenn der Heißhunger Sie immer noch viel zu fest im Griff hat, nachdem Sie dieses Buch gelesen haben, dann scheuen Sie sich nicht, etwas dagegen zu tun – also einen Arzt oder Psychotherapeuten aufzusuchen. Genauso wie chronische Müdigkeit oder chronischer Schmerz raubt einem auch chronischer Heißhunger viel zu viel an Lebensqualität. Dahinter können stecken: Schilddrüsenüberfunktion, Nebenwirkungen von Medikamenten, eine Stoffwechselentgleisung oder eine Essstörung (Erste-Hilfe-Adressen bei Esssucht siehe Seite 221).

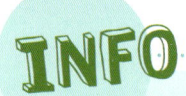

## DIESE HEISSHUNGERSTOFFE SOLLTEN SIE KENNEN

Hier finden Sie im Überblick all die Begriffe, die in unserem Stoffwechsel – und in diesem Buch – eine Rolle spielen.

**Appetit:** Die Lust auf etwas, an das wir denken, das wir riechen, das wir sehen. Kombiniert mit Hunger wird Appetit zum Heißhunger.

**Adenosin:** Nervenbotenstoff, der müde macht.

**Aminosäuren:** Eiweißbausteine. Eine Kette aus vielen Aminosäuren ergibt das Eiweiß, den Muskel, das Schlankhormon, die Abwehrzelle.

**Basenbildende Mineralien:** Eisen, Mangan, Zink, Magnesium, Kalium, Kalzium. Mangel macht den Körper sauer, macht heißhungrig.

**Binge Eating Disorder/Störung:** Essattacken (engl. *binge:* Gelage), bei denen Betroffene anfallsmäßig Tausende von Kalorien in sich hineinschlingen.

**Bitterstoffe:** natürliche Appetitzügler, harmonisieren den Säure-Basen-Haushalt des Körpers – und regen Stoffwechsel und Verdauung an.

**Blutzucker:** Glukose (Traubenzucker) im Blut. Normal: 80 mg/100 ml. Wird kontrolliert durch Insulin. Und aufgefüllt durch Kohlenhydrate und Fette – in der Fastenphase durch körpereigene Speicher aus Leber und Muskel. Sinkt der Blutzucker unter 65 mg/100 ml, macht das heißhungrig.

**Body-Pull:** Die Kraft, mit der der Körper uns zum Kühlschrank schickt – mit Appetit, Hunger oder Heißhunger.

**Brain-Pull:** Die Kraft, mit der das Gehirn sich seinen Zucker aus dem Körper holt.

**Bulimie:** Ess-Brech-Sucht.

**CCK, Cholecystokinin:** Satthormon. Lässt uns etwa 20 Minuten nach Essbeginn ganz natürlich die Gabel weglegen.

**CLA-Fette:** CLA ist eine konjugierte Verwandte der Linolsäure. CLA bremst das Stresshormon ➤ Cortisol, schützt vor Krebs und hilft beim Abnehmen.

**Cortisol:** Stresshormon. Macht über den Zuckerstoffwechsel heißhungrig.

**Diabetes:** Zuckerkrankheit. Die Bauchspeicheldrüse stellt ihre Insulinproduktion ein. Eine künstliche Insulinpumpe übernimmt deren Aufgabe. Typ B, Altersdiabetes, kann man wieder loswerden.

**Dopamin:** Botenstoff der Belohnung.

**Dynorphine:** Gegenteil von euphorisch stimmenden ➤ Endorphinen. Machen negative Gefühle.

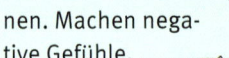
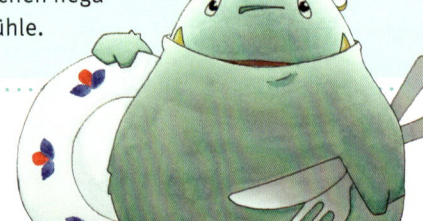

## E

**Eicosanoide:** Antientzündliche Gewebshormone, die den Menschen auf gesund trimmen. Normalisieren das Appetithormon → Leptin (siehe auch → Omega-3).

**EMDR** (Eye Movement Desensitization and Reprocessing): Über die schnelle Bewegung der Augen löst der Therapeut durch bilaterale Hemisphärenstimulation im Gehirn abgespeicherte alte Traumata auf, die heute noch unser Verhalten diktieren. Auch wingwave® genannt.

**Endorphine:** Körpereigene Opiate, lindern Schmerz, stimmen euphorisch.

**Endocannabinoid:** Setzt Verdauungssäfte frei, die den Hunger aktivieren. Wird angeregt durch Fertigprodukte, vor allem durch Knabberzeug.

**Enzyme:** Unsere Stoffwechselarbeiter, die zum Beispiel Nahrung körpergerecht in kleine Bausteine – in Fettsäuren, in Aminosäuren, in Glukose – zerlegen.

## F

**Fastentraining:** Morgens oder abends die Kohlenhydrate weglassen.

**Fatburner:** Lebensmittel, die uns schlank machen, während wir essen, siehe auch → Thermogenese.

**Foxa 2:** Ein Gen, das nach dem Essen anspringt, wenn der → Insulinspiegel sinkt. Es löst im Gehirn ein Hungergefühl aus – und Bewegungsdrang.

**Fruktose:** Zucker, der Früchte süßt und Fertigprodukte schönt.

## G

**Ghrelin:** Hungerhormon, das die Magenschleimhaut produziert, sobald die Essenszeit naht. → Fruktose lockt Grehlin. Und: Zu wenig Schlaf.

**Glukagon:** Das Fastenhormon ist der Gegenspieler vom → Insulin.

**Glukose:** Traubenzucker, der im → Blut schwimmt.

**Glutathion:** Der stärkste Entgifter, den wir im Körper haben.

**GLYX:** Steht für glykämischer Index – eine Zahl von 1 bis 110, die ein Lebensmittel nach seiner Fähigkeit bewertet, das Heißhunger- und Fettspeicherhormon → Insulin zu locken. Bis 55 heißt kaum Insulin. Über 55 heißt: viel Insulin.

**Grundumsatz:** Der Kalorienverbrauch des Körpers in Ruhe.

## H

**5-HTP (5-Hydroxytryptophan):** Die Aminosäure ist eine Vorstufe des natürlichen Appetitzüglers → Serotonin.

**Heißhunger, biochemisch:** Hängt in erster Linie vom → Blutzucker ab. Sinkt dieser unter ein gewisses Niveau, macht uns das heißhungrig.

**Heißhunger, emotional:** Hängt vor allem am Belohnungssystem im Gehirn. Wir haben irgendwann gelernt: Essen schenkt gute Gefühle. Und immer, wenn wir gute Gefühle brauchen, essen wir.

**HGH, Wachstumshormon:** Lässt Muskeln wachsen, Fett schmelzen – und die anderen Ich-bin-satt-Hormone besser wirken.

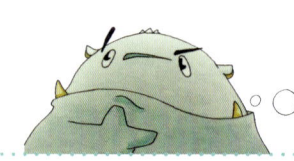

**Homöosthase:** Balance aller Stoffwechselvorgänge.

**hs-CRP-Wert:** hochsensitives C-reaktives Protein. Zeigt an, ob es im Körper schwelende Entzündungen gibt.

**Hypoglykämie:** Unterzucker.

**Hypophyse:** Hormondrüse im Gehirn.

**Hypothalamus:** Bereich im Gehirn, wo die Sättigungs- und Appetitzonen sitzen. Sammelt laufend Informationen aus dem Blut, vom Magen, vom Darm, von den Augen, der Nase, sogar von den Ohren.

## I ∘ J

**Insulin:** Blutzuckerhormon. Produziert die Bauchspeicheldrüse, sobald wir ➙ Kohlenhydrate essen. Insulin transportiert ➙ Zucker (Glukose), der nach dem Essen im Blut schwimmt, in die Zellen. Viel Insulin bedeutet: schneller Blutzuckerabfall, schnell wieder Heißhunger.

**Insulinresistenz/Hyperinsulinämie:** Zellen hören schlechter auf Insulinbefehl »Zucker aufnehmen!«. Diabetes-Vorstufe.

**Jo-Jo-Effekt:** Wenn man einige Zeit nach der Diät mehr wiegt als zuvor.

## K ∘ L

**Kalorie:** Maßeinheit für Energie.

**Kohlenhydrate:** Alles, was Zucker oder Stärke enthält, wie Obst, Getreide, Kartoffeln, Brot, Nudeln, Knödel, Reis, Kuchen, Süßes, Softdrinks …

**Leptin:** Appetithormon, misst den Füllungszustand unserer Fettzellen. Leptinmangel führt unumgänglich zu Hunger.

**Lipolyse:** Fettabbau. Solange Insulin im Blut schwimmt, findet keine statt.

**Lymphsystem:** Ein Netzwerk aus Gefäßen und Knoten, das Krankheitserreger filtert und Gifte, Schadstoffe und Stoffwechselprodukte über Niere, Leber und Darm aus dem Körper raustransportiert.

## M

**Melatonin:** Unser Schlafhormon.

**Minuskalorien:** Lebensmittel, die den Energiestoffwechsel im Körper dermaßen anregen, dass mehr Kalorien verbraucht werden, als das Lebensmittel liefert.

## N

**NEDS:** Night-Eating-Disorder-Syndrom, nächtliche Esslust.

**Neuroglukopenie:** Wenn der Nervenzelle, dem Gehirn der Zucker ausgeht.

**Neuropeptide:** Moleküle der Emotionen.

**Neuropeptid Y:** Hormon, das uns am stärksten zum Kühlschrank treibt. Es wird von der Hirnanhangdrüse gebildet, von ➙ Leptin blockiert.

**Noradrenalin:** Positives Stresshormon, das wach macht.

**Nutraceuticals:** Bestandteile unseres Essens mit therapeutischem Nutzen.

## O

**Omega-3-Fettsäure:** Fit-Fett, weil ungesättigt – in fettem Seefisch, Leinöl, Biokäse, Biofleisch.

**Opiate:** Zucker regt die Produktion körpereigener Opiate an. Die entspannen, machen ruhig und zufrieden.

**Orthomolekularmedizin:** Das Vorbeugen und Heilen von Krankheiten mit körpereigenen Stoffen wie Vitaminen, Mineralien, Aminosäuren, Fettsäuren …

**Östrogen:** weibliches Geschlechtshormon. Genug davon bremst den Appetit.

**Phenylalanin:** Gehirnaktive ➤ Aminosäure, die glücklich, wach, kreativ macht.

**Phenylethylamin:** Liebesbotenstoff, steckt auch in Schokolade.

**Progesteron:** künstliches Gestagen, Gelbkörperhormon.

**Proteinhebeleffekt:** Eiweiß zu jeder Mahlzeit verhindert Heißhungerattacken!

**PYY (Peptid YY 3-36):** Satthormon. Signalisiert dem Körper, dass man satt ist – und zwar über einen gedehnten Magen.

**Selfish-Brain-Theorie:** das egoistische Gehirn. Geht ihm der Zucker aus, werden wir erst ohnmächtig, dann sterben wir. Darum sorgt das Gehirn dafür, dass es als Erstes und immer ausreichend versorgt wird. Das nennt Professor Achim Peters »selfish brain«.

**Serotonin:** Nervenbotenstoff der Zufriedenheit. Er signalisiert dem Körper: »Appetit einstellen!« Menschen, denen es an Serotonin mangelt, werden depressiv und dick. Was lockt Serotonin? Zucker lässt den Spiegel nur kurz ansteigen, langfristiger wirken Licht, Bewegung und der Eiweißbaustein ➤ Tryptophan.

**Spiroergometrie:** Damit misst der Sportmediziner, wie hoch Ihr Kalorienverbrauch ist und ob Ihre Muskeln ihre Energie eher aus Zucker oder aus der Verbrennung von Fett beziehen.

**STH:** Wachstumshormon, das Fett abbaut und Muskeln aufbaut, das die Haut strafft und den Geist jung hält.

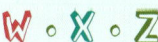

**Testosteron:** Männliches Sexualhormon, sorgt für innere Dynamik und Power.

**Thermogenese:** Kalorien verpuffen als Wärme über die Haut.

**Thyrosin:** Gehirnaktive ➤ Aminosäure, die glücklich, wach, kreativ macht.

**Transfettsäuren:** Entstehen bei industrieller Härtung von Fetten.

**Traubenzucker:** ➤ Glukose

**Triglyceride:** Fette im Körper. Entstehen aus einem Glycerinmolekül, das mit drei Fettsäuren verknüpft ist.

**Tryptophan:** Essenzielle ➤ Aminosäure, die der Körper nicht selbst bilden kann. Grundlage für Serotonin und Melatonin.

**W ∘ X ∘ Z**

**Weichmacher (Phthalate):** Stecken in Verpackungen und Folien, beeinträchtigen die wichtigsten Gewichtskontrollhormone wie ➤ Insulin und ➤ Leptin.

**xunt** heißt gesund und heißt der Blog der Autorin: www.xunt.de

**Zucker:** In diesem Buch geht es natürlich nicht nur um den aus der Dose, sondern vor allem um den ➤ Blutzucker.

# Der emotionale Hunger

**HEISSHUNGER** ist immer ein körperliches Symptom, das uns dazu zwingt, zu essen. Die Frage ist nur: Was löst dieses mächtige Gefühl gerade aus? Welches Loch wollen wir füllen? Das stressbedingte Blutzuckerloch? Das Glücksloch? Was wollen wir mit dem Essen deckeln? Einsamkeit, Traurigkeit? Stopfen wir mit Pizza, Eisbecher & Co. einen seelischen Mangel? Jeder zweite, so vermutet man heute, entwickelt unter seelischer Belastung einen starken Appetit auf Trostessen. Das nennt man »emotional eating«, und die Kombi aus Stress und Esslust lässt letztlich jede Diät scheitern.

## Essen löst Gefühle aus

Deswegen haben die Hungerhormone so eine Kraft. Das hat die Natur schon ganz vernünftig eingerichtet. Jedes Körpersignal ist gut. Nur darf es nicht die Macht übernehmen und als Diktator 70 Billionen Körperzellen regieren. Das gilt für die Müdigkeit wie für den Schmerz wie für den Heißhunger. Heute wissen wir: Durch Konzentration auf Sport und Diät schafft es kaum jemand, seine Gewichtsprobleme zu lösen. Man muss auch die Gefühle mit einbeziehen. Denn Essen löst bei uns Gefühle aus – sehr starke. Glück, Wachheit, Zufriedenheit. Es tröstet, es entstresst …

Und diese Gefühle lösen körperliche Reaktionen aus. Angst, Trauer, Wut wirken auf unseren Blutzuckerspiegel nicht anders als eine Tafel Schokolade. *Sie füttern die Fettzellen,* machen hungrig auf mehr – in der Regel auf süßen Stoff.

*80 Prozent der Deutschen* essen auch aus emotionalen Gründen. Sie essen, weil sie Ärger haben, Angst oder Stress. Sie essen, weil sie schlechte Stimmung haben und ihnen langweilig ist. Vor allem Frauen versuchen, schlechte Laune wegzulöffeln. Männer belohnen sich eher mit einem schönen Teller voll Braten-Glück.

Angst wiederum treibt über ein installiertes Heißhungerprogramm Männer und Frauen gleichermaßen zum Kochtopf.

10 bis 20 Prozent der Heißhungrigen leiden unter *Esssucht,* die oft sehr unglücklich und sehr einsam macht. Völlig unnötig. Denn einmal erkannt, kann man sie mit Erfolg behandeln. Zum Beispiel mit einer unglaublich einfachen, schnellen Methode aus der Traumaforschung. Lesen Sie auf Seite 140 über die Therapeutin Claudia Frey, die per EMDR selbst den Heißhunger besiegte und jetzt anderen hilft.

Fest steht: Emotionen verändern unser Essverhalten. Das kann man auch andersherum nutzen. Essen schenkt uns Emotionen, im Idealfall macht es glücklich.

### Heißhunger wächst, weil Essen andere Funktionen übernommen hat

Weil es die Evolution sehr gut mit uns gemeint hat, hat sich zum Hunger der Genuss gesellt. Gemeinsam stehen sie für paradiesische Zustände. Wenn die Thunfischpaste auf der Zunge zerschmilzt, die Mousse au Chocolat ein Freudenfeuerwerk in unserem Gehirn entfacht … Herrlich: Hunger und Genuss geben ein wunderbares Paar – nur leider findet man das sehr selten. Viele können Essen nicht mehr genießen. Wie auch?

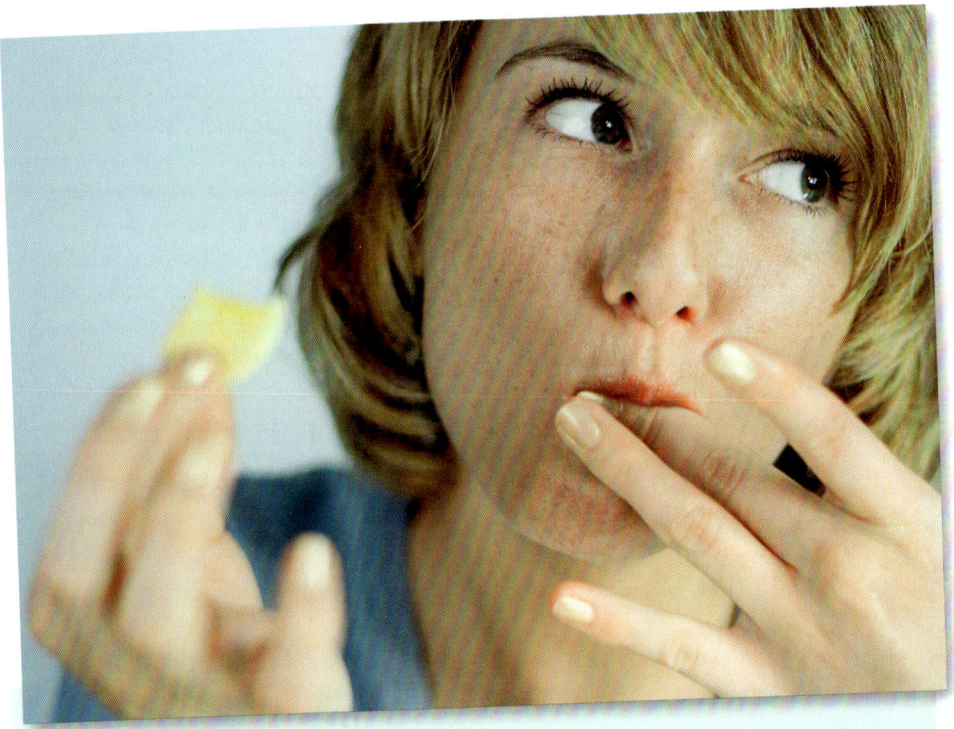

➡️ *Essen wirkt wie eine Droge. Es löst bei uns Gefühle aus: Glück, Zufriedenheit, Wachsein, Energie ... Und darum kann es uns trösten, Einsamkeit lindern.*

## Der Heißhunger nach Gesundheit

In den letzten Jahrzehnten unterlagen wir einer kollektiven Gehirnwäsche. Essen & Trinken haben andere Funktionen übernommen. Essen macht nicht mehr einfach nur satt und zufrieden, es transportiert Liebe: »Merci, dass es dich gibt!« Es steht für Fürsorge – »Nimm zwei!« – in Form von Bonbons oder als bekannte Pausenbrot-Schnitte: »Das Beste der Milch«. Für Gehirn-Doping: »Aktiviert das Beste in dir«... Für Medizin: Margarine senkt den Cholesterinspiegel. Probiotischer Joghurt hilft dem Darm und dem Immunsystem auf die Sprünge. Omega-3-Eier machen glücklich, Fitnessbrot fit ... In den Labors bastelt man an Chips mit Johanniskraut, die Depressionen lindern sollen, Bananen mit Impfstoffen ... Und das Lukrativste ist natürlich der Heißhunger auf eine gute Figur. »Du darfst!« – Wurst macht »den Hintern zum Hammer«.

***Himmel, was soll unser täglich Brot denn noch alles erledigen?*** Reicht es nicht, dass es uns am Leben erhält? Wo bleibt da der

Genuss? Das alles macht unser Gehirn völlig kirre. Wir essen Industrie-Food für den Hintern, das Herz, das gute Gewissen … Und nicht mehr Gutes vom Tischlein-deck-dich der Natur für mehr Energie, Regeneration, gute Gefühle …

Heraus kommen Übergewicht, Essstörungen wie Bulimie, Binge-Eating-Störung – und neuerdings **Orthorexia nervosa.** Davon sind Menschen befallen, die Genuss verachten und nur noch essen, weil und wenn es gesund ist. Vom Ei-Skandal zum Geflügel-Skandal, von der Fisch-hilft-doch-nicht-Meldung zur Vitamine-ver-kürzen-das-Leben-Studie – immer weniger Lebensmittel passen in das Raster des Gesundheitsaspekts. Welch Katastrophe für diese Menschen, wenn sogar Biosprossen krank machen! Irgendwann knabbern sie nur noch die vom Wellensittich vorgetesteten Jod-S11-Körnchen und essen nur noch das, was aus ihren eigenen Balkontöpfchen kommt. So traurig wie wahr: Heißhunger auf Gesund-Food vertreibt Lebensfreude.

## Der Hunger nach dem Schönheitsideal

Essen und Trinken waren mal ein Grundbedürfnis, das uns jeden Tag das Leben rettete – und das uns sehr viel Freude bescherte. Mit der Familie, mit Freunden, mit dem Liebsten …

Heute wird Maß an Models genommen. Und diesen begegnet man nicht im wirklichen Leben, man sieht sie nur auf dem Foto. Und das ist retuschiert, im Fotoshop manipuliert. Es wird also einer Sache hinterhergehungert, die nicht existiert. Selbst wenn man die Maße erreicht, ändert sich letztlich nichts am **Selbstwertgefühl.** Auch wenn man aussieht wie Prinzessin Kate oder ihre Schwester Pippa, ist man noch lange nicht glücklich. Das füllt nicht das Loch der Liebe und der Anerkennung (für den Menschen, der man ist).

In London ist ein Kleid, das Kate trägt, am nächsten Tag schon ausverkauft. Die Schönheitschirurgen basteln seit der königlichen Hochzeit zuhauf an Pippa-Pos. Auch das zeigt, wie groß der Hunger nach Schönheit ist – und wie leer der Tank des Selbstwertes.

Schon elfjährige Mädchen sehen Essen als Bedrohung an. Die Herren der Schöpfung sind noch ein wenig normaler. Noch! Auch da ändert sich etwas. Aber immerhin: Für die meisten Buben gehört Essen zu den schönsten Dingen des Lebens. Sie fühlen sich danach besonders wohl und fit. Auch Männer geben sich eher unbekümmert dem Essen hin, die meisten verbinden damit Freude und Wohlbefinden – selbst mit einem vollen Bauch, nach einer Heißhungerattacke. Jedenfalls so lange, bis die Blutwerte hinter einem dicken Bauch Angst auslösen.

>>ESSEN IST EIN BEDÜRFNIS, GENIESSEN IST EINE KUNST.<<

François de la Rochefoucauld, Offizier & Autor (1613–1680)

### Wenn Scham und Schuld die Würze ist

Doch jede zweite Frau hat ein richtiges Problem: Essen unterliegt den Regeln der Kontrolle. Esslust verbindet sie mit negativen Gefühlen wie Scham, Schuld, Kontrollverlust, Angst. Der Wunsch nach einer schlanken Figur ist nur vereinbar mit Askese, mit totaler Genusslosigkeit.

»Die weibliche Lust am Essen ist potenziell getrübt durch den gedanklichen Zusammenschluss von Attraktivität und Appetitlosigkeit, der Kontrollwünsche und Angstgefühle aufkommen lässt. Ein Einlassen auf die Esslust kann von Frauen aus diesem Grund auch leichter als *Versagen* empfunden und demgemäß mit negativen Gefühlen wie Scham und Schuld quittiert werden«, so die Ernährungssoziologin Dr. Monika Setzwein, Ascheffel.

### Im Fegefeuer der Eitelkeiten

Und schon sind sie drin im Fegefeuer der Eitelkeiten, die Damen – und auch immer mehr Herren. *Frust stoppt den Fettabbau* über die Stresshormone genauso wie eine Tafel Schokolade. Ein biochemisches Gesetz. Der Heißhunger nach einem Schönheitsideal macht langfristig genauso dick wie heißhungrige Überfälle auf den Kühlschrank. Übergewicht wiederum triggert Heißhunger. Und Diäten auch. Und Heißhunger macht sehr, sehr unglücklich.

### Zunehmend schürt die Angst vor dem Essen Heißhungerattacken

Wer Angst vor Kalorien, Fett, Kohlenhydraten und Co. hat, kann gleich den ganzen Tag Zucker essen. Wenn man Angst

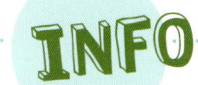

**UND WAS HAT FERNSEHEN MIT HEISSHUNGER ZU TUN?**

Normalerweise hört man auf zu essen, wenn der Körper »satt!« signalisiert. Meist ist es aber so, dass man isst und es einem gar nicht klar ist, dass man isst. Vor dem Fernseher zum Beispiel. Wie soll einem das Hirn dann sagen: »Hey, eigentlich bin ich satt«, wenn es sich darauf konzentriert, wie Deutschlands neuestes Topmodel das Grinsen lernt oder Ivo Batic den Mörder jagt? Darum macht Fernsehen dick. Mehr lesen Sie auf Seite 52.

vor dem Essen hat, ist das nichts anderes, als wenn man Angst vor einem Hai hat. Dann schüttet der Körper *Stresshormone* aus. Die bauen ganz schnell die Zuckervorräte im Körper ab und schicken sie ins Blut. Der Blutzucker steigt. Insulin steigt, und dieses Hormon stoppt den Fettabbau, lässt den Blutzucker schnell wieder sinken – und macht so Heißhunger.

Wer sein Essen nicht genießt, wer gefrustet ist, tut also theoretisch nichts anderes, als würde er den ganzen Tag Zucker essen. Er schickt das im Körper gespeicherte Vorratspfund Zucker in den Blutkreislauf, lockt viel Insulin … Deswegen macht Stress Heißhunger, machen schwere Gedanken dick, macht Angst vor dem Essen dick … Und das Ganze ist eine sehr traurige Geschichte.

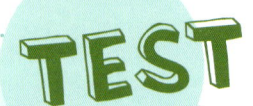

## MACHEN EMOTIONEN SIE HUNGRIG?

**Häufige Diätfalle: Emotionshunger. Nicht der Körper sagt: »Hallo, ich brauch was!«, sondern die Seele. Und das tut sie oft schon jahrzehntelang. Darum haben sich auch die Pölsterchen angesammelt.**

Vom Emotionshunger spricht man, wenn wir essen, um zu fühlen – Wärme, Trost, Geborgenheit. Oder wenn wir essen, um nicht zu fühlen – Langeweile, Frust, Ärger … Überlegen Sie mal, wann Sie aus einem Gefühl heraus essen und wie häufig das vorkommt. Ankreuzen. Punkte zusammenzählen:

| Ich würde am liebsten etwas essen, wenn … | niemals | manchmal | oft |
|---|---|---|---|
| 1.  … ich gestresst oder angespannt bin. | 0 | 1 | 2 |
| 2.  … mich etwas beunruhigt oder ich besorgt bin. | 0 | 1 | 2 |
| 3.  … ich vor einer unangenehmen Entscheidung stehe. | 0 | 1 | 2 |
| 4.  … ich mich einsam oder ungeliebt fühle. | 0 | 1 | 2 |
| 5.  … mich etwas bedrückt oder ich entmutigt bin. | 0 | 1 | 2 |
| 6.  … ich verunsichert bin. | 0 | 1 | 2 |
| 7.  … ich mich langweile oder nichts zu tun habe. | 0 | 1 | 2 |
| 8.  … ich bei einer Sache nicht weiterkomme. | 0 | 1 | 2 |
| 9.  … ich mich ärgere oder wütend bin. | 0 | 1 | 2 |
| 10. … ich enttäuscht oder traurig bin. | 0 | 1 | 2 |
| 11. … ich erschöpft oder müde bin. | 0 | 1 | 2 |
| 12. … ich nicht zufrieden mit mir oder meiner Leistung bin. | 0 | 1 | 2 |
| 13. … ich glücklich bin – und mich mit etwas belohnen möchte. Bestandene Prüfung, Urlaub … | 0 | 1 | 2 |

### Auswertung

**Unter 10 Punkten:** Leicht emotionales Essverhalten. Bislang noch unbedenklich. Aber: Im Blick behalten!

**10 bis 16 Punkte:** Überdurchschnittlich emotionales Essverhalten. Für Sie sind die Kapitel Stress (Seite 122) und Embodiment (Seite 168) sehr wichtig.

**17 und mehr Punkte:** Starker emotionaler Hunger mit hoher Neigung zu Heißhungerattacken. Vielleicht schaffen Sie es, das mit diesem Buch in den Griff zu bekommen. Wenn nicht, dann lassen Sie sich bitte helfen. Das ist so viel verlorene Lebensqualität! Adressen, die weiterhelfen, finden Sie auf Seite 221.

# Wenn Mann es liebt zu essen ...

**ES GIBT SO TAGE,** da hat man einfach ein Loch im Bauch. Das Einzige, was hilft, ist: essen, essen, essen. Ganz nebenbei, ohne darüber nachzudenken. Das können im Grunde nur Männer. Eigentlich ist es ja eine Gnade, ohne schlechtes Gewissen die Bratwürste der Kinder aufzuessen, die Pizza vor dem Ablaufdatum zu retten, den Krimi mit Knabbereien zu entnerven … Nur: Das macht halt dick. Und man verliert irgendwann sein Sättigungsgefühl.

## Der Mann und der heilige Heißhunger

Je niedriger die Hundepopulation in einem Wohnviertel, desto mehr Männer mit dicken Bäuchen leben dort. Warum? Die Männer übernehmen die **Reste-Esser-Funktion.** Nichts darf verkommen.

Das Phänomen gibt es überall, in jeder guten Familie: Das Mindesthaltbarkeitsdatum ist um Zeitmarathonlängen uberschritten. Wir Frauen werfen das dezent – nicht ohne schlechtes Gewissen – weg. Anders der Mann. Alles muss verwertet werden, verdaut werden, im Einklang mit dem Universum dem großen Kreislauf zugeführt werden. Dafür steht so mancher auch suchend vor dem Kühlschrank: »Der Käse ist doch schon alt, der muss doch weg, oder?« Die Opferbereitschaft ist schier grenzenlos. Die Wurst zum Beispiel, die darf ruhig auch schon grün sein. Auch das ist eine Form von Heißhunger. Ein heiliger Heißhunger. *Eine Mission,* die das starke Geschlecht zu erfüllen hat. Natürlich ohne sich darüber auch nur einen Gedanken zu machen, dass genau dieses Teil nicht irgendwo im Universum, sondern genau hier auf dem eigenen Bauch landet.

Alles muss weg. Das gilt für den längst abgelaufenen Fleischsalat wie für den Rest Kartoffelpüree am Tisch, für die angebissene Bratwurst des Sprösslings – nur nicht für leicht verfärbtes Gemüse oder den angeschrumpelten Apfel.

## Die Lösung für dieses Problem

… ist denkbar einfach: Degradieren Sie sich einfach nicht mehr zum Mülleimer, meine Herren!

## Männer heisshungern anders

Gehirne von Frauen und Männern arbeiten einfach unterschiedlich – auch was den Heißhunger betrifft, so eine Studie: Männer können durch bewusste Verdrängung Hunger besser unterdrücken als Frauen. Wenn dagegen Frauen hungern, nagt der Gedanke daran in ihrem Hirn weiter – und weiter und weiter und weiter …

>> **ECHTE MÄNNER** ESSEN KEINEN HONIG –
SIE KAUEN BIENEN. <<

US-Star Chuck Norris

# Willenssache: Hungers-
not oder Fasteneuphorie

**WARUM** können manche Menschen tagelang nichts essen, ohne dass sie der Heißhunger mitten in das Pommesblech oder
den Familieneisbecher treibt? Die einfache
Antwort lautet: Weil sie wollen! Sie haben
nicht mehr Disziplin, sondern sind mit
Begeisterung bei der Sache. Sie freuen sich
darüber, etwas für sich, etwas für ihren
Körper und ihre Seele zu tun.

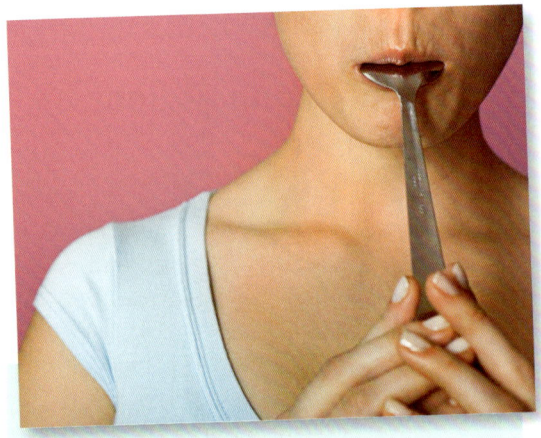

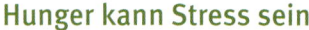 *Ob eine Diät über Hormone Stress macht
oder Glück beschert, liegt vor allem daran,
ob man sie freiwillig und gerne macht.*

## Hunger kann Stress sein

Hunger ist ein Gefühl, das uns beherrscht.
Schwupps, sind wir beim Metzger und
kaufen die Leberkässemmel. Bevor das
Gehirn überhaupt nachdenken kann, hat
die Hand die Schublade aufgezogen und
die Schokolade in den Mund gesteckt ...
Kurti, mein Westernpferd, hat vor Wut
aufgestampft, weil ich ihm in meiner Heiß-
hungerphase, ohne es zu merken, eine Ka-
rotte nach der anderen weggegessen habe.

Wenn wir dieses Urgefühl nicht befriedigen, dann löst es **heftigstes Unbehagen**
aus und Veränderungen in unserem Nervensystem: Heißhunger ist Stress pur und
fesselt unsere Aufmerksamkeit, erhöht die
Aggressivität und Unruhe.

Weil unser Körper aber auch nicht will,
dass es uns schlecht geht, wenn der lebenswichtige Nachschub an Nahrung ausbleibt,
öffnet sich in dieser Notsituation das Drogenköfferchen, schüttet Endorphine aus –
und sorgt für mehr Serotonin im Gehirn.
Beides sind Botenstoffe des Glücks.

## Hunger kann Glück pur sein

Hunger löst also eine gigantische Kaskade
von biochemischen, hormonellen, nervli-
chen Reaktionen aus. Und nun das absolut
Spannende: Diese Kaskade läuft weg vom
Stress in Richtung **Wohlbefinden,** wenn
man freiwillig hungert. Fastende berichten
von Fröhlichkeit, Leichtigkeit, mehr Energie, obwohl sie nichts anderes als Gemüse-
säfte und Tees zu sich nehmen. Andere
schaffen es mit guter Laune, 50 Kilo abzunehmen – und es fehlt nichts, wenn das
Abendessen nur aus Minestrone besteht.

Warum das so ist, erklärt Deutschlands
bekanntester Gehirnforscher Prof. Gerald
Hüther folgendermaßen: »Wir haben für
unsere Studien Patienten in einer Fasten-
klinik untersucht. Diejenigen, die das Fasten vom Arzt verordnet bekommen, reagieren mit Stresshormonen und Unruhe.
Die freiwillig Fastenden reagieren mit Euphorie. Das Bewertungszentrum unserer

Hirnrinde stuft dann die Situation Hunger nicht als bedrohlich ein.« Klar, der Körper folgt dann dem Gehirn.

Das zeigt wieder mal, wie stark Körper und Seele verbandelt sind. Weiß unser Kopf, dass der Nahrungsverzicht freiwillig und geplant ist, entfällt der Tanz der Stresshormone. Sprich: Die körpereigenen Opioide, die Endorphine, haben freie Bahn, sorgen für rauschähnliche Zustände, für Euphorie. Serotonin macht, dass wir uns harmonisch fühlen, gelassen und offen für neue Erfahrungen. *Man kann ihn also entmachten, den Heißhunger.* Man muss nur wissen, wie. Nun wissen Sie, warum dieses Buch den Titel trägt: »Hey Heißhunger! Ab jetzt bin ich der Boss.«

## Allererster Schritt: das Heißhunger-Tagebuch

**WAS MACHT** denn nun Hunger: der Körper mit seinen Ich-rette-mich-selbst-Programmen? Oder aber die Seele, die Trost braucht, Frust überdecken will? Im Grunde ist es egal. Hunger ist ein Zeichen Ihres Seins, nutzen Sie es als Signal für eine anstehende Veränderung.

Sie wollen herausfinden, was Sie heißhungrig macht? Ihr Blutzuckerspiegel, eine falsche Gewohnheit, das, was auf dem Teller liegt – oder eine Emotion? Dann *führen Sie bitte drei Tage bis eine Woche lang ein Tagebuch.* Schreiben Sie auf, was Sie essen. Und schreiben Sie auf, warum Sie das essen. Gucken Sie in sich hinein, welche Gedanken und welche Gefühle Sie mit dem verknüpfen, was Sie essen. Und zwar

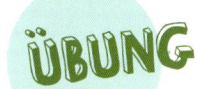

**FINDEN SIE HERAUS, WANN UND WARUM SIE ESSEN**

- Ich war normal hungrig.
- Ich war heißhungrig.
- Ich hatte nur Appetit.
- Mir war langweilig.
- Ich war traurig.
- Ich war gestresst.
- Ich war energie- und antriebslos.
- Ich wollte mich belohnen.
- Es war halt Essenszeit.
- Ich wollte mit Kollegen, Freunden, Familie essen.
- Der Fernseher lief.
- Die letzte Mahlzeit hat den Blutzucker schnell gesenkt.
- Ich habe falsch gefrühstückt.
- Mir fehlt ein Nährstoff.
- Zu viele Fertigprodukte.
- …

kurz zuvor, währenddessen und danach. *Wichtig:* Fragen Sie immer, wenn Sie aus einer Emotion heraus essen, nach dem WARUM. Und dann nach dem WIE: Wie könnte ich das künftig ändern?

Führen Sie ein kleines Gespräch mit sich selbst. *Schreiben Sie ruhig einen Brief an Ihren Heißhunger.* Teilen Sie ihm mit, wie Sie künftig mit ihm am Tisch sitzen wollen. Eine Strategie, wie Sie Ihr Gehirn auch anders zufriedenstimmen, finden Sie ab Seite 191, eine Tagebuch-Vorlage zum Rauskopieren auf Seite 194.

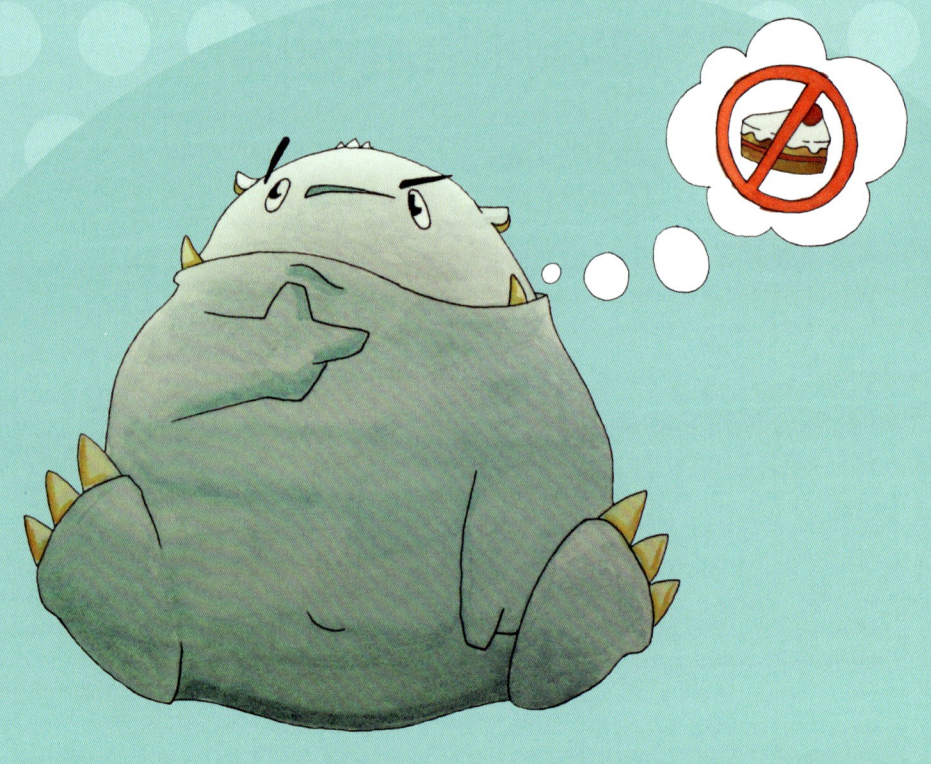

# HUNGER!

## JA, WO KOMMST DU DENN HER?

Was macht uns ständig hungrig, lässt die Pfunde auf den Hüften wuchern? Das fehlende Schloss am Schlaraffenland und weil wir unter Diät nicht Lebensweise verstehen.

**WAS TUN?** Dieses Kapitel lesen – und die Expertentipps und cleveren Rezepte einfach mal ausprobieren.

# DER
# HEISSHUNGER
## UND DAS
# SCHLARAFFENLAND

## Hallo Heißhunger!

Du hast mich gestern ganz schön blamiert am Buffet … Der erste Teller sah ja noch nach Modeldiät aus. Drei Scheibchen Baguette mit Rote-Bete-Salat. Da hab ich brav eine halbe Stunde drin rumgestochert. Aber dann hast du mich zum Tanz aufgefordert. Im Rock 'n' Roll hin zum Buffet, im Cha-Cha-Cha-Takt Portiönchen aufgeladen … 11-mal bin ich zum Tisch zurückgewalzt. Die Blicke dieses knäckevertrockneten Kleiderhakens hätten mich fast vom Dessert abgehalten. Fast. Nachts hat dann der Kalorienrechner in meinem Kopf gerattert. Um 22 Uhr hatte ich schon 4300 kcal im Bauch. Den Teller mit Mousse au chocolat, bayerischer Creme und Walnusseis danach habe ich nicht mehr addiert. Nur noch die Erdbeere obendrauf … Ich war einfach zu müde. Und es war eh schon egal, Buffet hin oder her. Sonst ist es ja auch nicht anders. Ich hab immer Hunger. Und aus dem Schlaraffenland kann man nicht einfach wegziehen.

Deine Liv

# Das Buffet, das Leben heißt

... lädt rund um die Uhr zum Essen. All you can eat. Nicht nur Zusatzstoffe heizen den Hunger an. Auch Fernsehen weckt den Dickmachertrieb. Was tun? Die Zaubermittel: natürlich & bitter – und Reduktion auf das Wesentliche.

**ALSO** ich finde: Ein Buffet ist etwas Tolles. Fisch, Salat, Huhn, Hummer, Gemüse … Die weichen Nudeln, den pampigen Reis brauche ich nicht. Es macht nichts, dass ich 30 Prozent mehr esse als sonst. Das meiste ist Eiweiß – und Vitalstoffe in Form von Gemüse.

Ich mache halt im Schlaraffenland die *Steinzeitdiät*. Paläolithisch heißt diese Ernährungsform, die vor allem in den USA prominente Anhänger wie Tom Jones hat. Auch bei uns gibt's schon die ersten Restaurants. Im Berliner »Sauvage« kommt nur auf die Teller, was bereits den Steinzeitmenschen geschmeckt hat: Fleisch, Fisch, Gemüse, Beeren und Nüsse. Zucker, Nudeln, Reis, Kartoffeln und Brot sind tabu. Die »Steinis« wissen: Genetisch sind wir auf alles andere programmiert, nur nicht auf Getreide und Milchprodukte.

## Unser All-you-can-eat-Programm

Ein Buffet mit großer Auswahl verführt immer zum Mehr-Essen. Und wenn es dann noch schmeckt, erst recht. Sogar Ratten essen mehr, wenn man ihnen eine Cafeteria-Diät mit viel Zucker und Fett serviert. Außerdem wird das Essverhalten in Gesellschaft durch das der Tischnachbarn beeinflusst. Hat man einen guten Esser neben sich, isst man um 25 Prozent mehr,

belegen Studien. Und unser modernes Leben ist nun mal ein Buffet. Früher haben wir nach der Wurzel gegraben, uns nach der Frucht gestreckt, den Braten gejagt – heute springt uns alles schier in den Mund. Essen gibt es schnell, bequem, viel. Fertig gekocht. Man muss nur noch den Aludeckel abziehen, und die Terrine erhitzt sich von selbst. Chemie macht's möglich.

## Das Angebot lässt Bäuche schwellen

Ist der Kühlschrank leer, hat irgendeine Tankstelle sicher noch offen. Immer können wir drauflosessen. 24 Stunden am Tag. Rund 170 000 Lebensmittel warten im Schlaraffenland Supermarkt. Essen können wir sogar während der Arbeit am Computer, ganz nebenbei, ohne zu kleckern. Die Folge: wachsender Heißhunger, schwellende Bäuche.

Die Ernährungsexperten stellten fest: Unsere Gene bringen uns über Hungerzeiten, aber des Schlaraffenlands werden sie nicht Herr. Übergewicht nimmt stetig und erschreckend zu. Drei Dinge sind schuld:

### Im Supermarkt gibt's kaum noch natürliche Produkte

Unser Essen kommt aus den Labortöpfen der Industrie. 160 000 *Fertigprodukte* heizen mit Zucker und Stärke den Heißhunger an – und liefern das Fett für die Hüfte gleich mit. Wussten Sie, dass jede winzige 30-Gramm-Extraportion Chips in vier Jahren zu 770 Gramm mehr Gewicht führt? Und ein Gläschen Limo zu 450 Gramm? Wie viel 30-Gramm-Portionen Fett-Stärke-Fast-Food essen Sie pro Tag? Wie viele Softdrinks trinken Sie?

### Die Fernbedienung macht Muskelschwund

Technik macht Bewegung überflüssig. Wir müssen nicht mal mehr zum Briefkasten gehen, und kein Schritt ist nötig, wenn das Handy klingelt. Immer mehr Menschen leiden heute unter krankmachendem Bewegungsmangel. Nur 16 Prozent der Deutschen verbringen drei bis vier Stunden pro Woche in sportlicher Aktion. Dafür lümmeln zwei Drittel der Männer und Frauen in ihrer Freizeit am liebsten auf dem Sofa (an der Fernbedienung) oder bei einem gemütlichen Essen – laut einer Studie der Techniker Krankenkasse.

Auch *Bewegungsmangel* führt über die Hormone zu Heißhungerattacken. Erst recht, wenn man die Werbung im TV sieht. Übrigens: Schon bei sechsjährigen Viel-TV-Guckern hat Zucker die Gefäße zerstört – kleine Herzinfarktkandidaten.

### Stress nimmt zu – alles wird schneller und hektischer

Da wir uns nicht zum Entspannen in die Hängematte legen können, kompensieren wir den Stress biochemisch mit Zucker. Stress ist die schlimmste Heißhungerfalle, die wir heute kennen (mehr ab Seite 122).

**TOP-SCHLANK-MACHER**

Essen und Abnehmen? Klar! Das zeigt eine Studie der Harvard Medical School in Boston an 120 000 Personen über 20 Jahre. Wenn man mehr **Gemüse, Früchte, Vollkorn, Nüsse und Joghurt** isst – und zwar so, wie sie die Natur herstellt –, dann nimmt man ab. Pro zusätzlicher Gemüseportion verschwinden in vier Jahren 100 Gramm Fett, 170 Gramm gehen aufs Konto von Vollkorn statt Weißmehl. Rechnen Sie weitere 260 Gramm für Nüsse und sogar 370 Gramm für Joghurt. Naturjoghurt selbstverständlich. Und wenn Sie in den Joghurt noch saure Früchte reintun, ist es 1 Pfund weniger auf der Hüfte. Ein Rezept finden Sie auf Seite 58. Jede TV-Stunde zusätzlich bringt allerdings 140 Extra-Gramm mehr auf die Waage in vier Jahren. Alles nicht viel? Doch. Addieren Sie mal!

# Industriegemachter Superhunger

**DREIST:** Nahrungsmittelproduzenten verhindern eine transparente Kennzeichnung ihrer Produkte – sie wollen weder echte Daten noch Ampelsystem. Kein Wunder: 150 Milliarden Umsatz macht die mächtige Industrie mit zu süß, zu salzig, zu fett und Werbung satt. Beides schürt den Heißhunger – und die Verunsicherung:

Was ist wirklich gut für mich? Der viel beworbene probiotische Fruchtjoghurt (eine Zuckerbombe) oder der nie beworbene Naturjoghurt? Der echte Käse oder der Imitat-Käse? Und was ist was?

»Neun von zehn Kindern essen mindestens jeden Tag ein Fertiggericht«, schreibt Thilo Bode – Robin Hood der Verbraucher, Gründer von Foodwatch – in seinem Buch »Die Essensfälscher«. Mütter glauben an »das Beste aus der Milch«, laut foodwatch die dreisteste Werbelüge des Jahres: Sage und schreibe 60 Prozent Fett und Zucker stecken in der Milchschnitte. Da macht jeder Bissen rein biochemisch schon Hunger auf mehr. Und gedanklich kann man diese Kombi aus Fett und Zucker gleich auf die Hüfte des Kindes kleben. Thilo Bode: »Die Täuschung im Supermarkt hat System. Das Treiben der Nahrungsmittelkonzerne grenzt an Körperverletzung durch Irreführung.«

## Fast Food wirkt wie ein Joint

Nur drei Tage Fett-Zucker-Diät – schon verliert das Hormon Leptin, die Hungerbremse der Maus, seine Ich-bin-satt-Wirkung. Mäuse, die man von fettzuckerreich auf normal umstellt, zeigen die gleichen Entzugserscheinungen wie Drogensüchtige zu Beginn einer Entziehungskur.

Wer schon mal gekifft hat, weiß, wie man dann in der Tiefkühltruhe bei den Familieneisbechern hängt. *Cannabis* macht nämlich turbohungrig. Und interessanterweise kann unser Körper sein Cannabis selbst basteln. Unser Körper ist unser Drogenköfferchen, mit dem wir jeden Tag un-

sere Stimmung machen – der uns nach einem Spaziergang an der Sonne Serotonin für gute Laune schenkt, nach einem langen Lauf euphorisierende Endorphine, auf Partnerschau den Liebesbotenstoff Phenylethylamin. Und nach Fast Food die Hungerhormone.

## Endocannabinoide waren mal sinnvoll

Wenn jemand dieses Drogenköfferchen falsch packt, dann löst das im Körper Heißhunger aus. *Gesättigte Industriefette* in Fast Food, Knabberzeug und Fertigprodukten regen die Endocannabinoid-Produktion an. Früher war das eine sinnvolle Einrichtung. Man fand nur selten einen fetten Braten. Und bei dem musste man sich so lange wie möglich aufhalten. Drum hat der körpereigene Joint so richtig Hunger gemacht.

Die Wissenschaftler der Universität Irvine, Kalifornien, fanden heraus: Endocannabinoide werden im Darm gebildet und verleiten zum zügellosen Essen. Schon allein der süß-fettige Geschmack löste bei Ratten, die an einer Maisöl-Stärke-Emulsion leckten, die Endocannabinoid-Produktion aus. Dieser Wirkstoff funktioniert wie ein Schalter im Darm, setzt Verdauungssäfte frei, die den Hunger aktivieren. Was in der Urzeit zum Überleben wichtig war, führt in der heutigen Zeit zu Essattacken und Übergewicht.

Also: *Viereckiges Essen im Supermarkt stehen lassen* und natürliche Lebensmittel einkaufen. Pflanzliche Öle mit reichlich ungesättigten Fettsäuren sowie Fett-Fisch wie Hering oder Lachs sind natürliche Heißhunger-Stoppschilder.

## Formel 1 der Dickmacher:
## 40 : 60 (Fett : Zucker)

Wenn wir Fett essen, steigt kurz der Spiegel der beiden Glücksbringer Serotonin und Endorphin an. Da uns aber weder reines Fett (Butter ohne Brot) noch purer Zucker wirklich schmecken, macht uns jeder für sich allein nicht süchtig. In Studien stellte man fest: Wer nur Zucker oder nur Fett kriegt, isst nicht mehr als das, was er zum Überleben braucht. Mixt man Fett und Zucker im Verhältnis 40 zu 60, entwickelt sich ein gigantisches Lustgefühl, das uns dazu bringt, mehr zu essen, als wir brauchen.

40:60. So steckt das natürlich auch in den **Fertigprodukten** drin. Weil das die Formel ist, die mitten in unser limbisches System im Gehirn funkt: »Schalt mal die ganze Vernunft aus, hier kommt Lustgewinn hoch zehn!« Ein Eisbecher. Oder ein Cheeseburger. Oder ein Fertigpudding. Oder ein Kuchen. Ein Schokoriegel. 40:60. Lust. Heißhunger. Denn diese Formel macht Lust auf mehr. **Das Sättigungsgefühl wird ausgehebelt.** Man mag satt sein, das Gehirn möchte aber trotzdem mehr, ist süchtig. Aus dieser Falle kommt man wieder raus. Ab Seite 94.

## Wie Mangel Heißhunger lockt

Weil wir uns hauptsächlich von Zucker und Fett ernähren, aus den Töpfen der Industrie, haben wir einen Mangelhunger. Uns fehlen lebenswichtige Aminosäuren, Fettsäuren, Mineralien, Biostoffe der Pflanze, Vitamine … Darum bildet der

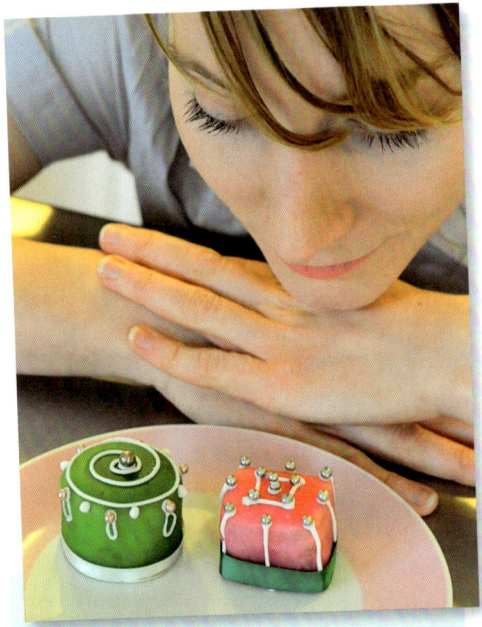

Hinterhältige Glücksbringer: Fett potenziert des Zuckers Wirkung.

Körper zu wenig der Zufriedenheitsstoffe **Serotonin** und **Dopamin.** Heißt: Das unzufriedene Gehirn will mehr. Und Zucker hilft ja kurzfristig, ein bisschen mehr Serotonin zu bilden. Da es nicht so richtig reicht, macht das Hirn immer mehr Druck – und immer mehr Fett/Zucker-Kombis landen auf der Hüfte. Der Heißhunger verschwindet erst, wenn das Gehirn wirklich kriegt, was es braucht: lebenswichtige Fettsäuren, essenzielle Aminosäuren, Mineralien, Vitamine …

## Wieso Bio satt & glücklich macht

Bio bedeutet artgerechte Haltung, auch das Futter betreffend. Biofutter enthält Omega-3-Fettsäuren, und die stecken dann auch im Biofleisch. Wenn die in unserem Essen fehlen, leiden wir unter starken Heißhungerattacken. Das ist nämlich für das Gehirn mehr als gefährlich.

Das Gehirn besteht zu 60 Prozent aus Fett, zum Großteil aus glücklich machendem *Omega-3-Fett.* Leider ahnt das Gehirn nicht, dass in unserem Essen kein Omega-3-Fett mehr drin ist, weil die Industrie das rauszüchtet und rausfiltert. Das für uns lebenswichtige Fett kann sie gar nicht gebrauchen, es ist nämlich nicht haltbar, lebt nämlich. Schenkt uns Leben. Im Seefisch und im Biofleisch steckt es noch drin – aber nicht im Fertigprodukt, nicht im konventionellen Steak oder Schnitzel.

Wer unter Heißhunger leidet, sollte dringend, wirklich dringend mal ein paar Monate lang viel *Seefisch und Leinöl* essen und eventuell ergänzend Kapseln nehmen. Und spüren, wie der Heißhunger schwindet. Ähnliches gilt für Tryptophan.

### Der Tryptophanmangel-Heißhunger

Wird Tieren in den Mastbetrieben einseitig Getreide gefüttert, steckt in deren Fleisch zu wenig von dem Eiweißbaustein Tryptophan. Weniger Trypotphan heißt, weniger Substanz für *Serotonin.* Weniger Serotonin heißt, mehr Traurigkeit, mehr depressive Verstimmungen. Und die wiederum fordern mehr Zucker und setzen den Körper unter Stress.

Auch beim prämenstruellen Syndrom spielt das Tryptophan eine Rolle (Seite 157). Das sollte, wer Heißhunger hat, einfach mal eine Zeit lang ergänzen: L-Tryptophan mit B-Vitaminen. Ich würde zu-

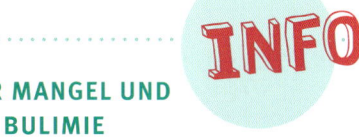

### DER MANGEL UND DIE BULIMIE

Der »Hunger« nach dem Idealgewicht führt oft zu einem Mangel an Nährstoffen und damit zu einem niedrigen **Serotoninspiegel.** Der macht depressiv – und das wiederum weckt die Gier nach Kohlenhydraten. Zucker, Nudeln, Brot & Co. lassen den Serotoninspiegel ansteigen, machen kurzfristig glücklich. Aber halt auch wieder dicker. Dann steckt manch eine(r) den Finger in den Hals, weil der Hunger nach dem Idealgewicht noch größer ist. Das Erbrechen aber raubt Reserven, macht Stress – und verschärft die Heißhungerattacken.

Bulimie entsteht im Körper und im Gehirn. Und man kann sie mit dem richtigen Essen und ein bisschen emotionaler **Unterstützung** auch wieder loswerden. Und das lohnt sich! Die Lebensqualität wächst unendlich. Und die Gesundheit auch. (Wo es Hilfe gibt, finden Sie auf Seite 221.)

sätzlich *ein gutes Vitalstoffpräparat* nehmen mit allen Vitaminen und Spurenelementen. Ganz wichtig ist, dass Sie genug Vitamin C, Chrom, Magnesium und Kalzium aufnehmen. Freilich nur zusätzlich zum gesunden Essen, zur Lebensdiät.

Manchmal reichen allein Omega-3-Fettsäuren – und der Heißhunger verschwindet nach drei Wochen.

# Schau aufs Etikett!

**EIN MÜSLIRIEGEL** liegt gerade vor mir: Da steht groß drauf: »mit dem Plus an Calcium … Mit wertvollem Getreide, ohne Farbstoffe, ohne Zusatz von Konservierungsstoffen … mit leckerer Milchcreme … mit Bienenhonig verfeinert.« Dort steht auch groß drauf: »Kommt nur das Beste hinein.« Und: »Köstliche Energie – immer dann, wenn du eine kleine Stärkung brauchst.« Und da denkt dann die Mama: »Das ist gut für meine Kleinen.« Weil sie das Kleingedruckte nicht interpretieren kann. Weil sie nicht ahnt, mit wie viel Heißhungerstoff dieser Riegel aufwartet.

## Das ist Heißhunger-Doping pur

In diesem 30-Gramm-Müsliriegel stecken gerade mal 2 Gramm Ballaststoffe und nur 1,8 Gramm Eiweiß. Aber 20 Prozent Fett, fast nur gesättigtes Dickmacherfett. Und der Rest sind heißhungerhormonlockende *Kohlenhydrate,* und zwar: Cornflakesgranulat (aus Mais, Zucker und Gerstenmalz), Mehl, Glukosesirup, Glukose-Fruktose-Sirup, Oligofruktose, Zucker, Honig, Traubenzucker, gezuckerte Kondensmilch, Karamellzuckersirup. Ich wusste gar nicht, dass man so viele verschiedene Zucker in einen einzigen Müsliriegel packen kann, in dem etwa fünf geröstete Haferflocken drin sind. Damit man draufschreiben kann: »Mit wertvollem Getreide.«

### Und welches Lebensmittel ist das?

Der Kabarettist Philipp Weber (Seite 59) holt ein Päckchen aus seinem Jutebeutel und macht ein kleines Was-bin-ich-Quiz mit seinem Publikum. Einfach mitraten! »Auf dem Etikett dieses Produkts stehen als Erstes folgende sieben Zutaten:

- pflanzliches Öl
- modifizierte Stärke
- Weizenmehl
- Molkeerzeugnis
- Jodsalz
- Aroma (mit Soja)
- Reismehl.

Was ist das?« Dazu muss man wissen, dass Zutaten der Menge nach aufgelistet sind. Was am meisten drinsteckt, steht an erster Stelle. Und: Wissen Sie es?

Hier handelt es sich um eine Pfifferling-Cremesuppe. Nach dem Reismehl folgen noch zwei Geschmacksverstärker, Zucker und zwei Prozent Pfifferlinge. Wenn Sie das essen, schickt Sie Ihr Körper zwei Stunden später in den Wald zum Pilzesuchen. Alternativ: zum Kühlschrank. Der Körper ist nicht blöd. Er will auch kriegen, was er schmeckt. Mehr dazu auf Seite 47.

# Gene mögen nur Eiweiß & Fett

**… ZUMINDEST** in großen Portionen. Eine ganze Evolution lang hat der Mensch fast nur von Eiweiß und Fett gelebt, bis er sich vor 8000 Jahren am Acker niederließ. Nur ganz wenig Kohlenhydrate steckten in Gräsern, Wurzeln, Früchten oder im Honig wilder Bienen. Und all das gab's eher selten. Heute wird alles immer süßer, und *Zucker* steckt überall drin, sogar in der Wurst, in der Essiggurke, im Ketchup, in

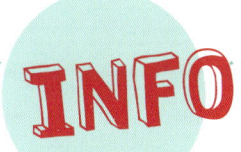

## VORSICHT: CHEMISCHE FALLEN!

**Diese Chemie in Nahrungsmitteln macht heißhungrig und dick:**

- **Glutamat** versteckt sich in Schnell-Menüs, Tütensuppen und Soßen hinter den E-Nummern 620 bis 625. Vermindert Leptin, das misst den Füllungszustand unserer Fettzellen. Leptinmangel führt unumgänglich zu Hunger.
- **Fruktose** als Zusatz in Marmelade, Süßem, Fruchtsäften und Getränken drosselt die Ausschüttung von Leptin, erhöht Ghrelin, führt in hohen Dosen zur Fettleber und wird deswegen auch Diabetikern nicht mehr empfohlen.
- **Weichmacher (Phthalate),** Plastikhormone in Verpackungen und Folien, beeinträchtigen wichtige Gewichtskontrollhormone wie Insulin und Leptin und verändern die Spiegel von Neurotransmittern wie Dopamin, Serotonin, Noradrenalin. Folge: Hunger, Gewichtszunahme.
- **Gehärtete Fette:** Daraus entstehen Transfettsäuren, die Entzündungen im Körper fördern. Auch das macht Heißhunger.
- **Hormone:** Das 0,99-Sonderpreis-Huhn oder -Steak ist so billig, weil schnell gewachsen – mithilfe von Östradiol-17, Progesteron, Testosteron, Ceranol, Trenbolonacetat, Melengestrolacetat. Sechs umstrittene hormonelle Wachstumsförderer, die unseren Hormonhaushalt so durcheinanderbringen, dass dem Mann ein Busen wächst, der Frau ein Schnurrbart – und beiden der Heißhunger.

Salatsoßen, in Fischfonds, Kartoffelbrei. Viele vermeintlich gesunde Müsliriegel, Pausensnacks oder Cerealien mit »geröstetem Weizen«, verfeinert mit leckerem Honig« enthalten mehr Zucker als Getreide.

Aber eigentlich ist es egal. *Stärke* aus Kartoffel- und Weißmehlprodukten ist für Blutzucker, Insulin, Heißhunger genauso schlimm. Nur: Zucker macht noch süchtiger. Jeder Deutsche isst im Schnitt (!) 40 Kilo Zucker im Jahr, ein Viertel mehr als unsere Großeltern. Ein Drittel weniger als die Amerikaner. Aber genau da steckt das Potenzial – da bringt uns der industriell angeheizte Hunger schon noch hin.

## Die armen heißhungrigen Kids ...

... sind die dicken Kranken von morgen. Durch Bewegungsmangel und falsche Ernährung nimmt unter Kindern der Typ-2-*Diabetes* rasant zu. Diesen »Alterszucker« mit seinen ständigen Heißhungerattacken gab es vor zehn Jahren in der Altersklasse von 3 bis 17 Jahren überhaupt nicht. Heute leiden 15 Prozent unserer Kinder drunter. Und es werden mehr und mehr. Die Ursache: Hoher Zucker- und Getreidekonsum heizt den Heißhunger an, führt zu Insulinresistenz – die Autobahn in den Diabetes. Mehr auf Seite 102.

## Anti-Aging-Bier und Joghurtgutscheine vom Arzt

Genauso bedenklich: das »Wissen« über gesundes Essen. So hält man hierzulande Fruchtzucker für etwas total Gesundes, glaubt an Anti-Aging-Bier und kriegt Probiotika-Gutscheine beim Arzt. Und was passiert, wenn ein Kind über Jahre hinweg eine Margarine isst, die den Cholesterinspiegel senkt, nur weil sich der Vater die aufs Brot schmiert? Zu niedriger Cholesterinspiegel macht zum Beispiel depressiv.

Drei Milliarden Euro geben wir jährlich aus für Functional Food – angeblich nützliches Essen, das zwar nicht immer, und wenn doch, nicht viel nützt, sich aber gut verkauft. Vor allem, wenn man wie bei dem kleinen probiotischen Joghurt viel Zucker reinkippt. Da verlangt der Heißhunger gleich nach einem zweiten.

### Die unbrauchbaren Expertentipps

Erst haben die Experten gesagt: »Iss zwischendrin etwas gegen den Heißhunger.« Ideal wären fünf Mahlzeiten am Tag. Andere meinten es noch besser: »Iss dauernd, rund um die Uhr.« Auf Neudeutsch empfahlen sie »grazing«, den ganzen Tag vor sich hin futtern. Und dann entdeckt man das foxa-2-Gen, das durch das Snacken die Trägheit anschaltet und Hunger weckt. Ständig nibbelnd liegen wir alle faul herum. Das ruft die nächsten Experten auf den Plan. Die sagen: »Mach fünf Stunden Pause zwischen den Mahlzeiten.« Ich möchte wirklich wissen, ob die ihre Diäten auch wirklich selbst machen. Das hält nämlich nicht jeder aus. Fünf Stunden! Hungertypen brauchen einfach einen kleinen kohlenhydratarmen Snack. Wenn sie den nicht kriegen, dann wird's irgendwann die Turbozuckerschnecke.

## Der Anfang vom dicken Ende: XXL-Portionen

Trotz aller Ernährungsratschläge passierte nur eins: Der Heißhunger der Nation wurde immer größer. Und mit ihm die Portionen. Popcorn und Cola gibt's mittlerweile im Eimer. Essgelegenheiten, Auswahl, Portionen, Tellergröße haben zugenommen – und so der Heißhunger und der Mensch. Daraufhin hat man dem hungrigen Menschen Reduktionsdiäten verschrieben: ständig maßhalten – und das im Land der 340 Brotsorten und 745 verschiedenen Schokoladen. Die anderen stehen in der Eisdiele an – und der Dickbauch am Rohkost-Tresen. Das macht keiner lange mit.

Was wir sehen, wollen wir auch essen, wenn wir hungrig sind oder Appetit haben. Sich mit steter Willenskraft gegen die Praline oder Pommes rot-weiß aufzulehnen, macht einen doch nur zum Verlierer. Wir leben nun mal an einem Buffet, und unsere Gene sagen uns natürlich nicht: »Da brauchste nicht zugreifen, das sollteste meiden …«

SÜSSE SNACKS SCHALTEN DAS **TRÄGHEITSGEN** AN –
MACHEN HEISSHUNGRIG UND MÜDE.

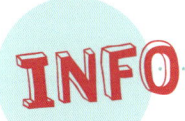

# Wir essen, was Hunger macht

**WARUM** mögen wir eigentlich solche Ver-
anstaltungen wie »All you can eat«? Wieso
können alle Gehirne kollektiv abschalten,
wenn es darum geht, den Magen billig zu
stopfen? Ganz einfach: Zucker, der Geschmacksverstärker Glutamat, Aromastoffe, Weichmacher, Süßstoffe regen den Appetit so an, dass wir mit dem Willen überhaupt nicht dagegen ankommen.

Der Hormonforscher Frederick vom
Saal erforscht all die Stoffe, die hormonelle
Abläufe im Körper durcheinanderbringen.
Und sagt: »Die wachsende Zahl übergewichtiger Menschen in den Industriena-
tionen (…) ist eine zivilisatorische Vergif-
tungserscheinung, ausgelöst durch *Chemi-
kalien.*« Im Essen.

## Natürliche Appetitzügler fehlen

Unser Essen heute macht Hunger auf immer mehr. Auch, weil natürliche Appetitzügler im Essen kaum noch vorkommen.
*Weil wir kaum noch natürliche Produkte
essen.* Sogar die Sahne gibt's als »Innova-
tion« mit Carragen, Stabilisatoren, Glyce-
riden, aufgepeppt mit Farbstoffen und
Aromen. Im Gemüsesoßenglas ist alles
drin, bloß kein Gemüse, die Hühnersuppe
hat nie ein Huhn gesehen … All die natürlichen Appetitzügler von Pektinen über
Aminosäuren bis zu Bitterstoffen können
den Appetit nicht mehr zügeln, weil sie
einfach nicht mehr da sind.

### 0 % Zucker glaubt der Körper nicht

Gestern war es heiß. Sehr heiß. Und wie
jeder normale Mensch kriege ich da eine
unbändige Lust auf ein Eis. Auf ein fruch-
tiges, zitroniges, das die Hitze einfach weg-
beamt. Schwupps, schon studiere ich an
der Strandbude die Eistafel. Magisch in
seinen Bann zieht mich das gelbe »Sorbet
de Limon«. Und wie ich so genauer hingu-
cke, steht da in roter Schnörkelschrift:
»0 % Zucker + 0 % Fett«. Sieh mal einer an:
Nix drin, was dick macht. Und auch nur
24 kcal. Eigentlich esse ich so was nicht,
aber man ist ja neugierig, und deswegen
hab ich 2,90 Euro bezahlt und das *Ich-
mach-dich-schlank-Eis* gegessen.

Es war zitronig frisch. Lecker. Nur hat
die Mischung aus Laktit, Aspartam, Poly-
dextrose, Carragen, Aromen … so einen
merkwürdigen Belag auf der Zunge hin-
terlassen. Als hätte ich Schießpulver ge-
lutscht. Und irgendwie, als ich so auf dem

Liegestuhl lag, fehlte etwas. Genau! Das tolle Gefühl: Du hast ein Eis gegessen.

Schwupps stand ich wieder an der Strandbude vor der Eistafel und hab mir für 1,20 Euro noch ein Fruchteis gekauft. Mit Zucker drin. Und 54 kcal. Der Strandbudenbesitzer hat mir vor lauter Freude ein Eisfirma-Werbekäppi geschenkt.

## Der Körper lässt sich nicht täuschen

Kein Körper tut das. Dafür war die Evolution viel zu clever mit den Programmen, die sie uns eingebaut hat. Ein wichtiges ist: Schmecken wir süß, dann setzt das Gehirn alle seine Jetzt-kommt-Zucker-den-müssen-wir-verarbeiten-Programme in Gang. Nur: Der Zucker ist bei einem 0-%-Zucker-Eis in der Regel nicht da. Und das macht Heißhunger, weil das Gehirn unbedingt seinen angekündigten Zucker haben will. Es lebt davon. Also drosselt es die Zuckerzufuhr zu allen Organen, damit es selbst genug kriegt. Das sagt auch der bekannte Hormonforscher Professor Achim Peters aus Lübeck (Selfish-Brain-Theorie, lesen Sie mehr ab Seite 128). Und das selbstsüchtige Gehirn lässt einen ganz gewiss nicht länger im Liegestuhl liegen. Nein: Man springt auf und holt sich das, was das von dem chemischen Aspartam-Polydextrose-Gemisch gefoppte Gehirn vehement fordert: ein Eis mit Zucker drin.

Kalifornische Forscher legten kürzlich Testpersonen in den Magnetresonanztomographen und fanden im Belohnungszentrum des Gehirns: *Echter Zucker kann das Hirn »sättigen«, Süßstoffe nicht.*

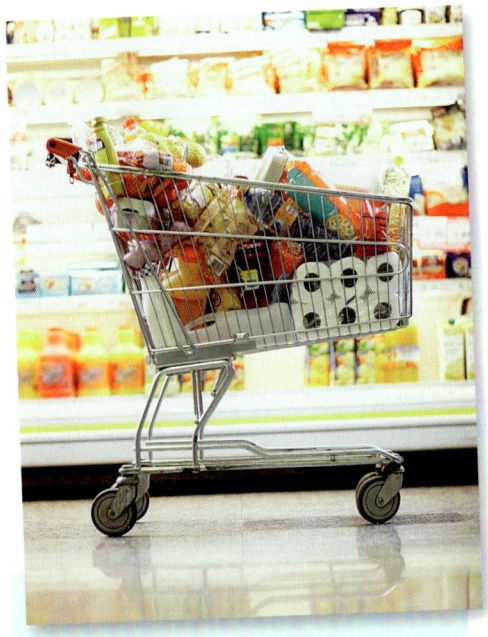

Kommt nicht in den Wagen: viereckiges Essen. Macht kugelrund laut Volksmund.

# Der gesunde Hunger auf »echt«

**WIR ESSEN** künstliches Erdbeeraroma und kriegen Hunger auf eine echte Frucht. Wir essen den Geschmacksverstärker Glutamat und brauchen eine weitere Portion. Und Hunger ist immer stärker als unser Wille. Sonst würden wir nicht überleben. Darum soll man auch lieber Bio essen. *Pestizide* bringen den Gehirnstoffwechsel so aus der Balance, dass man mehr isst und zunimmt. So wie durch *Weichmacher.* Die dringen aus der Plastikpackung in fetthaltige Lebensmittel, zum Beispiel in Käse – der in der Rinde doch wunderbar gefahrlos für Gehirn und Figur verpackt ist.

Eine Leserin hat mir geschrieben: »Ich habe nach dem Lesen Ihres Buches einfach mal vier Wochen viereckiges Essen aus meinem Leben verbannt. Und sechs Kilo abgenommen. Ohne zu hungern. Ganz nebenbei.« Also, das können wir doch wunderbar testen. Wir leben im Schlaraffenland: Überall gibt es Fisch, Oliven, Käse, Obst und Gemüse frisch zu kaufen … Und für wahren Genuss braucht es nur wenige gute Zutaten – freilich ein bisschen Zeit. Und man nimmt ab, ganz von selbst.

*Eine einzige Woche ohne Chemie, Zucker, Weißmehl und Kartoffelstärke reicht – und der industriegemachte Heißhunger ist über alle Berge.*

### Nichts ist verboten

Darf man nun überhaupt keine Fertigprodukte mehr? Mitnichten. Der Körper ist gutmütig. Wer sich zu 70 Prozent am Tischlein-deck-dich der Natur bedient, verträgt auch 30 Prozent Genussmittel von den Förderbändern der Industrie (ein herrlich erfrischendes Fruchteis zum Beispiel). Ohne, dass einem der Heißhunger ständig auf der Schulter sitzt.

## Vier Schlankformeln für All-you-can-eat-Rezepte

Heißhunger überfällt uns immer mal wieder, mit oder ohne Grund. Gut, wenn er sich mit einer Kleinigkeit zufriedengibt. Tut er selten. Meist möchte er viel. Das kennen wir alle: die große Lust, sich so richtig satt zu essen. Das ist natürlich. Das ist normal. Das kommt immer wieder vor – und wird so zur häufigsten Diätfalle. Da-

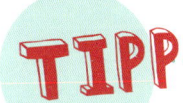

**RAUS AUS DER SCHLARAFFENLANDFALLE**

● Gucken Sie sich das **Etikett** immer genau an. Steht etwas drauf, das Sie nicht kennen? Dann regt es mit 90-prozentiger Wahrscheinlichkeit auch den Hunger an.

● Vorsicht vor **versteckten Kohlenhydraten:** Essen Sie kein Fertigprodukt, auf dessen Zutatenliste an erster, zweiter oder dritter Stelle ein Kohlenhydrat steht: Egal ob Stärke, Dextrin, Fruchtzucker, Weizen, Glukosesirup, Zucker oder Honig. Dextrose, Fruktose, Maltose, Laktose … alles, was mit -ose endet, ist nichts anderes als Zucker.

● Lassen Sie einfach mal all die Nahrungsmittel weg, die **Zuckeraustauschstoffe, Süßstoffe, Aromastoffe, Glutamat** enthalten. Glutamat versteckt sich auch hinter »Hefeextrakt«.

rum finden Sie in diesem Buch All-you-can-eat-Rezepte, die nicht auf die Hüfte wandern. Und zwar in jede Diät passend. Es gibt vier Prinzipien:

**1** *No carb.* Eiweißreich. Pure Proteinspender versorgen mit dem Baustoff Eiweiß, mit Füll- und Vitalstoffen – und setzen nicht an, weil sie kaum Kohlenhydrate enthalten. Also die zwei Eier im Glas ohne Brötchen zum Frühstück oder der Fisch mit Gemüse zum Abendessen.

**2** *Die 1-2-3-Formel.* Das bedeutet: 1 Teil Kohlenhydrate (GLYX-niedrig, Seite 77 f.), 2 Teile Eiweiß, 3 Teile Füll- und Vitalstofflieferanten. Zum Beispiel: 1 Teil Pasta (gekocht: 100 g) + 2 Teile Putenbrust (200 g) + 3 Teile Gemüse (ca. 300 g). Pi mal Daumen gilt die 1-2-3-Formel auch fürs Gewicht. Natürlich nicht für Feldsalat & Co.

**3** *Vital- und Füllstoffe pur* (Gemüse und Obst), etwa Gemüsesuppe, Obstsalat, die Topinambur-Chips (Seite 91). Wirkfaktor: Vitalstoffe, kein tierisches Fett, keine Carbs, viel Füllstoff. Vegetarisch. Gute Snacks!

**4** *Die Kohlenhydratlust:* Wenn man mal Lust auf einen Berg Pasta hat, funktioniert das auch – wenn man das Ganze nicht mit viel tierischen Fetten kombiniert, nur mit Gemüse und pflanzlichen Ölen oder mit magerem Eiweiß. Also: Spaghetti al dente mit Olivenöl und Gambas. Farfalle mit Pilzen, Penne all'arrabiata – mit nur einem Löffel Parmesan, Spaghetti Napoli … Kartoffeln mit viel, viel Kräuterquark.

# Bitte bitter!

**MEIN FELDSALAT** kommt aus der Biokiste. Und der schmeckt ziemlich bitter. Das tut der aus dem Supermarkt nicht. Fatal für die Figur. Denn Bitterstoffe sind exzellente Appetitzügler, harmonisieren den Säure-Basen-Haushalt des Körpers – und regen Stoffwechsel und Verdauung an. Prof. Gundolf Keil, Würzburger Arzt und Medizinhistoriker, bringt es auf den Punkt: *»Würden wir mehr Bitteres verzehren, hätten wir weniger Gewichtsprobleme.«*

Sie essen einen Chicorée, und die Bitterrezeptoren von der Zunge geben ihr Signal ans Gehirn: »Appetit zügeln!« In einer Studie erhielten 520 übergewichtige Frauen und Männer drei Monate lang zur gewohnten Kost ein bitterstoffreiches Konzentrat aus Wildkräutern und verloren im Durchschnitt 4,1 Kilogramm. Weil sie weniger aßen.

## Nur: woher nehmen?

Früher steckten Bitterstoffe einfach in unserem Essen, in Salaten, Gemüse, Wurzeln und Kräutern. Nur: Unsere durch Junkfood degenerierten und verklebten Geschmacksnerven reagieren auf bitter allergisch. Und der Markt sagt: »Was du willst, kriegst du!« Bitterstoffe wurden aus Obst und Gemüse herausgezüchtet – und Pfundsprobleme herangezüchtet.

In der indischen und chinesischen Küche dürfen Bitterstoffe noch erfrischen, anregen, wärmen und die Geschmacksnerven aktivieren. Dort kennt man keinen Heißhunger – und kaum Übergewicht.

## Bittersüße Medizin

Der intensive Geschmack lässt Verdauungssäfte schnell fließen, wir verwerten unser Essen besser – und es macht uns auch schneller satt. Bitter regt das vegetative Nervensystem an, bringt den Stoffwechsel in Schwung, lässt Magen und Darm kräftig arbeiten. Bitterstoffe wirken leicht abführend, beugen Blähungen vor und hemmen Gärungs- und Fäulnisprozesse im Darm.

Bitterstoffe fördern auf sanfte Weise die Ausscheidung von Giftstoffen, von Wasseransammlungen. Eine *Drei-Wochen-Bitterstoffkur* regeneriert alle Verdauungsorgane. Darum knabbert das Lamm bittere Kräuter wie die Schafgarbe, wenn das Bäuchlein grummelt.

Auf Seite 57 finden Sie Tipps & Tricks für mehr Bitteres im Leben.

## Reduktion auf das Wesentliche

**WIR KÖNNEN** nicht gegen unsere Gene leben. Sie diktieren uns: »Sei bequem und iss dich satt.« Nun denn, dann müssen wir einen Weg finden, uns weiterhin die Früchte des Schlaraffenlandes in den Mund wachsen zu lassen – ohne dass sie uns gleich auf die Hüften springen.

## Weniger ist immer mehr

Das geht im Grunde recht einfach:

- Man beschließt, ***nicht häufiger als dreimal am Tag zu essen*** (mit Außnahme der Hungertypen: Die essen einen der Snacks auf Seite 58 oder 205). Mehr braucht der Körper nicht. Studien zeigen: Wer seltener isst, braucht automatisch weniger. Ein biochemisches Gesetz des Körpers. Ehrlich gesagt lebe ich lieber für drei Mahlzeiten im Schlaraffenland als für fünf Mahlzeiten in einer Reduktionsdiät.
- ***Man reduziert anders, cleverer – und zwar auf wenige, qualitativ hochwertige Zutaten.*** Essen Sie nichts, was mehr als fünf Zutaten enthält, davon ist eines ein Kraut, eines ein Gemüse, eines ein Eiweißlieferant, eines ein Gewürz, eines ein Ballaststofflieferant. Man isst ganz automatisch weniger, wenn das Lebensmittel hochwertig ist, wenig verarbeitet und viele Vitalstoffe liefert. Darum macht ein Stück Ziegenkäse mit ein paar Oliven schnell zufrieden und satt – und darum kann man von Nachos mit Käse nicht genug kriegen.
- Wenn man abnehmen will? ***Dann lässt man morgens oder abends die Kohlenhydrate weg.*** Wer genussvoll im Schlaraffenland leben möchte, sollte einfach die insulinfreie Phase auf 16 Stunden ausdehnen. Darüber lesen Sie mehr im nächsten Kapitel auf Seite 79.

## Fastenphase des Tages

Fasten – da muss man nicht immer an Fasching denken. Das kann man jeden Tag machen, und zwar zwischen den Mahlzeiten. Da sollten vier bis fünf Stunden liegen, in denen die Bauchspeicheldrüse kaum Insulin, das Heißhungerhormon, bildet. Das passiert nur, wenn wenig Zucker im Blut schwimmt, wenn man zwischen den Mahlzeiten auf Kohlenyhdrate verzichtet oder nur eine ganz kleine GLYX-niedrige Menge aufnimmt (Beispiele auf Seite 58). Dann tritt nämlich das Fastenhormon Glukagon seine schlankmachende Arbeit an. Es baut Zuckervorräte aus der Leber ab – und ist die Voraussetzung dafür, dass auch Fett abgebaut wird.

## Lieber Heißhunger,

gell, spannend war der Tatort gestern?! Ehrlich gesagt hab ich gar nicht gemerkt, dass du da neben mir auf der Couch gesessen bist – und mich mit den Erdnussflipps gefüttert hast. Fiel mir erst heute morgen auf, als ich die leere 750-Gramm-Tüte einsammelte. Jetzt weiß ich, warum Fernsehen dick macht.

### Deine Manuela

# TV-Heißhunger drosseln

**ES GIBT** eine schöne Studie aus den USA. Man bat die Teilnehmer, 50 Prozent weniger Zeit vor dem Kasten zu sitzen. Und was passierte? Herrlich: Sie aßen pro Tag 129 kcal weniger und bewegten sich um 119 kcal mehr. Allein durch diese Maßnahme verloren sie 0,7 Kilo pro Woche.

## Teufelskreis Flimmerkiste

Fernsehen macht hungrig. Um das herauszufinden, brauchen wir im Grunde keine wissenschaftlichen Studien. Es reicht, uns selbst zu beobachten. Wer kennt das nicht: Man kommt abends müde und abgekämpft nach Hause und möchte vor allem eins: nicht denken, nicht reden, nicht reagieren müssen. Also ab auf die Coach und nur noch die Fernbedienung drücken. Ärgerlich nur, dass einen Hape Kerkeling oder Jan Joseph Liefers und Tote auf dem Seziertisch allein nicht richtig zufriedenstellen. Erst wenn wir zum Tatort, zu »Alarm für Cobra 11« oder zum ungeschickten Liebeswerben in »Bauer sucht Frau« auch etwas in den Mund stecken, entspannen wir uns so richtig.

Leider sind diese Amuse-Gueule vor der Mattscheibe meist keine Gemüsestreifen, Naturnüsse oder Apfelspalten, sondern »sfs«: salzig, fett, süß. Warum? Weil Essen – genauso wie bewegte Bilder – unser *Belohnungssystem im Gehirn* aktiviert. Das klappt besonders effektiv mit süßem und fettem Essen. Wir bekommen augenblicklich gute Laune, fühlen uns gut und weniger gestresst.

## DAS FLIMMERN UND DER HUNGER

Das Licht von **LED-Bildschirmen** senkt den Spiegel des Schlafhormons Melatonin und beeinflusst den Schlaf-Wach-Rhythmus des Menschen, fand ein deutsch-schweizerisches Forscherteam heraus. Wer zu wenig schläft, hat mehr vom Hungerhormon Ghrelin im Blut, und die Werte des Sättigungshormons Leptin sinken. Die Folge: mehr Hunger. Und das nicht nur nachts.

### Süßes oder Saures?

In einer Studie von Human Link entdeckten Forscher den Zusammenhang zwischen Fernsehbildern, *Emotionen* und der Lust, etwas zu essen. Demnach beeinflusst die jeweilige Sendung den Knabberkonsum der Deutschen vor dem Fernseher. Je nach der Stimmung, die uns bei einer bestimmten Sendung anfällt, greifen wir entweder zu süß (Liebesfilme, Comedy, Cartoons, Kindersendungen) oder zu salzig (Grusel, Horror, SciFi, Krimi). Spannend, oder? Jeder Europäer verbringt im Mittel drei bis vier Stunden täglich vor dem Fernseher, bei US-Bürgern sind es sogar fünf.

### Nimmersatte Kinder

Wissenschaftler der Universität Liverpool fanden heraus, dass **TV-Werbung** einen maßgeblichen Effekt auf die Essgewohnheiten hat, sogar schon bei Kindern. Professor Achim Peters, Hirnforscher, sagt, dass diese Werbespots unsere Ich-bin-satt-Mechanismen aushebeln und das junge Gehirn schon zum Nimmersatt machen.

Bis zu 20 Food-Werbespots laufen pro Stunde im Kinder-Privatfernsehen. Bei durchschnittlich zwei Stunden Fernsehzeit pro Tag sehen die Kinder eine Menge kleiner Filme, die ihnen Lust auf süße Frühstücksflocken, Schokolade, Eis und Fast Food machen. Gleichzeitig ist jedes fünfte Kind in Deutschland zu dick, 10 Prozent sind sogar fettleibig. Und als Erwachsene werden sie mit hoher Wahrscheinlichkeit noch immer zu viel wiegen.

## Einfach abstellen

Häufig ist TV-Naschen einfach eine Gewohnheit, gehört zum Feierabendritual. Das kann man abstellen. *Mit Alternativen.* Bianca aus dem GLYX-Forum hat sich einen Riesenteller *Gemüsestreifen* vor die Glotze gestellt und einfach Gesundheit gegessen, Vitalstoffe getankt. Irgendwann war sie 35 Kilo leichter. Oder sie hat *Bambustee* getrunken. Der regt den Stoffwechsel an – und dimmt den Süßhunger.

Übrigens: Wenn der Film spannend ist, schmeckt man eh nichts. Dann merkt man nicht mal, dass man isst – und könnte es eigentlich auch ganz bleiben lassen. Also: Kommt Hunger vor dem Fernseher auf – abschalten! Man könnte natürlich auch ein *Fahrrad* oder ein *Trampolin* vor den Fernseher stellen. Da ändert sich auf einmal alles so unglaublich herrlich unbeschwert und unfassbar … Ja, wirklich! Fragen Sie Madonna, Victoria Beckham, Gwyneth Paltrow, Heidi Klum, Anett Louisan: Sie halten sich auf dem Trampolin fit.

# MAGAZIN
# SCHLARAFFENLAND

Expertenrat, Strategien, Tipps & Tricks, damit der Heißhunger
uns nicht länger den Weg durchs Schlaraffenland weist.
Lesen, ausprobieren. Was Sie begeistert, könnte ja künftig
einen Platz in Ihrem Leben einnehmen – oder?

### To go? No go!

Alles gibt's »to go«: schnell, sauber, einfach aus der Hand. Gegessen wird auf dem Weg zur U-Bahn, beim Bummeln, im Auto, auf dem Weg zur Schule, Arbeit, Uni … In der einen Hand das Handy, in der anderen der Latte macchiato, so begegnen einem die Menschen auf der Straße. Da bleibt noch nicht mal eine Hand für ein nettes Zuwinken frei. Schade. Ganz abgesehen von den abgeholzten Regenwäldern, die man da als Becher mit sich herumträgt. Das Problem: To-go-Snacks unterbrechen die Fastenzeit zwischen den Mahlzeiten, locken **Insulin,** machen binnen zwei Stunden Hunger auf mehr. Auf den Karamell-Macchiato folgt das Blutzuckertief, und der Heißhunger navigiert zum nächsten To-go-Stand.

• *To-go-Heißhungerbomben:* Pommes-Döner, Hamburger & Co., Donuts, Muffins, Smoothies, Frappuccino, Chai-tea-Latte, Latte macchiato oder andere Kaffees mit Sirup.

• *To-Go-Heißhungerbremsen:* Bitte machen Sie den Gemüseladen zu Ihrem To-go-Stand. Auch dort gibt es mittlerweile geschnippeltes und geputztes Obst und Gemüse und Vitaldrinks des Tages.

### Raus aus der Diktatur der Zeit

Das Glöckchen klingelt. Dem Hund sabbert der Speichel runter. Nennt man Pawlowschen Reflex. Kombiniert man Futter mit einem Signal, reicht irgendwann das Signal, um Verdauungssäfte zum Fließen zu bringen.
Genau das macht die Routine mit uns. Kantinenzeit, Kaffeepause, Fernsehabend … Die Uhr konditioniert den Körper, immer zur gleichen Zeit zu essen. Machen Sie sich das bewusst.
Und **hören Sie in Ihren Körper hinein:** Irgendwann spüren Sie, wann er wirklich seinen Kaffee braucht oder sein Mittagessen …

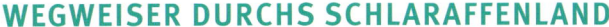

# WEGWEISER DURCHS SCHLARAFFENLAND

**Vielfalt nutzen.** Herrlich, was es alles gibt – aus aller Herren Länder! Wer vielfältig isst, hat selten Heißhunger. Nur Einseitigkeit schafft Mangel. Und der macht hungrig.

**Nicht hungrig einkaufen gehen!** Danach hat man bestimmt die XXL-Portion Dickmanns zu Hause.

**Das, wovon man viel isst, sollte Bio sein.** Das erspart einem Pestizide, Herbizide, Hormone, Antibiotika. Und Heißhunger über Entzündungsreaktionen des Körpers (Seite 101).

**Je weniger verarbeitet** das Lebensmittel, desto eher macht es satt. Der Apfel ist besser als die Apfeltasche. Das Vollkornbrot besser als das Weißbrot.

**Frisch einkaufen.** Zweimal die Woche Gemüse und Obst besorgen. Was da ist, isst man auch. Nach Heimbring-Service kann man ja mal fragen! Heinzelmännchen finden Sie auf Seite 138.

**Kluge Vorratshaltung:** Was haben Sie zu Hause? Die Fertigpizza oder das geschnippelte Gemüse in der Tiefkühltruhe? Ein guter Vorrat macht das Kochen leicht.

**Gewohnheiten aufbrechen.** Jede Gewohnheit bedeutet: Mangel. Wer immer Marmeladenbrot frühstückt, dem fehlen morgens Vitalstoffe.

**Bauch austricksen:** Die Suppe, der Salat vorher locken schon mal die Ich-bin-satt-Hormone. Man isst weniger vom Hauptgang.

**Je kleiner der Teller, desto eher ist man satt.** Die großen Teller verleiten zum Mehr-Essen. Auch am Buffet zu einem kleinen Teller greifen, das Obendrauf übersichtlich gestalten – und lieber zweimal gehen!

**Hinschmecken!** Genießen mit allen Sinnen. Nicht einfach reinschieben und über Verteidigungsminister reden.

**Immer erst ein großes Stück Eiweiß essen,** vom Fisch, vom Geflügel, vom Tofu ... dann Gemüse. Die Beilage (Reis, Nudel & Co.) bis zum Schluss aufheben. Nur so viel davon essen, wie man meint zu brauchen.

**Wie viel darf's denn sein?** Ganz einfach: Vom Gemüse so viel, wie Sie können. Vom Eiweiß so viel, wie Sie mögen. Von der Beilage ein Luxus-Genuss-Portiönchen.

**Einladung zum Fünf-Gänge-Menü. Was tun?** Essen, genießen, Danke sagen. Und am nächsten Tag einen Gemüsesuppentag einlegen. Brotkorb nicht antasten. Danach kommt Besseres!

**IMMER genießen!** Essen ist nie, nie, nie Sünde. Es ist Treibstoff. Es ist Leben. Es sei denn, Sie verstehen unter Essen ein Fertigprodukt. Mit so was wie Stabilisatoren drin, Konservierungs- oder Farbstoffen oder gar VerDICKungsmitteln oder anderen Igitts.

## Wissen, was man isst!

»Ich möchte die Geschichte einer Speise kennen. Ich möchte wissen, woher die Nahrung kommt. Ich stelle mir gerne die Hände derer vor, die das, was ich esse, angebaut, verarbeitet und gekocht haben.« Sagt Carlo Petrini, Gründer von **Slow Food,** einer Vereinigung bewusster Genießer.

## (Anti-)Heißhungerdrogen hausgemacht

- *Olivenöl* vor dem Essen lockt das Ich-bin-satt-Hormon Cholecystokinin.
- Vorsicht snacken: *Süßes* lockt Insulin, was das foxa-Gen auf Trägheit und Hunger schaltet. Gute Snacks siehe Seite 58.
- *Transfettsäuren* aus Fertigprodukten mit »gehärteten Fetten« drin locken über Canabinoide den Heißhunger.
- Die Eiweißbausteine *Tryptophan, Phenylalanin* und *Tyrosin* wirken über den Serotonin- beziehungsweise Cholezystokinin-Haushalt appetitzügelnd. Schmecken Sie sich durch das Schlaraffenland des Glücks ab Seite 61.
- Die Eiweißbausteine *Arginin* und *Lysin* fördern die Bildung vom Wachstumshormon, das macht schlank im Schlaf.
- Schon 5 Gramm von der Alge namens *Spirulina* pro Tag sorgen für mehr Vitalität und verhindern aufgrund des hohen Gehalts der Aminosäure Phenylalanin plötzlich aufkommendes Hungergefühl.
- Die *Kombi Fett & Zucker* erhöht die Ausschüttung von Dopamin im Gehirn. Diese Belohnung macht süchtig.

### HILFE AUS DER APOTHEKE DER NATUR

Genießer müssen die Leber unterstützen. Bitte viel Bitteres essen. Der Apotheker hilft weiter mit einem Kräuterbitter oder einem Schwedenbitter oder einer Teemischung mit Engelwurz, Benediktenkraut, Bitterklee, gelber Enzian, Löwenzahn, Tausendgüldenkraut.

## Appetitzügler im Job

- *Heißhunger im Büro?* Andrea Brenner von »food at work« macht Kekse bürotauglich. Wer's herzhaft mag, nimmt einen »Pausen-K(l)ick«, der liefert durch Appenzeller, Magerquark & Eigelb wichtige Aminosäuren, die den Appetit zügeln. Mehr Info: www.takeforbreak.de. Lieber selber backen? Glückskeks-Rezept siehe Seite 119.
- *Kurze Mittagspause!* Und die dann anders angehen. Gaaanz laaangsam essen. Man lernt: »Ach, ich werde trotzdem satt – mit weniger.« Und das hält auch noch länger an! Messbar an unseren Hunger-Sättigungs-Hormonen.

## Schwarz-weiß

Entschärft im Gehirn den Appetit: Stellen Sie sich Ihren aktuellen Heißhunger-Götzen in Schwarzweiß vor. Gummibärchen schwarz-weiß, Pommes schwarz-weiß, Erdbeertorte schwarz-weiß. Wenn es kein echter Hunger ist, dann verschwindet er.

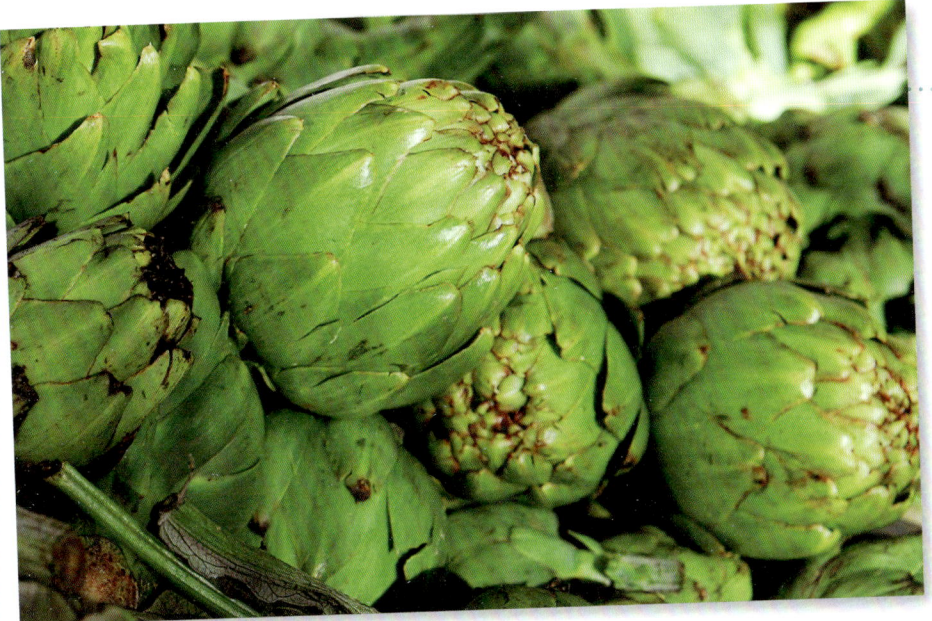

## SO KOMMT BITTER IN IHR LEBEN

**Gemüse und Obst Bio kaufen.** Hier gibt es alte Züchtungen, die noch Bitterstoffe enthalten – weil sich damit die Pflanze gegen Feinde schützt: Das erspart Pestizide.

**Grüntee trinken.** Seine feine Herbheit erzieht die Geschmackspapillen dazu, auch wieder bitter zu mögen.

**Natürlich bitter:** Artischocken (Foto), Kohlrabi, Endivien, Brokkoli, Rosenkohl, Radicchio und Chicorée enthalten noch viel von den Bitterstoffen namens Glucosinolate.

**Wildpflanzen:** Bärlauch, Brunnenkresse, Brennnessel, Löwenzahn, Rucola, Wasserlinsen, Sauerampfer, Kerbel, Kapern schmecken super in Suppe und Salat.

**Eine halbe Grapefruit** vor der Hauptmahlzeit essen oder **ein Glas Rotwein** dazutrinken.

**Apfeltest:** Kraftvoll reinbeißen. Wenn sich alles zusammenzieht, dann stecken noch Bitterstoffe drin. Reich sind beispielsweise Boskop, Rote Sternrenette, Finkenwerder Herbstprinz, Purpurroter Cousinot. Sie haben einen Garten? Alte Sorten für den Selbstanbau kriegen Sie zum Beispiel bei www.manufaktum.de!

**Als Dessert:** Ein Stück Bitterschokolade.

**Mit Appetitzüglern würzen:** Beifuß, Bockshornklee, Eberraute, Estragon, Korianderblätter, Kurkuma, Majoran, Oregano oder Salbei.

**Täglich einen Naturjoghurt oder Kefir essen.** Milchsäurebakterien erzeugen nämlich Eiweißstoffe, die bitter schmecken.

## Vorbeugende Snacks

Den Feind zum Freund machen: Clevere Snacks futtern Kalorien von den Hüften, weil sie die Thermogenese anregen: Kalorien verpuffen als Wärme. Liste aufhängen, wo sich der kleine Hunger besonders gerne meldet.

- 1 hart gekochtes Ei
- 1 Becher Hüttenkäse mit Kräutern, Salz und Pfeffer
- 1 Handvoll Knabber-Soja (viel Eiweiß, Ballaststoffe, wenig Kohlenhydrate)
- 1 Glas Eiskaffee (0,1 l kalten Kaffee + 0,1 l Milch + Eiswürfel + 1 Prise Chili)
- 1 Stück Mozzarella
- 1 Scheibe Putenbrust-Aufschnitt
- 6 Walnusshälften
- 1 Handvoll »Edamame« (unreife Sojabohnen, knackig und kerngesund)
- 1 Tüte Topinamur-Chips (Seite 91)

Die kleinen Süßen – die auch den Unterzucker-Heißhunger vertreiben:

- 1 Becher Quark mit 1 TL Akazienhonig und 1 Apfel in Schnitzen
- 1 rote Paprikaschote (schmeckt süß!)
- 1 Rippe Bitterschokolade
- 1 Handvoll Glücks-Kerne (Seite 109)
- 2 EL GLYX-Müsli (Seite 138) + Joghurt
- 0,2 l Milchschaum mit etwas echtem Kakaopulver (Rezept Seite 120).
- 1 Packung Erdbeeren
- 30 g Bio-Trockenfrüchte

## Superschlank-Joghurt

Mixen Sie *250 g Joghurt* mit *250 g gemischten Beeren, 2 TL Leinöl, 2 TL Honig* und *30 g gehackten Walnüssen.*

Diesen Joghurt dürfen Sie jeden Tag essen. Dann haben Sie nach einem Jahr etwa 1 Kilo weniger auf den Hüften. Ganz nebenbei. Nein, keinen Magerjoghurt! Der macht Heißhunger. Studien zeigen: Frauen, die wenig Milchprodukte zu sich nehmen, legen pro Jahr ein Pfund zu. Wer Milchprodukte nicht verträgt, greift zu Soja. Und achtet auf viel Kalzium – das steckt auch in grünem Gemüse.

### Superdick-Joghurt

Das ist ein Fruchtjoghurt mit viel Chemie drin: mit Stärke, Aromastoffen, Bindemitteln, Zucker, Süßstoffen … All das macht schön dick.

### Forever-Young-Joghurt: indischer Lassi

Eine prima Möglichkeit, mehr von der Heißhungerbremse Joghurt ins Leben zu integrieren: Lassi heißt das indische Joghurtgetränk – mal süß, mal herzhaft:

- Qualitativ hochwertigen, stichfesten *Joghurt* mit lauwarmem Wasser verquirlen (2:1). Mit etwas *Rohrzucker, Ingwer, Kardamom* und *Zimt* würzen.
- Auch gut: *½ geschälte Gurke* mit *1 Becher Joghurt* und *100 ml kalter Gemüsebrühe* im Mixer verquirlen. Mit *Kreuzkümmel, Salz, Pfeffer* und *Chili* abschmecken. Ein wahrer Fatburner.

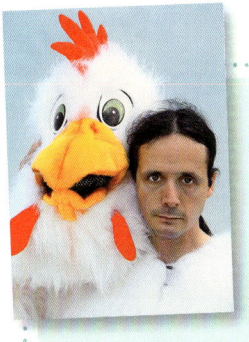

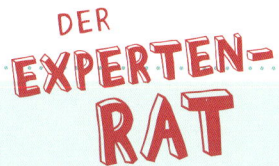

## FUTTER STRENG VERDAULICH

**Was rät der bekannte Kabarettist Philipp Weber
den Heißhunger-Geplagten?**

»Wenn ich den Begriff ›Heißhunger‹ höre, muss ich an meine Mutter denken. Diese arme Frau kann an Weihnachten Stunde um Stunde in der Küche stehen. Geflügel stopfen. Rotkraut reiben. Knödel rollen.

Und ist die Gans endlich – unter Blut, Schweiß und Bratfett – zu einem kulinarischen Meisterwerk vervollkommnet worden, schallt da erst mal ein Hosianna zur Ehren der Schöpferin zum Himmel? Pustekuchen. Sobald der Topf den Esstisch berührt, fällt die Familie Weber wie eine Rotte Wildschweine über die Schüsseln her und tilgt das Dargebrachte innerhalb von Sekunden von Gottes Erdboden.

Ein Schwarm Piranhas ist eine Weight-Watchers-Gruppe dagegen. Und ich rede hier nicht von einem wilden, fröhlichen, bacchantischen Gelage. Ich spreche hier von: Hastigem Kauen. Gierigem Schlingen. Malmenden Mündern. Misstrauischen Blicken. Kain erschlug Abel nicht zuletzt wegen des Gänsebratens.

Und wenn mein Bruder, diese Natter, noch mal nach der letzten Keule schielt, dann werde ich zum Brutus. Ich hau dem verfressenen Aasgeier das Tranchiermesser in den Hals. Deshalb an alle Heißhungrigen da draußen: Ehrt die Köchin und esst. Aber … langsam!«

*Lust auf Ablenkung in der Heißhungerattacke? Dann hören Sie die CD »Futter« von Philipp Weber. Mehr infos: www.weberphilipp.de*

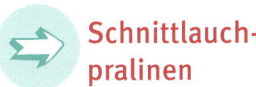

## Schnittlauch-pralinen

Auch ein idealer Eiweiß-Snack für zwischendurch:

**1** *100 g Magerquark* in ein Tuch (oder Küchenpapier) geben, ausdrücken. Mit *2 EL Frischkäse* und *1 TL geriebenem Meerrettich* verrühren. Mit *Salz und Pfeffer* würzen.

**2** 6 walnussgroße Kugeln formen und in *4 EL Schnittlauchröllchen* wenden.

## Reste einfrieren

Oprah Winfrey, Amerikas bekannteste Talk-Lady, besprüht ihre Essensreste mit Fensterreiniger, damit sie ungenießbar werden und nicht doch noch in ihren Mund wandern.

Besser: Sofort nach dem Kochen die Reste einfrieren, auch kleine Mengen. Lohnt sich nicht? Doch! Denn oft reicht dem Körper ja schon eine kleine Portion, schnell aufgetaut – und fix im Bauch.

## DER STREUSELSCHNECKEN-DEAL

**Marcel Heinig, der härteste Mann der Welt, tritt clever gegen Heißhunger an.**

Als Jugendlicher schwänzt er schwer übergewichtig die Sportstunden in der Schule. Als Soldat blamiert er sich auf den ersten Orientierungsläufen: sehr langsam, kurzatmig, völlig ohne Kondition. Was als Qual beginnt, mündet in die Chance seines Lebens: Das Laufen wächst zu seiner großen Leidenschaft. Der studierte Wirtschaftsingenieur verliert 30 Kilo, absolviert insgesamt 126 Marathons, 50 Ultramarathons, 47 Ironman-Distanzen. Mit 27 wird der Cottbuser der erste deutsche Weltmeister im 10-fachen Ironman – dem längsten Triathlon der Welt.

Wie er das schafft? Marcel denkt sich vor Wettkämpfen stark: »Man muss sich so lange mit dem Unmöglichen beschäftigen, bis es eine machbare Aufgabe wird.«

**Auch gegen den Heißhunger muss er immer wieder mal antreten. Das macht er aber per Deal. Und erzählt diese Geschichte:**

»Nach neun Monaten Süßigkeitenabstinenz, 30 Kilo leichter, kam mir eine Streuselschnecke dazwischen. Natürlich mit Puddingfüllung. Und die Streuselschnecke kam, duftete und siegte. Der erste Biss war wie eine Explosion der Glückshormone. So, nun hatte ich ein Problem. Das, was Freude bereitet, will man endlos konsumieren. Und mir brachte diese verdammte Schnecke extreme Freude. Und am Geburtsort dieser Schnecke, einer Tiefkühlmesse, gab es viel und kostenlos. Ich aß ohne Maß. Ein Deal musste her.

### Mein Plan: Der Streuselschneckenlust-Deal

Ich weiß: Verbote machen dick. Die Streuselschnecke wächst im Kopf so lange, bis ich sie im Bauch habe. Darum brauche ich etwas anderes – und schließlich kam ich auf den Streuselschneckenlust-Deal. So, wie ich mir nur etwas kaufen kann, wenn ich das Geld dafür erarbeite, so musste ich mir jetzt jede einzelne Streuselschnecke verdienen. Verdienen in Form von sportlicher Aktivität. Ein fairer Deal: Ich kann nur etwas bekommen, wenn ich vorher etwas leiste. Wenn ich nichts leiste: keine Schnecke, kein Kuchen, keine Schokolade. Die Streuselschnecke zum Beispiel gibt es nach dem Training. Wenn dieses kurz war, dann halt nur ein kleines Streuselschneckenstück.«

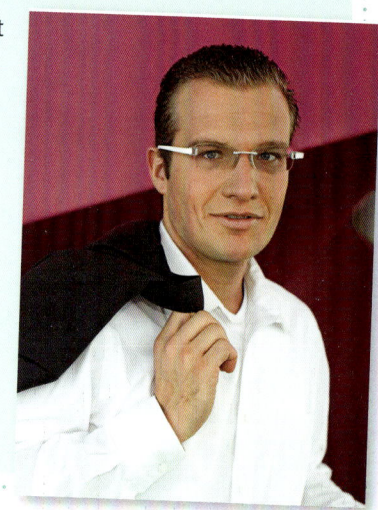

# Lauter All-you-can-eat-Rezepte

Hiervon können Sie, wenn Sie der große Hunger überfällt, ruhigen Gewissens so viel essen, bis Mr. Heißhunger sich völlig fertig schlafen legt. Reste einfrieren!

## Lauchquiche

**1** *1 Stange Lauch* und *1 Bund Frühlingszwiebeln* putzen, in Ringe schneiden. In einer Pfanne mit *2 EL Olivenöl* kurz andünsten.
**2** *500 g Quark* mit *2 Eiern* verrühren, Gemüse zugeben, salzen und pfeffern.
**3** Die Masse in eine kleine, mit Backpapier ausgelegte Springform geben. *30 g Bio-Gouda* darüberstreuen, ca. 45 Min. bei 180° (Umluft 160°) im Backofen backen.
*Variante:* Mit *400 g Beeren, 2 EL Honig* und *Zimt* als süßer Auflauf.

## Spinat-Feta aus dem Ofen

**1** *250 g TK-Blattspinat* auftauen und etwas ausdrücken. Mittig auf einem Stück Alufolie (ca. 20 × 30 cm) verteilen. *125 g Feta* darauflegen.
**2** *1 Strauchtomate* waschen und klein würfeln. *1 Knoblauchzehe* schälen und in dünne Scheiben schneiden. Tomatenwürfel, Knoblauchscheiben, *¼ TL Thymian* und *1 EL Olivenöl* miteinander mischen und auf dem Schafskäse verteilen. Mit *Salz* und *Cayennepfeffer* würzen. Die Alufolie gut verschließen.
**3** Das Päckchen auf ein Backblech legen und im vorgeheizten Backofen (Mitte) bei 220° (Umluft 200°) 10–15 Min. backen.

## Frikadellen vom Blech

**1** *1 kleine Zwiebel* in feine Würfel schneiden, mit *250 g Putengehacktem* und *125 g Quark* vermischen. Die Masse mit *Salz, Pfeffer* und *1 EL scharfem Senf* würzen.
**2** Frikadellen formen und auf einem mit Backpapier belegten Blech bei 200° (Umluft 180°) 30 Min. im Backofen backen. Zwischendurch wenden.

## Mediterraner Gemüsesalat

**1** *1 Packung mediterranes TK-Gemüse (ca. 550 g)* in *2 EL Olivenöl* in einer Pfanne erhitzen und bei mittlerer Hitze 7–9 Min. unter Rühren dünsten.
**2** *10 Blätter Basilikum* grob zerzupfen. *2 EL Olivenöl* mit *2 EL Aceto balsamico* und *1 EL Pesto Rosso* (aus dem Glas) verrühren. Das Dressing in einer Schüssel mit dem Gemüse und dem Basilikum mischen, mit *Salz* und *Pfeffer* abschmecken.
**3** *2 EL Pinienkerne* in einer Pfanne ohne Fett anrösten, bis sie duften. Den Salat mit den Pinienkernen bestreut servieren.

## Roastbeefröllchen mit Thunfischcreme auf Salat

**1** *70 g Thunfisch im eigenen Saft (Dose)* abtropfen lassen und in einen Mixbecher geben. *1 EL Schmand (oder Crème fraîche)*, *½ TL abgeriebene Schale von 1 Bio-Zitrone* und *1 TL gehackte TK-Petersilie* dazugeben. Alles zu einer glatten Creme pürieren, mit *Salz* und *Pfeffer* abschmecken.

**2** Die Creme auf *3 Roastbeefscheiben* verteilen. Die Scheiben aufrollen und auf einem großen Salatteller anrichten.
*Tipp:* Die Thunfischcreme schmeckt auch als Dip zu Gemüsestreifen.

## All-you-can-eat-Wurstsalat

**1** *1 Schalotte* schälen und in dünne Halbringe schneiden. *1 Mini-Gurke* waschen und in dünne Scheiben schneiden. *8 Datteltomaten* waschen und vierteln. *200 g Putenschinken* in feine Streifen schneiden. Alle Zutaten in einer Schüssel mischen.
**2** *1–2 EL Weißweinessig* mit *3 EL Rapsöl* und *½ TL Paprikapulver* verrühren, mit

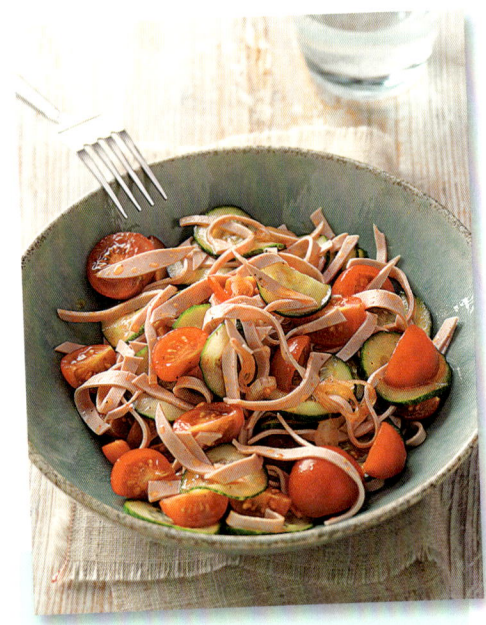

Männerherzentraum: Endlich ein All-you-can-eat-Wurstsalat.

*Salz* und *Pfeffer* abschmecken. Das Dressing über den Salat gießen und alles gut miteinander mischen.

## Verschneite Grapefruits

**1** *2 rote Grapefruits* filetieren und in eine feuerfeste Form geben.
**2** *3 Eiweiß* mit *1 Prise Salz* und *1 Päckchen Vanille-Rohrzucker* steif schlagen. Eischnee auf den Grapefruits verteilen. Die Form in den Backofen geben und bei 180° (Umluft 160°) ca. 5 Min. backen, bis die Eiweißspitzen hellbraun sind.
**3** Mit *1 EL gehackten Walnüssen* garnieren und sofort servieren.

## Soja-Schokopudding

**1** *500 ml ungesüßten Sojadrink* in einen Topf geben und *4 TL echtes Kakaopulver* unterrühren. Bei mittlerer Hitze erwärmen und *etwas Rohrohrzucker* zugeben. Nach Geschmack mit *Chili* oder *Zimt* würzen.
**2** *2 TL Johannisbrotkernmehl* in die warme Milch einrühren. Unter Rühren aufkochen lassen, bis die Creme gebunden ist.

## Vanilletopfen mit Erdbeermus

**1** *150 g TK- Erdbeeren* leicht antauen lassen, dann zusammen mit *1 TL Agavendicksaft* mit dem Stabmixer glatt pürieren.
**2** *150 g Topfen (oder Quark 20 % Fett)* mit *2 TL Agavendicksaft* und *1 Msp. gemahlener Natur-Vanille* verrühren, in eine Dessertschale füllen und das Erdbeermus daraufgeben.

# Blitzschnell: All you can eat

So einfach kann das sein. Das ist super-schnell gemacht. Und Sie können davon so viel essen, wie Sie wollen – ohne dass es auf die Hüften schlägt oder Sie in zwei Stunden der Heißhunger packt.

- Geputztes *Tiefkühl-Gemüse* mit *Olivenöl* und *Chili* im Wok dünsten – dazu *Pute oder Fisch.*
- *Joghurt* mit geraspelten *Gurken*, gewürzt mit *Salz, Pfeffer, Knoblauch, Zitronensaft.*
- *Rühreier* oder *Omelett* mit *Tomaten, Zwiebeln, buntem Gemüse.*
- *Mozzarella* mit *Tomaten, Olivenöl* und *Basilikum.*
- *Halloumi* (ähnlich wie Mozzarella, nur kräftiger im Geschmack) auf *Zucchini* im Alupäckchen im Backofen dünsten.
- *Salat*schüssel mit *Pilzen* und *geräuchertem Fisch, Thunfisch, Ei, Putenbrust* oder *Garnelen.*
- *Quark* mit *Kräutern* und *Paprikawürfeln, Salz* und *Pfeffer.*
- *Tomaten, Oliven, Paprika* mit *Olivenöl, Kräutern* und *Feta* in der Folie backen.
- *Spiegeleier* mit *Lachsschinken.*
- *Gemüse* mit *Mozzarella* überbacken.
- *Gemüsesuppe* mit *Huhn, Lachs, Garnelen* oder *Fisch.*
- *Tofuwürfel* in *Olivenöl* mit *Gemüse* braten.

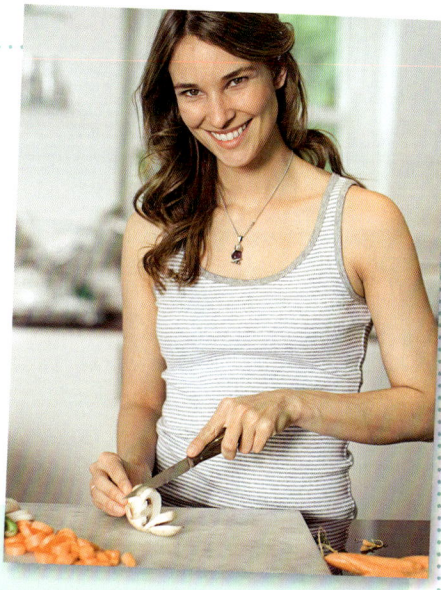

⇨ *Schnippeln oder heute nicht schnippeln? Einfach mal die Frostfee fragen ...*

- Wurstsalat aus *Putenaufschnitt* mit *Zwiebeln, Gurken* und *Tomaten.*
- *Bündner Fleisch* mit *Spargel* oder *Rettich-Carpaccio.*
- *Gemüse-Chips* mit *Quark-Ingwer-Dipp* (Rezept siehe Seite 91).
- *Quark* mit *Erdbeeren* und *Zimt* – nicht mehr als *3 TL Akazienhonig.*
- *Joghurt*-Shake mit *Chufas-Pulver* (Seite 117) und *Grapefruit.*
- *Schoko-Milchschaum* (Seite 120).
- *Frozen Beerenjoghurt* (Seite 120).
- *Zitrusfrüchtesalat* mit *Joghurt* oder *Dickmilch* und *3 TL Agavendicksaft.*
- *Rhabarber* oder *Äpfel* in einer feuerfesten Form mit *Eischnee* überbacken.

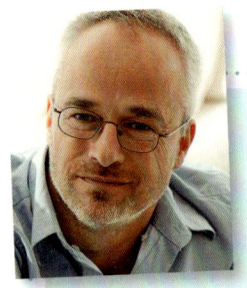

## HOMÖOPATHIE UND HEISSHUNGER

Sven Sommer ist Heilpraktiker mit Schwerpunkt Homöopathie,
Bachblüten und Akupunktur – und Bestsellerautor.

### Behandeln Sie auch Heißhunger?

Für Hungerattacken als Nebeneffekt von
Trauer, Stress und Liebeskummer kennt
die Homöopathie Mittel, die das emotionale Gleichgewicht wiederherstellen. Bei
frischem Kummer (Liebeskummer, Tren-
nung, Verlust) hilft zum Beispiel Ignatia
gegen Stimmungs- und Appetitschwan-
kungen. Natrium muriaticum verschreibe
ich, wenn der Kummer schon lange auf
die Seele drückt. Aurum Gold ist gut gegen Heißhunger bei Depressionen.

### Welches Mittel wirkt direkt auf das Hungerzentrum im Gehirn?

Es gibt appetitzügelnde Mittel, die aufs
Hungerzentrum im Zwischenhirn wirken,
wie Madar, das gegen starkes Übergewicht eingesetzt wird.

### Was hilft bei nächtlichen Attacken?

Lycopodium und Phosphorus. Menschen,
die nachts aufstehen, um zu essen, sind
meist dick, haben einen Blähbauch und
Übergewicht um den Bauch herum. Beine
und Hals sind bei diesen Typen mager,
das Gesicht faltig. Sie sind nach dem
Essen schnell satt, brauchen aber auch
schnell wieder etwas. Zum Beispiel
Süßes in der Nacht. Lycopodium hilft

gegen den Jo-Jo-Effekt, mit dem diese
Menschen kämpfen. Es reguliert das Auf
und Ab des Blutzuckers.

### Der Konstitutionstyp spielt bei Heißhunger also eine wichtige Rolle?

Ja, weil man wissen muss, welches der
richtige Wirkstoff ist. In der Homöopathie
werden rund 300 von 1000 Mittel gegen
Heißhunger eingesetzt. Calcium carbonicum greift in den Kalziumstoffwechsel
von dicken, schüchternen, mutlosen und
schnell erschöpften Typen ein. Diese
Menschen haben viel Hunger auf Eier,
Süßigkeiten, Mehlspeisen und verspüren
kurz nach dem Essen wieder Hunger. Sulfur hilft dagegen den Typen, deren Heißhunger durchs Essen noch größer wird.

### Interessant, haben Sie weitere Tipps?

Heißhunger hat viel häufiger körperliche
als seelische Ursachen. Ich rate meinen
Patienten immer, zuerst die Schilddrüse
untersuchen zu lassen, weil eine Über-
funktion Hunger macht, eine Unterfunk-
tion Übergewicht begünstigt. Stoffwech-
selstörungen kann man mit Homöopathie wunderbar regulieren. Und: Natrium
phosphoricum reguliert zum Beispiel das
Säure-Basen-Gleichgewicht im Körper.

**Wie diagnostizieren Sie körperlich bedingten Heißhunger?**

Ich arbeite viel mit Augendiagnose und sehe so Störungen der Bauchspeicheldrüse wie hohen Blutzuckerspiegel und Insulinresistenz.

**Kann man Heißhunger auch selbst homöopathisch behandeln?**

Ich empfehle immer, sich von einem Arzt untersuchen zu lassen. Wenn aber medizinisch nichts vorliegt, kann man sich auch selbst helfen. Eine bewährte homöopathische Potenz ist D12, mehrmals täglich über mehrere Wochen eingenommen. Man muss sich halt selbst beobachten, wie man auf ein Mittel reagiert. Wir Homöopathen empfehlen natürlich, sich homöopathisch untersuchen zu lassen – für eine genaue Diagnose und um den Konstitutionstyp zu bestimmen. Doch wenn jemand wenig Geld hat, kann er sich auch selbst behandeln – das ist ja das Tolle an der Homöopathie. Sie hat keine Nebenwirkungen.

**Die Homöopathie heilt Ähnliches mit Ähnlichem. Kann man da nicht Schokolade gegen Heißhunger futtern?**

Am kindlichen Organismus ist der Effekt von Schokolade sehr schön zu beobachten. Der Zucker und die koffeinähnliche Wirkung des Kakao führen zu Überdrehtheit (Hyperaktivität). Ich nenne es gerne »Koks für Kinder«. Der hohe Zuckergehalt führt zudem zu Insulinspitzen, es kommt zum Unterzucker mit Heißhunger auf Süßes beziehungsweise Schokolade – ein Teufelskreis. In homöopathischen Dosen (Chocolate C 30 einmal täglich) zügelt Schokolade aber Heißhunger.

**Bewährte homöopathische Mittel**

**Stress:** Lycopodium D12. Für Stresstypen mit mangelndem Selbstbewusstsein und Süßhunger.
**Langeweile:** Calcium carbonicum D12. Gemütliche dicke Menschen, die sich ungern bewegen, gerne berieseln lassen.
**Lichtmangel:** Pflanzliches Johanniskraut hilft gegen Winterdepressionen. In der Apotheke beraten lassen. Vorsicht, hier gibt es Neben- und Wechselwirkungen!
**Wechseljahre:** Pulsatilla D12. Pulsatilla-Typen weinen schnell, sind launisch, mögen nicht allein sein, haben eher einen zu kurzen oder unregelmäßigen Zyklus. Man sollte **zusätzlich entgiften** mit Sulfur D12. Heißt »der Philosoph in Lumpen«, typische Merkmale: chaotisch, Hautunreinheiten, Körpergeruch. Sulfur wirkt reinigend.
**Heißhungerspitzen kappen:** mit Cannabis indica C6 (nach Bedarf). Und Madar D4, dreimal täglich 1–2 Tabletten vor dem Essen, hat auch einen wohltuenden Effekt auf unser Befinden.

*Sven Sommer lebt & arbeitet in Spanien. www.svensommer.com, Buchtipp S. 220.*

# DER
# DIÄTGEMACHTE
# HEISSHUNGER

**Lieber Heißhunger,**

gestern habe ich den ganzen Tag durchgehalten. Und bin abends aber so was von in den Kühlschrank gekrochen! Egal ob lange Diät oder kurze Diät – jede scheint die Einladung für dich zu sein, mich mit aller Wucht heimzusuchen. Du magst nicht, wenn man dem Körper zu wenig Kalorien gibt, und reagierst ungehalten, wenn ein Nährstoff fehlt. Gut. Dann müssen wir hier etwas ändern. Auf den Jo-Jo-Effekt habe ich schon lang keinen Bock mehr. Pass auf, ich weiß schon wie – ab morgen bin ich der Boss.

**Deine Sofie**

# Gesucht: Lebensweise ohne Jo-Jo-Effekt

Man kann sich Mr. Heißhunger als ständigen Begleiter buchen. Das geht ganz einfach: mit einer kalorienarmen Diät, die nicht alle Nährstoffe liefert ...
Hier lesen Sie, wie eine Anti-Heißhunger-Diät aussieht – ohne Jo-Jo-Effekt.
Diät heißt übrigens »Lebensweise«.

**SOFIES** Heißhunger überfällt sooooo viele Frauen. Sie kontrollieren ständig, was sie essen – und vor allem, was sie nicht essen. Den ganzen Tag kreisen die Gedanken um Fett, Carbs, Kalorien, die sie schon gespart haben. Und irgendwann schlägt das Schicksal doch zu. Es ist ziemlich doof, wenn man seinen Gelüsten den ganzen Tag trotzt, sich einmal im Kreis dreht – und schon hat man das Zeugs vermehrt auf der Hüfte sitzen. Das ist ehrlich zum Weinen ... Und völlig unnötig.

Den Heißhunger werden Sie nicht los, indem Sie ständig Ihre Gedanken ums Nicht-Essen kreisen lassen. Den Heißhunger müssen Sie mit an Ihren Tisch setzen – und mit ihm eine *lebenslange Liaison* eingehen. Sie müssen ihn einfach mögen! Und natürlich müssen Sie ihm die richtige Diät anbieten.

## Die Kalorien-die-Hälfte-Folter

Haben Sie schon mal was von der Minnesota-Studie gehört? 1944 setzte man 36 gesunde Soldaten in einem Camp ein halbes Jahr lang auf KdH – Kalorien die Hälfte. Kein schönes Experiment. »Wieso?«, denken Sie, »das machen andere doch freiwillig.« Nun: Die Männer verloren ein Viertel ihres Körpergewichts. In diesen sechs Monaten war für sie das wichtigste Thema: ESSEN. Den ganzen Tag. Sie litten unter Stimmungsschwankungen, waren mal aggressiv, mal depressiv, hatten keine Lust auf Sex und schliefen schlecht. Das Experiment endete damit, dass die einst gesunden Teilnehmer unter Heißhungerattacken litten, dass die Sättigungsregulation aus den Fugen geraten war. Sie hatten überhaupt kein Gefühl mehr fürs Sattsein.

Ihre Gedanken waren weiterhin fixiert auf Essen – und der *Grundumsatz* war um 40 Prozent reduziert. Der Löwenanteil des täglichen Kalorienverbrauchs (Kasten Seite 70) wurde durch dieses Kalorien-die-Hälfte-Experiment nahezu halbiert! Also statt 2400 kcal Grundumsatz verbrannten die Männer nur noch 1200 kcal. Der Hunger aber saß weiter im Kopf.

Und da gibt es genug Menschen, die so etwas freiwillig machen! Sie drosseln ihren Stoffwechsel mit jeder kalorienreduzierten Diät noch weiter runter. Bis sie kaum mehr Kalorien verbrennen, als ein Stück Torte liefert. Freilich hat der Heißhunger dann ziemlich bald die Pantoffeln an.

Was tun? Dem Körper zeigen, dass er kriegt, was er braucht – und zwar genug an Energie und an lebenswichtigen Nährstoffen. Also schleunigst aus der alten Diätfalle rauskrabbeln.

## Unser unbestechliches Appetitprogramm

In Ihren Körper ist ein natürlicher Kalorienzähler eingebaut. Und der hat auch mal gut funktioniert. Es gab eine Zeit, da signalisierte eine süße Frucht, ein fetter Braten seinem Finder-Körper: »Gute Energiequelle, muss man nicht viel davon essen.« Das funktionierte wunderbar, bis der Mensch der Natur ins Handwerk pfuschte und Dinge süß machte – ohne Kalorien. Und weil das den Körper durcheinanderbringt, nimmt die Zahl an Übergewichtigen zu. Logisch. Das Gleiche passiert mit »light«, mit dem künstlich erzeugten Mangel an essenziellen Fettsäuren.

Das Ganze gilt nicht nur für Kalorien. Fehlen bestimmte Nährstoffe, schaltet der Körper genauso all die hormonellen Mechanismen ein, die uns ständig zum Kühlschrank zwingen. Nur wenn er das Zink, das Tryptophan, das Phenylethylamin … hat, all das, was er braucht, schaltet das Appetitprogramm um auf: »Jetzt bin ich aber zufrieden!«

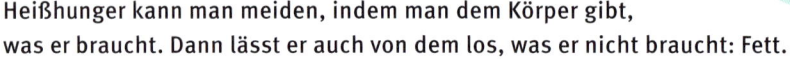

## DEM KÖRPER SCHENKEN, WAS ER BRAUCHT

**Heißhunger kann man meiden, indem man dem Körper gibt, was er braucht. Dann lässt er auch von dem los, was er nicht braucht: Fett.**

**Bewegung:** 30 Minuten Ausdauersport.

**Getränke:** 3 Liter Wasser und/oder ungesüßte Tees. Auch erlaubt: 1 Glas trockener Wein.

**Gemüse & Nüsse:** 1 Schüssel Salat , 1 Glas Gemüsesaft, 1 Portion gedünstetes Gemüse; so viel Gemüsestreifen, wie man Lust hat; 30 g Nüsse und Samen

**Fett:** So viel Olivenöl, Walnussöl, Hanföl und Leinöl, wie man Lust hat!

**Eiweiß:** Pro Mahlzeit 1 Portion Fisch, Geflügel, Wild, Eier, Hülsenfrüchte, Tofu oder Käse; 2 Portionen Milchprodukte (Quark, Joghurt, Buttermilch, Kefir, Hüttenkäse …), alternativ ein Sojaprodukt: Sojadrink (ungesüßt), Sojajoghurt.

**Kohlenhydrate:** 2 Portionen Obst; 1 Scheibe Vollkornbrot oder 3 Esslöffel Müsli ohne Zuckerzusatz; 1 Portion Vollkornnudeln, Naturreis oder 2 Kartöffelchen; 1 Esslöffel Leinsamen (geschrotet), 1 Esslöffel Weizenkeime.

**Süßen** tun Sie selbst: mit Rohrrohrzucker, Akazienhonig, Birnen- oder Apfeldicksaft, Agavensirup.

Pro Woche sollten Sie 2 Portionen fetten Seefisch einplanen und 2-mal 30 Minuten Muskeltraining.

## Vitalstoffe mit dem Doc absprechen!

Heißhunger hängt häufig mit Vitamin-B- oder -D-Mangel zusammen, auch Magnesium und Kalzium fehlen oft sowie Jod, Selen, Zink, Chrom. *Jeder fehlende Stoff macht Hunger!* Ich würde bei ständigen Heißhungerattacken erst mal gemeinsam mit Arzt oder Apotheker einen möglichen Vitalstoffmangel auffüllen – und schauen, ob der biologische Heißhunger dann nicht wie von selbst verschwindet. Weil der Körper endlich kriegt, was er braucht.

### Vitalstoffe tanken: das Anti-Heißhunger-Granulat

Häufig verschwindet Heißhunger binnen drei Wochen, wenn man die leeren Tanks füllt. Die ideale Form, Vitalstoffe zu tanken, ist ein individuell gemischtes Granulat. Man lässt ein Blutbild machen und füllt einen Fragebogen aus. Und die Apotheke mixt einem ein persönliches Vitalstoffpräparat, das genau die Lücken füllt. Rund 1200 Apotheken machen das in Deutschland schon.

● *Der Anti-Heißhunger-Cocktail:* Mixt man Naturheilkunde mit Orthomolekularmedizin, kann man den Appetit mit Vitaminen & Co. zügeln. Ein solcher Vitalstoff-Cocktail lädt mit Energie auf, regt den Stoffwechsel an und bremst den Heißhunger aus. Er enthält die Aminosäuren L-Tryptophan und Glutamin, Grüntee-Extrakte, fitmachende B-Vitamine, das Vitamin D3, Antioxidanzien wie OPC, Chrom, Hydroxyzitronensäure … (siehe Seite 222).

## Heißhungers treuester Geselle: Mr. Jo-Jo

**BETTINA** schrieb mir: »Ich war drei Wochen in einer Abnehmklinik. Mit Diät-Drinks gingen schnell 10 Kilo runter! Ein halbes Jahr später waren 15 Kilo drauf.«

Der Körper zeigt mit einer ganz einfachen Reaktion, ob eine Diät die richtige oder die falsche für ihn ist: mit dem Jo-Jo-Effekt, des Heißhungers treuestem Gesellen. Wiegt man eine Zeit nach der Diät mehr als zuvor, dann ist man der falschen Diät erlegen. Das ist meistens so.

### Die Krux mit dem Kaloriensparen

Wenn man zu viele Kalorien spart, wenn ein lebenswichtiger Nährstoff fehlt, dann erschrickt der Körper und sein Urprogramm denkt: »Vorsicht, jetzt kommt der karge Winter!« Er drosselt den Stoffwechsel runter und verbrennt in Ruhe nur noch 600 kcal statt 1800.

Kaloriensparmaßnahmen – vor allem, wenn sie nicht von Experten genau kontrolliert werden – sieht der Körper also als Not an. Das holt natürlich den Lebensretter auf den Plan, den Heißhunger. Und der zwingt uns zu essen, obwohl wir weniger Kalorien verbrauchen. Das macht dick. Und unglücklich. Und heißt Jo-Jo, weil man an die nächste Diät glaubt. Und der folgt wieder der Heißhunger … Das Auf und Ab der Pfunde frustriert nicht nur, sondern schadet auch der Gesundheit.

Um die Frage gleich zu beantworten: Ja, den Stoffwechsel kann man auch wieder normalisieren. Mit Geduld. Und Bewegung. Und dem Wissen des Körpers, dass er nicht mehr darben muss, dass er alles kriegt, was er braucht. Endlich. Was meinen Sie, wie dankbar er sich zeigt?!

### Niemals unter den Grundumsatz!

Wissen Sie, wie groß Ihr Grundumsatz ist, also der *Kalorienverbrauch in Ruhe* (Berechnung siehe Kasten)? Unter diesen dürfen Sie niemals gehen. Das ist die Schallgrenze. Liegen Sie drunter, brüllt Mr. Heißhunger nach mehr. Soll man Kalorien zählen? Nein, denn: Menschen, die Kalorien zählen, kontrollieren auch Genuss und Fröhlichkeit weg – und werden dick. Abnehmen geht mit einem kleinen Switch der Gewohnheiten wie von selbst: Indem man gesünder isst, sich weniger stressen lässt, etwas Bewegung ins Leben einbaut. Ganz nebenbei verbrennt man Fettpolsterkalorien. Mit den Muskeln.

### Sind Sie ein heißhungriger Zuckerverbrenner?

Ihre Muskeln gewinnen Energie aus Zucker und Fett. Fett wäre Ihnen ziemlich wahrscheinlich lieber. Dann hat man nämlich weder lästige Fettpölsterchen, noch leidet man oft unter Heißhunger.

Wie hoch Ihr Kalorienverbrauch ist und ob Sie eher der immer heißhungrige Zuckerverbrenner oder der eher athletische Fettverbrenner sind, das erfahren Sie beim Sportmediziner durch eine *Spiroergometrie.* An Ihren Ausatemgasen kann man nämlich feststellen, welchen Energietank Ihre Muskeln bevorzugt wählen: Zu-

### EINE GU-PI-MAL-DAUMEN-FORMEL

Wie viele Kalorien man verbrennt, ist natürlich von Mensch zu Mensch unterschiedlich. Der Grundumsatz (GU) ist Pi mal Daumen:

**GU = [Körpergewicht in kg] x 24**

Bei 100 Kilo sind das 2400 kcal. Der **Grundumsatz** umfasst die Kalorien, die man verbrennt, wenn man einfach so rumliegt, der Löwenanteil: der Kalorienbedarf von Organen, Stoffwechsel, Atmung und für eine konstante Körpertemperatur. Dazu kommen die Kalorien, die man verbrennt, wenn man etwas tut, schwer arbeitet oder Sport treibt: der **Leistungsumsatz.**

cker oder Fett. Muskeln, die viel von Zucker leben, sorgen auch für viel blutzuckerbedingten Heißhunger. Die Muskeln können Sie umerziehen zu Fettverbrennern. Ganz einfach: durch weniger Zucker und Stärke im Essen – und mehr Bewegung. Dann müssen Sie sich vor dem Jo-Jo-Effekt auch nicht mehr fürchten.

## Das Geheimnis der Erfolgreichen

**IN MEINEM** GLYX-Forum wird geweint über Heißhungerattacken, über Schokomanie, über Kühlschranküberfälle, über das schlechte Gewissen danach. Es berichten aber auch viele von ihren Erfolgen: dass sie nicht mehr heißhungrig sind, dass sie endlich abnehmen, dass es ihnen gut geht … Ich habe mich natürlich immer gefragt: »Was macht diesen Erfolg aus, wer schafft das mit dem Abnehmen auch langfristig?«

Ganz einfach: *Erfolgreich sind die, die mit ihrer Diät glücklich sind.* Erfolgreich sind diejenigen, die wissen, dass sie selbst alles beeinflussen können, kein Opfer des Arztes, der Diät, des Lebens schlechthin sind. Die sich an Veränderungen wagen.

Und das ist ganz, ganz wichtig: Die Diät muss schmecken. Tut sie das nicht, sitzt Mr. Heißhunger auf der Schulter. Es ist völlig egal, ob Sie nun Metabolic Balance machen oder Logi oder GLYXen oder WeightWatchers – es gilt für alle die gleiche Regel: Sie gewinnen, wenn Sie das gerne machen, für Ihr Leben lernen.

Nun muss nur noch die Biochemie der Diät stimmen: Heißhunger bleibt nur fern, wenn alle Vitalstoffe auf dem Teller liegen, genug Eiweiß, viel essenzielle Fettsäuren, die richtige Menge an gesunden Kohlenhydraten – und nicht zu wenig Kalorien. Das heißt: *Sie dürfen nicht hungern! Nie!*

## Diätfalle Frust-Zucker ….

Wenn die Diät uns frustet, locken wir Heißhunger biochemisch wie über ein Päckchen Traubenzucker. Jedes negative Gefühl greift über Stresshormone so in unseren Zuckerhaushalt ein, dass der Blutzucker rasch steigt, dann sinkt, weil auch der Insulinspiegel steigt, und wir kriegen Heißhunger. Genaueres lesen Sie im Stress-Kapitel ab Seite 122.

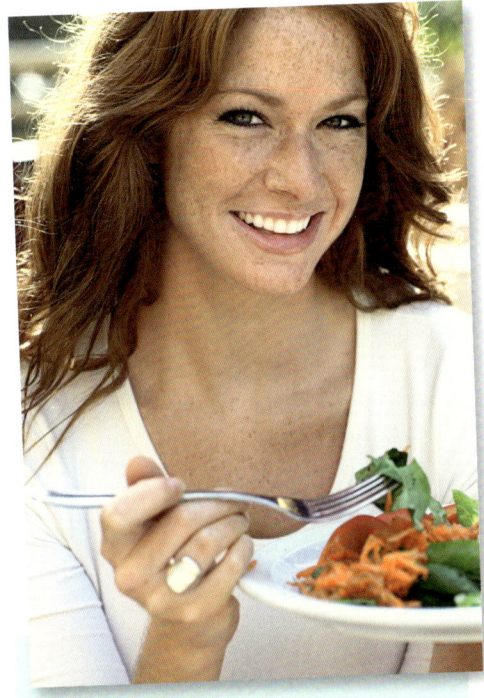

Hungern ist für den Körper ein Trauma. Diät muss schmecken, satt, fröhlich machen.

Um Frust-Heißhunger zu vermeiden, muss eine Diät eine Lebensweise sein, die zum Leben passt. Man muss sich mit ihr so wohlfühlen, dass man ein ganzes Leben mit ihr verbringen möchte. Das möchte man, wenn sie einfache Gesundheitsrezepte anbietet, nichts verbietet, zufrieden und satt macht, in den Alltag integrierbar ist – und wenn man spürbar an Lebensfreude gewinnt. *Eine gute Diät heißt:* Man isst, was einem guttut und was einem schmeckt. Man tappt ruhig in Tiramisu- und Familienfeier-Fallen – ohne Frust, ohne schlechtes Gewissen, ohne Niederlage im Kilokampf. Und: Man nimmt die Muskeln und das Gehirn mit auf die Reise.

## INFO

Weltweit versuchen Experten seit Jahrzehnten herauszufinden, wie man den
Jo-Jo-Effekt vermeiden kann. Die Diogenes-Studie zeigt endlich: Eine Diät,
die genug Eiweiß liefert, genug essenzielle Fettsäuren und die sich am glykämischen Index (GLYX) orientiert, ver-
meidet Heißhunger und Jo-Jo.
Die Forscher teilten die Teilnehmer in
verschiedene Ernährungsgruppen ein.
Das Ergebnis: Die Gruppe, die sich in
dieser Zeit von reichlich Proteinen er-
nährte und Lebensmittel mit niedrigem
GLYX bevorzugte, nahm mit Abstand
am wenigsten wieder zu. Mit Abstand!
Und sie brach die Diät auch am sel-
tensten ab. Weil Heißhunger ausbleibt
und sie am leichtesten zu leben ist.
Nun wissen Sie, warum ich Ihnen,
wenn Sie abnehmen wollen, ohne rot
zu werden mein Buch »Die neue GLYX-
Diät« empfehlen kann.

# Thermogenese: Der Super-Schlanktrick!

**WENN ICH NACHTS** aufwache und nicht
wieder einschlafen kann, dann esse ich einen Joghurt mit Früchten. Binnen 15 Minuten schlafe ich wie ein Murmeltier. Allerdings werde ich dann, sagt mein Mann,
zum Ofen. Nennt sich: Thermogenese.

Ganze 25 Prozent der *Kalorien verpuffen als Wärme,* wenn wir Eiweiß essen.
Auch wenn wir essenzielle Fettsäuren essen (aus Pflanzen und Fisch), verpuffen
Kalorien über die Haut. Ebenso machen
Olivenöl, Rapsöl, Hanföl, Nussöle, Leinöl
und Fischfett nicht dick. Sie erhöhen die
Thermogenese und liefern zudem Struk-
turfette, also Baustoffe, die wir dringend
für unsere Zellen brauchen – zum Beispiel
fürs Gehirn, das zu 60 Prozent aus Fett besteht. Darum wäre es ziemlich dumm, an
diesen Fetten zu sparen.

Da die Natur alles super designt, haben
all die Nährstoffe, die die Thermogenese
anregen, auch gleich eine *eingebaute Sät-
tigungsfunktion.* Eiweiß macht satt, ungesättigte Fettsäuren machen satt, Ballaststoffe machen satt.

## Das lässt die Thermogenese kalt

Kaum Thermogenese haben Sie, wenn Sie
reichlich *tierische Fette* essen: Die lassen
sich gemütlich in der Fettzelle nieder. Nach
einer Buttercremetorte hält die Thermogenese nur halb so lange an wie nach einer
eiweißreichen Mahlzeit, etwa einem ma-
geren Putenschnitzel mit Gemüse.

Ebenso thermogenesefeindlich sind
*schnelle Kohlenhydrate,* GLYX-hoch: alles
mit viel Zucker und Stärke, also ebenfalls
Kuchen oder Kartoffeln, Nudeln … Wenn
Sie aber GLYX-niedrig essen, das heißt
Kohlenhydrate mit eingebauten Ballast-
stoffen (Vollkorn, Gemüse, das meiste
Obst), dann verschwindet wiederum viel
Wärme über die Haut. Und Sie bleiben
lange satt. Mehr über GLYX ab Seite 77.

# Satt mit Minuskalorien

**LÜGE ODER WAHRHEIT?** Das ist natürlich für alle Heißhungergeplagten die allerwichtigste Frage. Und die werde ich jetzt beantworten:

Die Kalorie ist eine Maßeinheit für Energie. Und Energie vergeht nicht. Genauso wie eine Erdbeere nicht einfach vergeht. Sondern aus ihr wird etwas: ein Stück Immunsystem, ein biochemisches Geschmackserlebnis, ein Fruchtzuckerli für den Muskel … Das ist *Stoffwechsel:* Die Stoffe vom Teller wechseln in unseren Körper. Und von dort wechselt Abfall in die Kanalisation. Nun gibt es den Volksmund und den dazugehörigen Kopf, und der möchte etwas Einleuchtendes. Deswegen gibt es solche Begriffe wie Minuskalorien. Gemeint ist: Ich esse oder trinke etwas, und davon wird meine Hüfte schlank. Geht das? Ja.

## Warum Butter die Sennerin nicht dick macht

Einleuchtend: *das Glas Wasser.* Es hat keine Kalorien. Und es regt den Energiestoffwechsel im Körper dermaßen an, dass Kalorien verbraucht werden.

Nach den Maßstäben der Wissenschaftler hat ein Glas Wasser 20 Minuskalorien. Heißt: Ein Energietank des Körpers schickt Energie in die Verarbeitung des Wassers, das da ankommt. Im besten Fall tut das die Fettzelle auf der Hüfte.

So. Jetzt geben wir noch Zitronensaft ins Wasser. Der hat, sagen wir, 5 kcal. Und daraus können wir weitere Minuskalorien

machen, indem wir die Zitrone mit der mechanischen Zitruspresse gut auspressen – uns also ein bisschen anstrengen …

Nun leuchtet ein, dass eine Tütensuppe niemals Minuskalorien haben kann, aber ein Teller selbst gemachte Gemüsesuppe sehr wohl. Da stecken wir Energie in Form von Schnipselarbeit rein. Und die Suppe wird niemals auf der Hüfte landen.

## Kauen und Verdauen

Natürlich gibt es auch noch Dinge, die nicht dick machen, weil wir sie nicht im Energietank speichern, sondern weil unser Stoffwechsel Arbeit reinstecken muss oder damit Wärme produziert.

Nehmen wir ein Kohlblatt. Wenn das noch in der Suppe ist, addiert sich der Wasser-Minus-Kalorien-Effekt. Und zwar durch *Ballaststoffe.* Denn das Blatt müssen wir kauen, das müssen wir verdauen… das landet nicht auf der Hüfte. Also: Obst und Gemüse, das wenig Kalorien hat, viel Wasser und viele Ballaststoffe bedeuten für unsere Energiebilanz: Minuskalorien.

## Fatburner Elweiß und Omega-3

Nehmen wir Fisch. Der liefert Eiweiß. Das müssen wir in Körpereiweiß umwandeln. Das ist Arbeit. Dafür braucht der Körper Energie und bedient sich an der Hüfte.

Nehmen wir Omega-3-Fettsäuren. Das ist Fett. Das hat ja viele Kalorien. Aber wo landen die? Zum Beispiel im Gehirn. Das besteht zu 60 Prozent aus Fett. Und da sorgt es für gute Laune, lindert Depressionen. Gute Laune macht fröhlich, wir bewegen uns mehr … Schon kann ein Fett Minuskalorien haben. Und es macht natürlich auch satt. Genauso wie Eiweiß und Ballaststoffe aus dem Kohl. Außerdem erhöhen diese Fette die Thermogenese. Der Körper produziert mehr Wärme. Die Kalorien verpuffen über die Haut.

Fazit: Essen landet nicht auf der Hüfte, wenn es unseren Stoffwechsel in Richtung schlank trimmt. Und wenn wir Liebe reinstecken. Ein bisschen Arbeit, ein bisschen Bewegung. Das kann man von der schlanken Sennerin lernen, die durch Butter niemals dick wird, weil sie die Milch selbst geschlagen hat.

## HITLISTE DER MINUSKALORIEN

1 **Kohl:** 20 kcal, 5 g Ballaststoffe, 90 % Wasser (Kohlsuppe ist natürlich noch besser, weil da noch mehr Wasser drin ist)

2 **Radieschen:** 14 kcal, 2 g Ballaststoffe, 94 % Wasser

3 **Gurke:** 12 kcal, 1 g Ballaststoffe, 97 % Wasser

4 **Spargel:** 17 kcal, 1,5 g Ballaststoffe, 94 % Wasser

5 **Erdbeeren:** 20 kcal, 2,5 g Ballaststoffe, 90 % Wasser

6 **Artischocke:** 20 kcal, 11 g Ballaststoffe, 80 % Wasser

7 **Sauerkraut:** 18 kcal, 2 g Ballaststoffe, 84 % Wasser

# Eiweiß verjagt den Heißhunger

**WÄHREND** mir der Heißhunger auf der Schulter saß, hatte ich immer jede Menge gekochte Eier und gebratenes Geflügel im Kühlschrank. Damit er nicht nur zu den Hauptmahlzeiten sein Eiweiß kriegt und ich ihn auch zwischendrin mal mit einer Portion natürlicher Appetitzügler erpressen kann. Heute weiß man: Keine Diät funktioniert ohne genügend Eiweiß. Wer zu wenig aufnimmt, fängt sich den Jo-Jo-Effekt ein. Und hat ständig Hunger.

## Der natürliche Appetitzügler

Eiweiß ist der Stoff, aus dem das Leben ist: das Ei, die Hülsenfrucht, das Steak, der Mensch. Man muss Eiweiß essen, damit der Körper seine Bestandteile reparieren und neu basteln kann: Muskeln, Haare, Leber, Herz, Haut, Blut, Abwehrzellen …

Erhöht man sein täglich Protein (für Zahlenfreaks: auf bis zu 30 Prozent), verliert man das viszerale (gefährliche) Fett um den Bauch und verbessert sowohl den Fett- als auch den Zuckerstoffwechsel. Und das bremst natürlich auch den hormonellen Heißhunger aus.

### Eiweiß macht schlank

Warum man zu wirklich jeder Mahlzeit auch seine Portion Eiweiß essen sollte, ist schnell erklärt:

1 *Eiweiß macht satt.* Liefert das Essen zu wenig, signalisiert der Körper so lange Hunger, bis seine Eiweißspeicher wieder

gefüllt sind. Man isst mehr. Das nennt man Proteinhebeleffekt. Eiweiß ist also das probateste Mittel gegen Heißhunger.

**2 Eiweiß lockt Schlankhormone.** Zum Beispiel das Wachstumshormon, das über Nacht das Fett aus den Zellen holt. Oder das Hormon des positiven Stresses, Noradrenalin, das Energiereserven aus den Fettzellen mobilisiert. Fett, das dann von den Muskeln verbrannt werden kann.

**3 Eiweiß ist ein Fatburner.** Macht der Körper aus dem Ei, der Sprosse, dem Fisch körpereigenes Eiweiß, kostet das viel Energie. Und die nimmt er sich von der Hüfte. Man isst und nimmt ab. Eiweiß erhöht außerdem die Thermogenese: Kalorien verpuffen als Wärme über die Haut.

**4 Eiweiß macht Muskeln.** Fehlt Eiweiß, baut der Körper seine Muskeln ab. Die Muskeln braucht man aber nun mal, um Fett zu verbrennen.

● **Gute Eiweißlieferanten:** Eier, Fisch, Geflügel, mageres Fleisch, Milch & Milchprodukte, Soja, Hülsenfrüchte, Pilze. Ein wenig steckt auch in Getreide und Gemüse.

● **Wie viel Eiweiß braucht der Mensch?** Mindestens 1,5 Gramm pro Kilogramm Körpergewicht; im Stress, im Krankheitsfall, mit Übergewicht oft besser 2 Gramm.

## Eiweißpulver – ohne Kohlenhydrate, ohne Chemie!

Eiweißmangel bedeutet Heißhunger. Immer. Denn der Körper besteht aus Eiweiß. Und er wird einen Teufel tun, uns Eiweißmangel zu erlauben. Hinzu kommt: Auch unsere internen Appetitzügler bestehen aus Eiweiß. Den Bedarf an Eiweiß zu decken, schafft ein 80-Kilo-Mensch relativ

### SO KOMMEN SIE AUF 120 G EIWEISS

Ein 80-Kilo-Mensch braucht mindestens 1,5 g Eiweiß pro kg Körpergewicht. Steckt in:

| | |
|---|---|
| 200 g Fisch oder Geflügel | 40 g |
| 1 Ei | 10 g |
| ½ Kugel Mozzarella (60 g) | 12 g |
| 1 Becher (150 g) Joghurt | 7 g |
| 1 Portion (50 g) Hülsenfrüchte | 10 g |
| 1 kleine Handvoll (30 g) Nüsse | 8 g |
| ½ Becher (125 g) Quark | 20 g |
| 1 Scheibe Mehrkornbrot | 3 g |
| 1 kleiner Strunk (150 g) Broccoli | 5 g |
| 1 kleines Stück (30 g) Feta | 5 g |
| | = 120 g |

einfach. Ein 150-Kilo-Mensch hat da ziemliche Probleme. Er müsste ein Kilogramm Heilbutt oder Lachs essen, um auf 200 Gramm Eiweiß zu kommen oder 1,5 Kilo Hüttenkäse. Bei viel Übergewicht muss man einfach aus der Dose nachhelfen. Leider funktionieren die Fitnessstudio-Präparate nicht. Die Protein-Kohlenhydrate-Drinks helfen nur, wenn viele Muskeln hart ackern und die Kohlenhydrate aus dem pappsüßen Drink verbrennen.

In einem guten Pulver sind weder Zucker noch Farb- oder Aromastoffe drin. 10 Gramm Pulver liefern 8 Gramm hochwertiges Eiweiß. Es muss nicht schmecken, weil es die Nahrung ja nur ergänzt, also im Fatburnerdrink oder Beerenjoghurt verschwindet. Bezugsquelle auf Seite 222.

# Kohlenhydrate: die Glücksbringer

**MONSIEUR LEPEC** ist 80 Jahre alt. Geht dreimal die Woche ins Fitnessstudio! Tunkt strahlend das Baguette in den Balsamico zum Büffelmozzarella mit Tomaten … Später wird er seinen Blutzucker messen – und mit mir schimpfen: »Das Gleiche haben Sie doch auch gegessen.«

Ich sage: »Lieber Monsieur Lepec, a) habe ich keine Probleme mit dem Blutzucker, b) habe ich nur zwei Scheiben gegessen, c) vom Baguette mit den Körnern.«

»Das Brot ist ja schlimmer für meinen Blutzucker als die wunderbaren Gottlieber Pralinen«, sagt Monsieur Lepec. »Ja. Die enthalten viel Fett. Das lässt den Blutzucker nicht so ansteigen …« Als ich Monsieur Lepec auch noch sein tägliches Glas Essiggurken madig mache, ist er erst einmal sehr, sehr verwundert.

Das mit den Kohlenhydraten, dem Blutzucker und dem Heißhunger ist nicht immer leicht zu verstehen. Aber einmal kapiert, heißt: immer im Kopf, nie mehr auf der Hüfte. Warum keine Essiggurken? Die sind mit Zucker konserviert. Ein ganzes Glas macht zwei Stunden später hungrig.

## Viel Kohlenhydrate – da fehlt das genetische Programm

Erst vor 8000 Jahren hat sich der Mensch am Acker niedergelassen und Beilagen angebaut: Knödel, Kartoffeln, Nudeln, Reis, Brot, Kuchen, Zuckerrüben. Wir konnten für die Menge an Kohlenhydraten, die wir

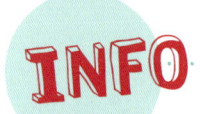
heute zu uns nehmen, so schnell kein genetisches Programm entwickeln. Und die Menge macht uns ständig Hunger auf mehr. Ganz verzichten muss, braucht, soll, will aber keiner, denn was ist ein Leben ohne Pasta, ohne Eis, ohne Brot?

### Wann der Körper Fett verbrennt

Unser Körper kann nur Fett verbrennen, wenn kein Insulin im Blut ist. Nur dann ist unser Stoffwechselknopf auf »Abbau« gedrückt. Das bedeutet: ***Sobald wir Kohlenhydrate essen, stoppt der Fettabbau.***

Bei manchen Menschen ist das den ganzen Tag lang so. Fasten heißt für den Körper: keine Kohlenhydrate. Dann kann er Fett abbauen.

Braucht es eine *Diät ohne Kohlenhydrate?* Die Eiweißdiäten à la Atkins sind ja »in«. Im Hungerzustand (ohne Kohlenhydrate) entstehen Ketone. Die übersäuern das Blut, das macht langfristig hungrig.

Man muss nicht auf Kohlenhydrate verzichten. Einfach GLYX-niedrige, also stärke- und zuckerarme Lebensmittel in moderaten Portionen dazu genießen. Wer auf Kohlenhydrate ganz verzichtet, lockt den Heißhunger, den Jo-Jo-Effekt – und wird unglücklich. Darum sollte man einfach und clever ein paar Fastenphasen in den Tag einbauen. Mehr lesen Sie ab Seite 79.

## Der Heißhunger und der GLYX

Unser Gehirn futtert in der Regel Kohlenhydrate, und die machen uns gute Laune. 120 g brauchen wir am Tag. Die machen uns glücklich. Sie begegnen uns in Form von Zucker, Brot, Früchten, Nudeln, Kartoffeln. All das nagen unsere Stoffwechselarbeiter namens Enzyme klein zu Traubenzuckermolekülen. Die schwimmen im Blut und bilden unseren Blutzucker, der von unserem wichtigsten Stoffwechselhormon Insulin geregelt wird.

Nun kommt es drauf an, wie viele Kohlenhydrate auf dem Teller liegen. Und wie schnell sie vom Darm ins Blut dringen.

● *Die langsamen:* Alle Lebensmittel, die unverdauliche Kohlenhydrate, also Ballaststoffe, enthalten, lassen den Blutzucker nur ganz gemütlich ansteigen, locken nur wenig Insulin, regen mit ihren Vitalstoffen die Fettverbrennung an und halten länger satt. Sie bremsen also den Heißhunger aus! Das sind Lebensmittel *mit einem niedri-*

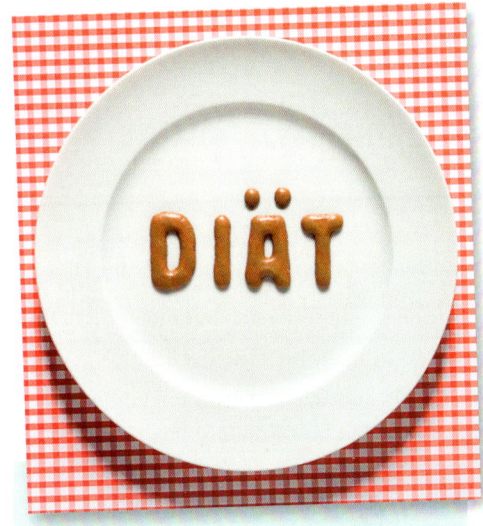

*Klassischer Hüftenzuwachsstoff: 1 % Fett + 88 % Zucker und Mehl = Russisch Brot*

*gen glykämischen Index (GLYX),* siehe Kasten Seite 78. Dazu zählen Gemüse, Vollkornprodukte, saures Obst, Hülsenfrüchte. Lebensmittel, die möglichst naturbelassen auf dem Teller liegen.

● *Die schnellen:* Kartoffelstärke, Zucker, Weißmehl und Produkte, welche die Lebensmittelindustrie mit raffiniertem Zucker (Glukosesirup & Co.) oder Stärke vollgepumpt hat, lassen den Blutzucker in die Höhe schnellen. Weißbrot, Softdrinks, Cornflakes, Pommes frites, Gummibärchen & Co. animieren die Bauchspeicheldrüse, viel Insulin zu produzieren, das den Blutzucker schnell senkt, einen in den leichten Unterzucker schickt. Dann kommt der Heißhunger. Damit kann man ganz einfach umgehen: Man isst von diesen schnellen Blutzuckersenkern nur eine ganz kleine Menge. Eine kleine Sünderliste finden Sie auf Seite 92.

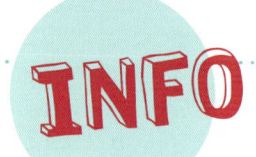

## KLEINE GLYX-TABELLE

**Das wahre Glück hat eine Zahl und heißt glykämischer Index.**

Eine Zahl von 1 bis 110, die ein Lebensmittel nach seiner Fähigkeit bewertet, Insulin zu locken. **Bis 55** heißt Glück, ohne groß Insulin zu locken. **Über 55** heißt: Glück, gekauft mit viel Insulin. Die Anti-Heißhunger-Regel ist einfach: Minimieren Sie Lebensmittel mit hohem glykämischen Index. Und greifen Sie zu bei Lebensmitteln mit niedrigem GLYX: unter 55.

**Hoch:** Traubenzucker 100, Weißbrot 95, Popcorn, süß 90 , Reiskräcker 90, Cornflakes 85, Brezel 80, Fruchtgummi 80, Schnellkochreis 75, Zucker 70, Pommes 75, Salzstangen 75, Waffelmischung 75, Wassermelone 75, Müsliriegel 75; Fruchtsaftgetränk, Cola, Bier, Limonade alle › 70; Graubrot 65, Banane 60, Konfitüre 55

**Tief:** Öle, Nüsse, Samen, Fleisch, Geflügel, Fisch ‹ 15, Tomaten 15, Gemüse 15, Milchprodukte natur 20, Schokolade mit über 70 % Kakaoanteil 20, Fruchtaufstrich ohne Zucker 30, Akazienhonig 30, Algavendicksaft, Vollkornnudeln 35, Frisches Obst 10–40, die meisten Hülsenfrüchte 35, Vollkornmüsli ohne Zucker 40, Sojaprodukte 40, Pasta al dente 45, frischer Fruchtsaft 45, Schrotbrot 50, Roggensauerteigbrot 50, Apfelschorle 3:1 45. Trockener Wein ‹ 15.

Über 800 bewertete Lebensmittel finden Sie im GU-GLYX-Kompass (Seite 220).

## Zucker – Insulin – Heißhunger – dick ...

Süß macht dick. Kommt viel Zucker an, bastelt der Körper daraus Fett. Und: Insulin sperrt die Fettzellen zu, sodass kein Fett abgebaut werden kann. Solange Insulin im Blut schwimmt, findet keine **Lipolyse,** kein Fettabbau statt. Zucker – Insulin – Heißhunger: Das drückt den Waagenzeiger nach oben. Und Insulin bremst zudem noch die wichtigsten Anti-Aging-Hormone aus: **Testosteron,** das Hormon, das für innere Dynamik und Power sorgt. Und das **Wachstumhormon STH,** das Fett abbaut, Muskeln aufbaut, die Haut strafft und Falten wegzaubert, den Geist jung hält. So-

lange Insulin im Blut regiert, haben diese Powerhormone keine Chance – durch Fast Food, Weißmehl, Fertigprodukte, süße Getränke, Kekse, Riegel & Co. oft den ganzen Tag. Lesen Sie mehr im nächsten Kapitel über das süß schmeckende Glück.

## Die Kombination Fett und Zucker

… wie in der Praline, wie in der Torte, wie in der Schokolade, wie im Butterbrot dimmt zwar den GLYX runter, macht eher satt als der Zucker ohne Fett, lockt nicht so leicht den Heißhunger, aber: Das kann man sich gedanklich gleich auf die Hüfte kleben. Der Zucker der Praline lockt das Insulin, welches das Fett der Praline auf der Hüfte einsperrt. Das Gleiche passiert mit dem Butterbrot und den Sahnesoße-Nudeln. Und: Die Kombi macht süchtig. Mehr lesen Sie auf Seite 42.

## Das Fastentraining

Meine Lieblings-Schlankregel: *Morgens oder abends die Kohlenhydrate weglassen* und damit dem Körper eine ganz lange kohlenhydratfreie Zeit verschaffen. Wenn man abends Kohlenhydrate weglässt und nur Fisch, Käse, Hülsenfrüchte oder Ei mit Gemüse isst, baut nachts das Wachstumshormon Fett ab und Muskeln auf.

*Wichtig:* Das »Fastentraining« sollte man nicht jeden Tag machen, weil der Körper sich daran gewöhnt und der Effekt abnimmt. *Dreimal die Woche ist genug.* Und menschlich! Einfach mit dem Frühstück abwechseln. Ein fettreiches Frühstück, also Rührreier mit Speck (ohne Brot), hält schlank, so die neueste Studie der University of Alabama, Birmingham. Weitere Frühstücksvorschläge siehe Seite 199.

Mit Zuckermüsli, Nutellabrot und Marmeladentoast schaltet der Körper schon morgens auf den Kohlenhydratverbrenn-Modus, fanden die Forscher heraus. Auf Heißhunger. Dort bleibt er den ganzen Tag – und der Körper verbrennt kein Fett.

*Mein Tipp:* Wer mal morgens und mal abends die Kohlenhydrate weglässt, den Fisch ohne Kartoffeln isst, die Frühstückseier ohne Brot, der verlängert die natürliche Fastenzeit des Körpers auf 16 Stunden. Das reicht, um entspannt abzunehmen. Und das Leben zu genießen. Ohne Heißhungerattacken.

# Der Fluch der süßen Snacks

**WIR HABEN** ein wunderbares Gen, das Foxa2. Und das springt irgendwann nach dem Essen an, dann, wenn natürlicherweise der Insulinspiegel sinkt. Es löst im Gehirn ein Hungergefühl aus – und Bewegungsdrang. Nascht man nun zwischen den Mahlzeiten, legt das den Bewegungsdrang lahm.

Wer sein Foxa2 aktivieren will, sollte nicht öfter als *dreimal am Tag etwas essen.* Dann bleibt dem Körper genug insulinfreie Zeit, sein Fett abzubauen – und das Protein wieder zu aktivieren

*Das gilt aber nicht für Hungertypen.* Menschen, denen drei Mahlzeiten nicht reichen, sollten zwischendurch ruhig snacken. Allerdings: kohlenhydratfrei oder GLYX-niedrig. Ein Joghurt – ohne Früchte. Gemüse. Ein Ei. Schinken um Spargel (Tipps auf Seite 205).

## 1-2-3-Formel: So sieht ein Anti-Heißhunger-Teller aus

Wird man auch satt, ohne dass große Portionen Brot, Nudeln, Reis und Kartoffeln auf dem Teller liegen? Klar. Die ideale Lebensweise enthält viel Eiweiß, viel essenzielle Fette aus Fisch, Nüssen, Oliven, Samen, die Vitalstoffe aus Obst und Gemüse und die Menge an Kohlenhydraten, die das Gehirn braucht, um zu denken, um glücklich zu sein. Dazu Ballaststoffe aus Vollkorn und Pflanzen, die lange satt halten. Ideal ist die 1-2-3-Formel (Seite 50).

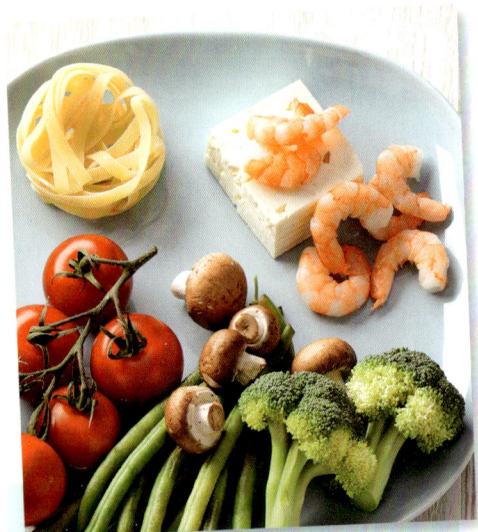

*Die 1-2-3-Zauberformel: Ene-mene-meck, der Heißhunger ist weg.*

# Satt mit den richtigen Fettsäuren

**WISSEN SIE,** dass die WeightWatchers ein Gläschen Olivenöl verschreiben, wenn gar nichts mehr geht? Fettsparen ist nämlich alles andere als Erfolg versprechend. Olivenöl lockt Ich-bin-satt-Hormone, deswegen ist es so gescheit, einen Salat mit Essig und Olivenöl vor die Hauptmahlzeit zu schieben. Da Sie mit Sicherheit noch kein »Eichhörnchen mit dicker Wampe« (Zitat Dr. Strunz) gesehen haben, dürfen Sie künftig auch mir glauben, wenn ich Ihnen sage: Nüsse bremsen Heißhungerattacken. Genauso wie Fisch und Samen. Und zwar über mehrere biochemische Wege.

## Medizin: ungesättigte Fettsäuren

Ungesättigte Fettsäuren aus Olivenöl, Nüssen, Fisch regulieren, was und wie viel wir essen, und beeinflussen andere Mitspieler beim Fettauf- und -abbau an Bauch und Po. Sie senken den Insulinspiegel. Sie locken gute Eicosanoide, Gewebshormone, die den ganzen Menschen auf gesund trimmen. Sie normalisieren das Appetithormon Leptin und stimulieren Hormone und Enzyme, die den Fettstoffwechsel anregen. Und: Sie erhöhen die Thermogenese, sorgen dafür, dass Kalorien als Wärme über die Haut verpuffen.

- *Öle:* Von Olivenöl (nativ extra), Hanf-, Raps- und Nussölen kann man so viel genießen, wie man will. Ein Muss für die Gesundheit: täglich ein Teelöffel Leinöl für mehr Omega-3s (Seite 108). Bitte sparsam

## Die 1-2-3-Formel ganz praktisch

Stellen Sie sich vor Ihrem geistigen Auge einen Teller mit 6 gleichen Teilen vor. Diesen Teller füllen Sie mit der 1-2-3-Formel:
- *1 Teil:* Pasta al dente, Topinambur, Roggenschrotbrot, Naturreis, GLYX-Müsli, Haferflocken, Pellkartoffeln, Couscous.
- Dazu gesellen sich *2 Teile:* Fisch, Garnelen, Ei, Putenbrust, Hüttenkäse, Quark, Mozzarella, Feta, Joghurt, Kefir und Tofu.
- Den Teller füllen *3 Teile* von: Gemüse, Pilze, Beeren, Zitrusfrüchte, Äpfel (GLYX-niedriges Obst)
- Sie runden den Geschmack ab: Olivenöl, Essig, Chili, Zimt, frische Kräuter, Akazienhonig (maximal 2 Teelöffel).

Diese Zutaten können Sie auf Basis der 1-2-3-Formel beliebig miteinander kombinieren. Lassen Sie Ihre Fantasie mit in den Kochtopf gucken.

sein mit Distelöl, Weizenkeimöl, Maiskeimöl, Sojaöl, Sonnenblumenöl. Deren Omega-6-Fettsäuren verdrängen die guten Omega-3-Fettsäuren, machen Hunger!

● *Und Fisch:* Wann haben Sie das letzte Mal fetten Seefisch gegessen? Den brauchen Sie zweimal die Woche. Omega-3-Fettsäuren entstressen, machen fröhlich – und halten den ganzen Körper gesund. Lachs, Sardellen, Sardinen, Hering, Makrelen, weißer Thunfisch … Auch Forelle und Rotbarsch enthalten Omega-3s.

## Fettrand am Bio-Schinken lassen

Tierisches Fett ist doch nicht so ungesund, wie bisher geglaubt. Es enthält nämlich die konjugierte Verwandte der Linolsäure, *CLA* genannt. CLA bremst das Stresshormon *Cortisol,* das so gerne an den Muskeln knabbert – und Heißhunger auslöst (Seite 12 und 138). Studien zeigen: CLA schützt vor Krebs und hilft sogar beim Abnehmen. CLA-Fette stecken in Butter, Milch, Milchprodukten, Lamm, Rind, Kalb. Allerdings nur, wenn das Tier nicht mit Getreide gemästet wurde – sondern viel Gras fraß. Bio eben.

Fett, das Sie sehen können, ist nicht gefährlich. Das können Sie dosieren! Schlechter für die Gesundheit, für die Figur ist das *Fett, das Sie nicht sehen.* In der Wurst, im Braten, in der Soße, in der Sahne-Torte.

### Vorsicht, falsche Fette!

*Gesättigte und gehärtete Fette* in Fertigprodukten, Butter- und Schweineschmalz, Rindertalg und Palmöl schädigen die Blutgefäße und lassen sich unschön auf den Hüften nieder. Sie fördern über Transfettsäuren Entzündungen im Körper, die Heißhunger auslösen. Alles meiden, auf dessen Etikett »gehärtete Fette« steht!

## Hungern macht über Fettsäuren dick

Diät-Hungern bringt Hirnzellen dazu, sich selbst zu verdauen – und das löst ein Hungersignal aus, wie Forscher vom Albert Einstein College of Medicine in New York City bei Mäusen entdeckt haben. Der Auslöser für den Untergang der Gehirnzellen sind der Studie zufolge freie Fettsäuren. Diese gelangen in den Blutkreislauf, wenn der Körper die Fettreserven angreift (siehe Kasten). Doch auch durch fettreiche Nahrung reichern sie sich im Blut an. Wenn ein Mensch ständig tierisch fettes Essen isst,

### KEINE DIÄT OHNE ENTSÄUERN!

Der Mensch hat in seinem Fettgewebe mehrere Kilogramm Triglyceride gespeichert. Diese decken den Energiebedarf von bis zu 40 Tagen ab. Triglyceride bestehen aus einem Glycerinmolekül, das mit drei **Fettsäuren** verknüpft ist. Abnehmen heißt: Fettsäuren überschwemmen den Körper – machen ihn sauer, uns hungrig. Darum funktioniert eine Diät nur, wenn man gleichzeitig entsäuert. Mehr lesen Sie ab Seite 144.

wenn er die Fettsäuren nicht im Muskel verbrennt, dann nimmt er durch permanenten Heißhunger zu.

## Warum unser Energierucksack hungrig macht

Eigentlich wollte uns die Natur wie immer einen Gefallen tun. Sie gab uns einen Energierucksack mit, den wir in guten Zeiten füllen, damit wir in schlechten Zeiten etwas haben. Dank der Möglichkeit, Energie im Fettgewebe zu speichern, die wir jederzeit anzapfen können, haben wir im Laufe der Evolution überlebt.

Nur: Zu viel ist zu viel. Und das macht auch noch Hunger. *Bauchfett* produziert nämlich ein Hormon namens Neuropeptid Y, das im Gehirn den Appetit anregt. Und am Bauch selbst sorgt es dafür, dass der noch mehr Fettzellen anbaut. Damit ja genug Platz ist, den Braten dort unterzubringen. Hinzu kommt: Das Fettgewebe zwischen den Darmschlingen und der Leber bildet Hormone, die den Zuckerstoffwechsel durcheinanderbringen – die Autobahn in den Diabetes, in den Herzinfarkt. Ein Teufelskreis.

Und wie kommt man da wieder raus? Mit *Bauchgymnastik.* Die Muskeln können nämlich das Fettgewebe um sie herum gezielt abbauen. Und ganz wichtig: den Körper entsäuern (Kasten Seite 81)!

# Das oberste Gebot: Verzeihung

**WISSEN SIE,** welche Kraft in der Verzeihung steckt? Sie kittet Ehen, senkt den Blutdruck und das Übergewicht. Verzeihen ist eine der schärfsten Waffen, die wir gegen eine emotionale Heißhungerattacke haben. Denn in jedem Verzeihen steckt ein Neuanfang – und zwar ein besserer, ein viel selbstbewussterer.

46 wissenschaftliche Studien untersuchen das neue Allheilmittel »Verzeihen«. *Vergeben und Vergessen verschafft Erleichterung und Befreiung.* Es geht einem viel besser. So fanden Forscher bei Menschen, die zu verzeihen lernen, niedrigere Cortisolspiegel, besseren Schlaf und weniger Schmerzen. Wer verzeihen lernt, lindert chronische Rückenschmerzen und Depressionen. Und eine italienische Studie zeigt: Übergewichtige typische Frustesserinnen nehmen schon allein dadurch ab, wenn sie ihren Männern verzeihen.

Am allerwichtigsten ist aber, dass man sich selbst verzeiht. Denn wenn man sich nach der Schlemmerorgie mit schlechtem Gewissen bestraft, in Schuldgefühlen badet, macht man sich selbst so klein, drosselt das Selbstwertgefühl und das Selbstbewusstsein. Und das gibt dem Heißhunger natürlich Kraft.

>>NACH EINER GUTEN MAHLZEIT KANN MAN ALLEN VERZEIHEN, SELBST SEINEN EIGENEN VERWANDTEN. <<

Oscar Wilde, irischer Schriftsteller (1854–1900)

## DER NOTFALL-KOFFER

Im Internet habe ich von einer Heiß-hungerkandidatin einen wunderbaren Trick gelesen: den Notfallkoffer.
**Man packt einen kleinen roten Koffer mit Utensilien für einen Anti-Heiß-hunger-Kleinurlaub.**
Meiner sähe so aus: Entspannungs-Badetabletten, Paulo Coelhos »Schutz-engel«, ABBA-CD, eine Liste mit den Telefonnummern mir wichtiger Men-schen, die ich dringend mal wieder an-rufen müsste, eine Tüte scharfe Pfef-ferminzbonbons, ein Springseil, ein Sudoku-Büchlein, ein Set French Mani-cure, eine Flasche Putzmittel ...
Nun braucht man im Falle, dass der Heißhunger anrückt, nur an diesen Kof-fer zu denken. Oft hilft das schon.
**Alles, was man für eine kleine Auszeit braucht, ist da drin.** Und wenn ich dann den Koffer aufmache, ist sicher-lich irgendetwas dabei, das mich auf andere Gedanken bringt.

Also: Verzeih dir selbst. Es ist halt pas-siert. Dumm gelaufen, aber kein Weltun-tergang. Du bist auch nur ein Mensch. Im Stress? Einsam? Traurig? Egal, du bist ein toller Mensch, auch wenn du dich gerade ganz furchtbar über dich ärgerst oder dich schämst. Um das mit dem Körper im Team zu gestalten, gibt es im Magazin auf Seite 91 den Ich-verzeih-mir-Punkt.

# Die Diät und der Kühl-schrank in der Nacht

*Hungerszenario 1:* Man kommt müde und mit viel Alkohol im Körper von einer Par-ty nach Hause und sieht auf dem Herd den Topf Pasta von mittags stehen. Denkt: Da war doch noch etwas übrig von den Spa-ghetti Bolognese ... Ein Griff zum Deckel, einer zur Gabel – und in weniger als fünf Minuten ist der Topf leer. Man fühlt sich glücklich und entspannt, geht ins Bett und schläft auf der Stelle ein. Ohne Sorgen um die paar nächtlichen Kalorien extra.
*Hungerszenario 2:* Man wacht auf, weil man voller Sorgen steckt. Kann nicht mehr einschlafen. Holt sich was zu essen. Früher kochte man sich da eine Tasse Milch mit Honig. Schlummert bald wieder ein. Das kennt auch jeder von uns.

## Das NED-Syndrom

Ganz anders ticken Menschen, die nachts der Hunger weckt, die vier- bis fünfmal am Kühlschrank landen. Amerikanische Wis-senschaftler haben der nächtlichen Esslust einen Namen gegeben: *Night-Eating-Dis-order-Syndrom,* kurz NEDS. Ein bis zwei Prozent verdanken ihm hierzulande ihr Übergewicht. Nicht Stress und Sorgen las-sen sie nachts aufwachen, um sich Trost einzuverleiben, sondern es weckt sie wirk-lich der Hunger auf. Sie nehmen die meis-ten Kalorien nach 20 Uhr und vor sechs Uhr auf. Sie wachen morgens schlecht ge-launt auf und versuchen, das Schlafdefizit mit mehr Essen auszugleichen.

## Weckt Sie nachts der Heißhunger

… und treibt Sie raus an den Kühlschrank, dann sollten Sie abends mal zwei Tage lang die **Kohlenhydrate weglassen** (= Bier & Beilage & Dessert). Nur Gemüse mit Fisch essen, Salat mit Putenbrust. Dazu Wasser, Tee – und wenn Alkohol, dann ein Gläschen trockenen Wein. Mehr Tipps finden Sie auf Seite 79.

## Licht und Lärm aussperren

Fällt Licht ins Auge, wird die Ausschüttung des Schlafhormons Melatonin ins Blut eingestellt. Deshalb den **Schlafraum komplett verdunkeln,** auch kein Notlicht im Zimmer brennen lassen! Dann räubert man nachts seltener den Kühlschrank aus. Einschlafhilfen finden Sie auf Seite 92/93.

## Sorgen oder ein Mangel an Melatonin

Forscher vermuten, dass der nächtliche Hunger durch einen Mangel am Schlafhormon Melatonin verursacht sein kann. Oder man hat sich selbst ein Programm im Gehirn installiert: Kummer lässt sich mit Essen lindern. Und das Programm hat so eine Macht im Kopf übernommen, dass es einen nachts zu Essorgien zwingt. Was tun? In diesem Fall brauchen Ess- und Schlafverhalten eine Therapie. Auf Seite 93 finden Sie eine Strategie, wie man klug kalorienarm durchschläft.

## Lieber Heißhunger,

erst einmal ein fröhliches »Danke!«, dass du mich den ganzen Tag verschont hast. Ich konnte 2000 Minuskalorien verbuchen! Heute Morgen wäre das bestimmt ein Pfund weniger auf der Waage gewesen. Wenn du mich nicht um 1 Uhr zum Kühlschrank geschickt hättest … Und wenn da keine Leberwurst drin gewesen wäre, die für drei Scheiben Brot gelangt hätte … Ja, und weil die nun schon mal drin waren, konnten Sahnejoghurt, Schogetten und Erdnusskekse gleich auch noch dazuwandern. Hmm, war das lecker! Leider dauerten die Glücksgefühle nur ein paar Sekunden an, danach zwickten umso länger die Gewissensbisse. An Einschlafen war erst mal nicht zu denken. Stattdessen lag ich heulend auf dem Kopfkissen und fragte mich, warum du, blöder Heißhunger, ausgerechnet dann vorbeikommst, wenn ich besonders wehrlos bin – schlaftrunken und den Verstand auf »off« geschaltet. Ich glaube, eine Auszeit von dir täte mir gut. Also, ich bin jetzt erst mal nicht zu sprechen. Deine enttäuschte und müde

Sofie

# MAGAZIN
## DIÄT

Rezepte, Tipps, Tricks & Expertenrat, damit der Heißhunger nicht länger die Diät durchkreuzt. Sichten, ausprobieren – und bei dem bleiben, was Ihnen taugt, was Sie begeistert, was Ihnen guttut!

## Ghrelin-Uhr austricksen

Wenn Sie immer um 13 Uhr essen, haben Sie am besten schon eine halbe Stunde *vorher eine Kleinigkeit im Bauch,* ein Glas Buttermilch, ein Ei, ein Süppchen, einen Salat mit Olivenöl. Das dimmt den Ghrelinspiegel (Seite 22)und Sie essen weniger.

Wichtig: *immer ausschlafen!* Wer zu wenig schläft, hat höhere Ghrelinwerte.

Auch *Fructose* (Fruchtzucker in Fertigprodukten, auch in Diätprodukten) lässt Ghrelin ansteigen. Genauso wie eine kalorienarme Crash-Diät. Ein hausgemachter Heißhunger ist also: wenig Schlaf, wenig Kalorien, viel Fruchtzucker.

## Anti-Heißhunger-Tee

Wirkt gegen Heißhunger und beamt auf den Teppichmarkt in Marrakesch: *1 Liter Wasser mit 1 Bund Pfefferminze* aufkochen, 10 Minuten ziehen lassen. Wie die Araber warm aus Gläsern trinken. Figurfreundlich: Statt Zucker einfach *1 Blatt*

*Stevia* (Seite 89) mitkochen – das indianische Honigblatt gibt's bald auch legal. Die Klosterheilkunde empfiehlt, als natürlichen Appetitzügler *1 Teelöffel Anis* und *1 Zweiglein Rosmarin* mitzukochen.

## Obst – nimm zwei!

Wissen Sie, dass eine große Portion Trauben oder eine reife Banane Sie genauso in ein biochemisches Heißhungerloch schicken können wie eine Packung Kekse? Versorgen Sie Ihren Körper mit den Vitalstoffen von **zwei Stück Obst pro Tag, am besten GLYX-niedrig:** wie Äpfel, Beeren, Zitrusfrüchte, saure Kirschen ... Essen Sie süßes Obst nicht zwischendurch, denn auch Fruchtzucker lockt das Insulin, das macht wieder heißhungrig. Wenn, dann nur eine kleine Portion (Seite 115). **Fruchtsaft mit Wasser verdünnen (1:3),** denn fehlende Ballaststoffe und viel Zucker machen den vermeintlich gesunden Drink zum Heißhungermagneten.

## DIE EINFACHSTE ANTI-HEISSHUNGER-DIÄT DER WELT

Man kann auch abnehmen, ohne den Heißhunger zu locken. Mit den richtigen Lebensmitteln, einer Diät (= Lebensweise), die einen nicht stresst ... Und ein paar ganz einfachen Regeln. Kopieren, an den Kühlschrank hängen.

 Minimiere Zucker, Weißmehl und Süßstoffe – auch in Getränken.

 Lass keine Mahlzeit ausfallen, iss dreimal am Tag, außer ...

 ... wenn du wirklich Hunger hast: Dann knabbere Eiweiß oder Vitalstoffe zwischendurch. Ein Stück Putenbrust, ein Ei, eine Tomate mit Hüttenkäse, Bio-Knabber-Soja, Gemüsestreifen, Apfelschnitze ...

 Zu jeder Mahlzeit Eiweiß essen (Fisch, Geflügel, Ei, Tofu, Milchprodukte). Denn dein Körper besteht aus Eiweiß, nicht aus Schokolade.

 Für Fett gilt: FdH. Und zwar die gute Hälfte. Spare niemals an pflanzlichen Fetten wie Olivenöl, Leinöl, Nussöle, Avocados. Und iss auch fetten Fisch.

6 Meide Fertigprodukte, also alles, auf dessen Packung mehr als fünf Zutaten stehen – außer vorgeputztes Gemüse.

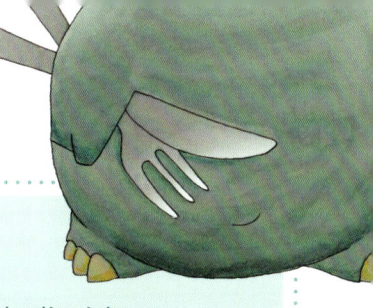

**7** Stecke mindestens 10 Minuten Zeit in das, was du dann isst.

**8** Iss nichts, was du dir nicht aus mindestens drei Zutaten selbst zubereitest ...

**9** ... und eine Zutat sollte immer Obst oder Gemüse sein.

**10** Höre auf deinen Körper: Mag er es lieber warm oder kalt, roh oder gekocht, jetzt gleich oder später ...

**11** Genieße die Vielfalt, die die Natur dir bietet. So frisch wie möglich.

**12** Schenke deinem Körper nach dem Essen vier bis fünf Stunden Zeit zum Verdauen. Außer du hast Hunger, dann hol dir einen eiweißreichen, GLYX-niedrigen Snack.

**13** Und übe dich im Fall der Fälle im obersten Anti-Heißhunger-Gebot: Verzeihung. Verzeihe dir selbst! Ein schlechtes Gewissen bedeutet Frust, und der lockt den Heißhunger. Und: Verzeihe auch anderen!

**14** Halte dich niemals zu 100 % an Regeln – 80 % tun's auch.

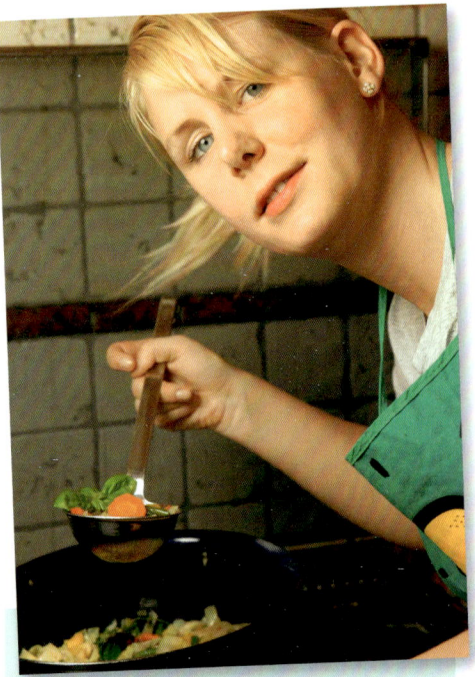

mit der gleichen Menge an Kalorien. Einmal Auflauf, einmal Suppe. Die Suppe enthielt 356 ml Wasser. Ergebnis: Die Suppendamen waren viel schneller satt, aßen vom Hauptgericht ein Viertel weniger. Auch wenn die Auflaufdamen die 356 ml Wasser zusätzlich zum Trinken bekamen, aßen nur die Suppendamen vom Hauptgang weniger. Magisch, gell?

### Kleine Portion, großer Hunger

Kleine Portionen mit wenig Volumen machen Heißhunger, da die Magendehnung ein sehr wichtiges Sättigungssignal ist. Sie stimuliert den Vagusnerv, die Verbindung zum Gehirn, und funkt: »Ich bin satt.« Darum als **Vorspeise** immer einen Salat oder eine Suppe essen – und die **Beilage** groß halten. Die Gemüsebeilage!

*Suppe wärmt die Seele, heizt den Fettzellen ein – und der Heißhunger geht baden.*

### Suppenzauber

Je kälter es ist, desto mehr isst man. Und Essen wärmt einen auf. *Hitze ist ein Sättigungssignal* – darum machen Süppchen so wunderbar schnell satt. So ist und bleibt die Suppe eine der zauberhaftesten Heißhungerbremsen. Darüber habe ich auch schon ein Buch geschrieben: »33 magische Suppen«. Alle haben eines gemeinsam: Sie zügeln den Appetit, allein deshalb, weil es sich um Suppen handelt.

Barbara Rolls von der Pennsylvania State University machte ein Experiment. Sie servierte zwei Gruppen von Frauen eine Vorspeise aus identischen Zutaten,

### Welche Beilage passt auf den GLYX-Teller?

● Gute Beilagen sind: Langkornreis, Basmati, Parboiled Reis, Wildreis, Grünkern, Gerste und Bulgur.
● Kartoffelfreunde müssen sich leider etwas umstellen. Sie dürfen zum Essen zwei kleine Kartoffeln genießen – mit einer großen Portion Gemüse.
● Pasta wird aus Hartweizengrieß hergestellt. Wenn Sie diese »al dente« kochen, bleibt der GLYX niedrig. Genauso wie bei Vollkornnudeln.
● Da es sich bei allen Beilagen um Kohlenhydrate handelt, immer eine dreimal so große Portion Gemüse dazuessen.

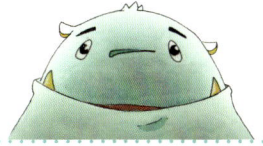

 ### Vier Grapefruits die Woche

Wer vor dem Essen ½ Grapefruit isst oder ihren Saft trinkt, nimmt ab – im Schnitt 3 Pfund, vereinzelt bis zu 4,5 Kilo im Jahr. Die Grapefruit reguliert den Blutzuckerspiegel, bremst das Blutzuckerhormon Insulin, das Heißhunger macht und Fett auf der Hüfte einsperrt. (Achtung: Grapefruit verträgt sich mit manchen Medikamenten nicht! Arzt oder Apotheker fragen.)

 ### Süßes Honigblatt Stevia

Es handelt sich auch bei dieser intensiven alternativen indianischen Süße um »süß ohne Kalorien«.
Ich würde das so machen wie in meinem brandneuen Stevia-Biojoghurt: **mit echtem Süß kombinieren.** Dort steckt zum Beispiel noch Rübenzucker mit drin. Stevia kann man wunderbar mit Früchten kombinieren. Oder es hilft, wenn einem das Löffelchen Vollrohrzucker im Kaffee, im Tee nicht ausreicht.

 ### Lesertipp: Frühstücksei

Maische aus dem GLYX-Forum schrieb mir: »Der Heißhunger kommt, wenn ich morgens süß frühstücke und zu wenig Eiweiß dabeihatte. Ich dachte erst, das wäre Einbildung, ist es aber nicht. Da reicht allein ein Frühstücksei dazu – und schon bleibt der Heißhunger aus.« Das nennt man Proteinhebeleffekt (Seite 75). *Eiweiß zu jeder Mahlzeit verhindert Heißhungerattacken!*

### TOP TEN DER SCHLANKMACHER

Kalorie ist nicht gleich Kalorie. Eine Butterbrot-, Wienerschnitzel- oder Pizzakalorie springt sofort auf die Hüfte, eine Naturjoghurt-, Olivenöl- oder Fischkalorie raubt der Fettzelle Energie. Es gibt Kalorien, die schlank machen, während wir essen:

1 Fisch
2 Hühner- oder Putenbrust
3 Gemüse (stärkearm, keine Kartoffeln)
4 Quark, Hüttenkäse, Joghurt
5 Tofu
6 Nüsse & Samen
7 Olivenöl, Leinöl, Nussöl, Hanföl
8 Beeren, saure Äpfel, Grapefruit
9 Kräuter
10 Chili

>>ESSEN IST EINE HÖCHST **UNGERECHTE SACHE:** JEDER BISSEN BLEIBT HÖCHSTENS 2 MINUTEN IM MUND, 2 STUNDEN IM MAGEN, ABER 3 MONATE AN DEN HÜFTEN. <<

Christian Dior, französischer Modedesigner

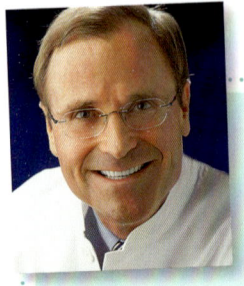

### DIE GORILLA-DIÄT

**Fitnessexperte und Internist Dr. Ulrich Strunz empfiehlt gegen Heißhungerattacken, einfach wie unsere Ahnen zu essen …**

»Wie macht's der Affe? Das hat sich auch Frau Professor Barbara Rothmann von der Uni New York gefragt und die berühmten Berg-Gorillas in Uganda studiert: Im Sommer essen sie eine eiweißreiche Kost, dazu Früchte. Professor Rothmann schätzt den Eiweißanteil auf 17 Prozent. Uns Deutschen empfiehlt man: 10–12 Prozent. Gibt es weniger Obst, also im Winter und Frühjahr, nehmen die Gorillas sogar 31 Prozent Eiweiß zu sich.

Der Unterschied zu uns Menschen ist klar: Die Gorillas essen Leben. Buchstäblich. Lebendes Eiweiß, Maden und Würmchen, auf den Blättern, die sie speisen. Sie bedienen sich auch ab und zu aus einem Termitenhügel. Und: Sie essen lebende Kohlenhydrate in Form von Obst, frisch gepflückt – aber nur in kleinen Portionen, verglichen mit den Gemüseblätterbergen, die sie verzehren. Unser heutiges Essen, so Professor Rothmann, verdünnt die Proteine. Heißt praktisch: Wenn wir 60 Prozent Mehl und Zucker zu uns nehmen, bleibt eben wenig Platz übrig für das wertvolle Eiweiß. Und deswegen, so Professor Rothmann, würde der Körper mit seiner somatischen Intelligenz verzweifelt versuchen, eben doch die richtige Eiweißmenge zu ergattern – und wir würden uns unvermeidlich überfressen.

Das leuchtet mir ein. Gorillas jedenfalls sind weder fett noch zuckerkrank. Sie kennen keinen Krebs, keinen Herzinfarkt, keinen Alzheimer und ähnliches Zeug. Ich als Arzt bin immer wieder fassungslos bei diesen Feststellungen. Wir wissen, wie's geht und – tun's nicht.«

 ### Pasta ohne Reue?

Ja, indem man sie **nicht mit tierischen Fetten** kombiniert, sondern mit Olivenöl, Gemüse, Pilzen, Fisch oder Garnelen.

Und: **Scharf essen!** Chili regt die Fettverbrennung an. Capsaicin heizt dem Stoffwechsel ein, erhöht die Körpertemperatur, regt den Grundumsatz bis zu 2,5 Prozent an. Deswegen rümpfen Fettzellen auch über einen großen Teller Pasta all'arrabiata die Nase (Pastarezepte auf Seite 210).

 ### Grüne Butter

Der **Avocado** haftet zu Unrecht das Image der »dicken« Frucht an. Avocados liefern nur gesundes Fett wie Ölsäure und die mehrfach ungesättigten Fettsäuren, die nicht in die Depots wandern. Ihre Mannoheptulose ist ein natürlicher Gegenspieler von Insulin.

Das sollten Sie unbedingt probieren: Avocado statt Butter auf dem Brot oder in den Salat geschnippelt.

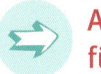

## Anti-Heißhunger-Tools für unterwegs

Damit Sie unterwegs nicht am Zuckertropf vom Bäcker hängen, an der Imbissbude über gute Vorsätze strauchein:

- **Frischhaltebox/Vorratsdose:** Sie beherbergt alles – vom Vollkornkäsebrot bis zu Gemüsestreifen.
- **Thermoskannne:** Hält die Fatburnersuppe wohlig warm.
- **Salatbox:** Superpraktisch für knackigen Salat unterwegs – mit extra Dressingtank und integriertem Besteck. Kann auch für Müsli und Joghurt verwendet werden.
- **Coffee-to-go-Becher:** für selbst gebrühten Kaffee – ohne Sirup oder Sahne.
- **Designerflasche:** Ihr neues Lieblingsaccessoire (kein Plastik!). Gibt's sogar von Vivienne Westwood. Füllen Sie die zum Beispiel mit selbst aromatisiertem Wasser (Seite 118, 120).
- **Spork:** Die Messer-Gabel-Löffel-Kombination passt in die Handtasche – für den Quark im Zug oder den Salat mit Putenstreifen unterwegs.
- **Dampfgarbeutel:** Zu Hause mit Gemüse, Gewürzen und Olivenöl befüllen und mittags im Büroofen warm machen.

## Ende der größten Diätfalle: Topinambur-Chips

Die *Erdartischocke* erinnert roh im Salat an frische Haselnüsse, gekocht an Kartoffeln. Sie schmeckt süßlich, macht richtig schön satt, aber nicht dick. Topinambur hat einen niedrigen GLYX, enthält viel Inulin, das den Blutzucker reguliert – und nicht nur Diabetikern wunderbar die Kartoffel ersetzt. Extrakte aus Topinambur hemmen den Hunger. Sein Sirup wird auch als Süßungsmittel verwendet.

*Vorsicht:* Inulin regt die Darmflora an. Also mit kleineren Portionen starten und den Darm langsam daran gewöhnen. Am besten mit unseren Chips (unten).

*Tipp:* In Bayern gibt es sogar eine Öko-Topinambur-Manufaktur: www.lindls.com

### Topinambur-Chips

**1** *500 g Topinamburknollen* gut waschen, abtrocknen und in dünne Scheiben hobeln. Auf ein mit Backpapier belegtes Blech legen. Mit *2 EL Zitronensaft* und *1 EL Olivenöl* beträufeln. Im vorgeheizten Backofen bei 200° (Umluft 180°; Mitte) in 30 Min. goldbraun backen.

**2** Herausnehmen, mit Meersalz bestreuen und abkühlen lassen.

## Der Selbstakzeptanz-Punkt

Einige Zentimeter unterhalb des Schlüsselbeins auf der linken Körperseite, über dem Herzen, liegt ein wunder Punkt, über den man die Selbstakzeptanz stimulieren kann. Sie spüren ihn als empfindliche kleine Erhebung oder Vertiefung. Hier laufen Lymphbahnen zusammmen, die Schadstoffe aus dem Körper abtransportieren – und anscheinend fließen Unstimmigkeiten mit der eigenen Person auch gleich mit ab.

So stimulieren Sie den heilenden Punkt, tanken Selbstliebe und gute Gefühle:

**1** Reiben Sie diesen Punkt in Ihrem Tempo, und sagen Sie den Satz: »Auch wenn ich genervt bin über … / mich schrecklich aufrege wegen … / zwei Kilo mehr wiege als vor dem Winter … / mein Heißhunger mich plagt …, schätze und achte ich mich selbst immer mehr.«

**2** Ausweiten können Sie diese Übung, indem Sie zuvor mit Zeige- und Mittelfinger zwischen den Augenbrauen auf Ihre Stirn, dann zwischen Nase und Oberlippe und schließlich unter der Unterlippe auf dem Kinngrübchen klopfen. Denken Sie dabei an das Ärger-Thema, das Sie gerade am stärksten beschäftigt. Atmen Sie ruhig.

# Gute Nacht!

 ## Kalorienarm durchschlafen

**1** *Das kluge Frühstück:* Starten Sie mit Eiweiß fröhlich in den Tag. Forscher haben festgestellt, dass, wer nachts den Kühlschrank räubert, oft morgens nicht richtig frühstückt. Rezepte ab Seite 199.

**2** *Tagsüber regelmäßig essen:* Wer tagsüber dreimal ausgewogen tafelt, hält seinen Blutzuckerwert auf Kurs und kommt nicht so schnell in ein Leistungstief. Isst man immer zur gleichen Zeit, wird das Essen zum Ritual und das Gehirn schaltet automatisch von Hunger auf satt um. Das Abendessen sollte leicht, also fettarm und eiweißreich sein, mit einer kleinen Portion Beilage. Rezepte finden Sie Seite 202.

## DIE HEISSHUNGER-PARADE: TOP TEN DER ALTERNATIVEN

| | | NO GO | GO |
|---|---|---|---|
| Platz | 1: | Kartoffelchips (schon 30 g) | Topinambur-Chips (Seite 91) |
| Platz | 2: | Donut | Apfel-Pommes (Seite 118) |
| Platz | 3: | Cola und Limo | Ingwerwasser (Seite 150) |
| Platz | 4: | Hamburger | Tatarfrikadelle |
| Platz | 5: | Waffeln | Vollkornkeks ohne Zucker (Seite 119) |
| Platz | 6: | Frühstücks-Cerealien | GLYX-Müsli (Seite 138) |
| Platz | 7: | Schokoriegel | Bitterschokolade |
| Platz | 8: | Popcorn | Knabber-Soja (gibt's im Bioladen) |
| Platz | 9: | Bier | trockener Weißwein |
| Platz | 10: | Spaghetti, weich gekocht | Spaghetti al dente |

**3 Betthupferl:** Es fördert den gesunden Schlaf, lockt Hormone, die Sie durchschlummern lassen, verjüngen und schlank machen. Natürlich kommt es auch hier auf die richtige Kombination an: Eiweiß und Kohlenhydrate, wie sie in einer Backpflaume mit einem Löffelchen Frischkäse stecken, in Joghurt mit etwas Akazienhonig, in Mandelmilch mit Honig (Seite 167).

**4 Fünf Minuten Ablenkung:** Manchmal hilft ein Tee mit Honig auf dem Nachttisch. Oder man lenkt sich ab. Idealerweise nutzen Sie Ihr Drogenköfferchen Körper: Im Kasten rechts finden Sie die Sounder-Sleep-Übung, die schnell einschlafen lässt. Meist ist der Kopfhunger nach fünf Minuten verschwunden. Nur echter Bauchhunger lässt sich nicht so leicht vertreiben.

**5 Hindernisse auf dem Weg zum Kühlschrank:** Funktioniert ebenfalls als Ablenkungsmanöver von der Hungerattacke. Sperren Sie auf dem Weg ins Bett alle Türen mit dem Schlüssel hinter sich zu, von der Küche bis zum Schlafzimmer. Lässt Schlaftrunkene oft einfach umdrehen.

**6 Kühlschrank präparieren:** Wer doch vor dem Kühlschrank landet, sollte darin nur gesunde Lebensmittel finden wie Gemüse, Obst, Milchprodukte (oder Soja, wenn Sie diese nicht vertragen). Nichts Fettes oder Süßes wie Wurst, Aufstriche, Schokolade und Fruchtgetränke.

**7 Suppenglück tanken:** Ich hätte mit Sicherheit eine Thermoskanne mit Gemüsesuppe parat stehen. Was meinen Sie, wie die schnell zufrieden einschlummern lässt! Rezepte finden Sie ab Seite 196.

**8 Schlafverhalten therapieren:** Wer regelmäßig nachts aufwacht, der findet vielleicht mit kontrolliertem Schlafentzug zum normalen Rhythmus zurück. Dafür wird die Schlafenszeit zunächst auf maximal sechs Stunden pro Nacht reduziert. Es gibt nur einen Apfel und Tee zu snacken. Und dann erhöht man das Schlafpensum wieder. Langsam vergisst das Gehirn, dass nächtliche Essattacken (falsches) Glück versprechen – und weckt Sie nicht mehr auf. Bitte mit dem Arzt besprechen!

## Sounder-Sleep-Übung

Eine prima Methode, um sich nachts vom Hungergefühl abzulenken, ist das 1999 in den USA entwickelte Sounder-Sleep-System, was soviel bedeutet wie »Trainingssystem für tiefen, festen Schlaf«. Die Entspannungstechnik funktioniert mithilfe kleiner, langsamer Körperbewegungen, die Beruhigungssignale an Körper und Verstand senden. Ein Beispiel:

### Atemsurfen

**1** Auf den Rücken legen, die Hände mit den Handflächen nach unten auf den Brustkorb legen.
**2** Augen schließen, für einige Atemzüge Aufmerksamkeit auf die Daumen richten, die sich mit dem Atem heben und senken.
**3** Beim Einatmen die Daumen ein wenig anheben, beim Ausatmen wieder sinken lassen. Mehrmals wiederholen, die Bewegung fließt mit dem Atemrhythmus, zwischendurch Pause machen.
Mehr Infos, Buch-, Audio- und Videomaterial unter www.soundersleep.com

# WARUM GLÜCK SÜSS SCHMECKT

## Lieber Heißhunger,

zur Zeit bin ich einfach unglücklich. Alles geht irgendwie schief. Prüfung in der Uni versaut. Liebeskummer. Und dann ist da draußen auch noch so tristes Novemberwetter. Nerven brauchen Nahrung. Nervennahrung eben. Süß, klebrig und kalorienreich. Den ganzen Tag. Hochzeit für Pudding, Gummibärchen, Kekse und natürlich Schokolade, Schokolade, Schokolade. Jeder Dorfsheriff könnte mein Anatomiebuch anhand meiner Schoko-Fingerabdrücke identifizieren. Abends springen dann die Pommes aufs Backblech, und das Eis guckt schon erwartungsvoll aus dem Froster. Belohnung muss sein ... Dieser ständige Süß-Heißhunger macht bald eine Tonne aus mir. So geht das nicht weiter! Also, lieber Heißhunger, ab jetzt ess ich nicht mehr nur süß, sondern Glück pur. Bitterschoko um Espresso-bohnen, Lachs mit Honigsenfsoße ...

Deine Verena

# Kann man Glück essen?

Lesen Sie hier, warum wir so süchtig nach Süßem sind – und wie wir Glück tanken, ohne den Heißhunger zu locken: vom Teller, an der frischen Luft, auf dem Meditationskissen ...

**KLAR!** Das kennt jeder: das Gefühl, wenn der Barsch auf der Zunge zergeht, die Salbeiravioli den Gaumen lächeln lassen, der graue Burgunder nach Sonnenuntergang schmeckt … Wer es liebt, zu essen und zu trinken, hat einen Schlüssel zum Glück.

Essen ist eine Droge. Es wirkt wie eine Pille der Pharmaindustrie, kann uns heißhungrig machen, müde, wach, gut gelaunt, fröhlich, träge oder voller Energie. Mein Glück heißt im Moment Espressobohne im Bitterschokomantel. Da explodiert etwas an meinem Gaumen, und Glück pur funkt in meinem limbischen System. Dieses Glück hat den Vorteil, dass es nicht über Stresshormone und ein egoistisches Gehirn zu Heißhungerattacken führt.

### Neudeutsch: Nutraceuticals

Weltweit en vogue unter den Forschern ist die Erforschung dieser Nutraceuticals – also der Bestandteile unseres Essens, die einen *therapeutischen Nutzen* haben. Schließlich gibt es jede Menge Menschen, die endlich die Chips haben wollen, die glücklich machen – mit Johanniskraut gewürzt … Gibt's dann im Supermarkt in der Apothekerecke. Dabei müsste man nur einen Feldsalat essen, mit Lachs und Honigsenfsoße! Schon zieht das Glück ein, und zwar in 70 Billionen Körperzellen. Das Rezept finden Sie auf Seite 202.

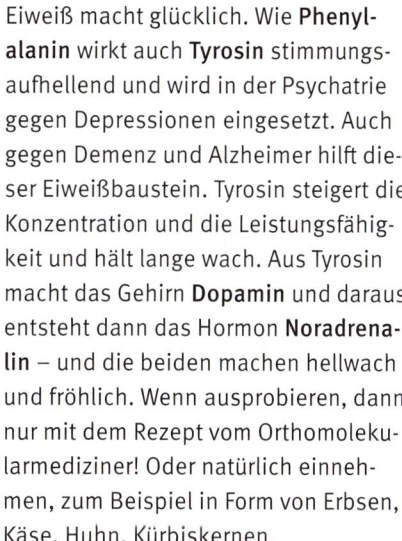

**TIPP**

## SEELENMEDIZIN AMINOSÄUREN

Eiweiß macht glücklich. Wie **Phenylalanin** wirkt auch **Tyrosin** stimmungsaufhellend und wird in der Psychiatrie gegen Depressionen eingesetzt. Auch gegen Demenz und Alzheimer hilft dieser Eiweißbaustein. Tyrosin steigert die Konzentration und die Leistungsfähigkeit und hält lange wach. Aus Tyrosin macht das Gehirn **Dopamin** und daraus entsteht dann das Hormon **Noradrenalin** – und die beiden machen hellwach und fröhlich. Wenn ausprobieren, dann nur mit dem Rezept vom Orthomolekularmediziner! Oder natürlich einnehmen, zum Beispiel in Form von Erbsen, Käse, Huhn, Kürbiskernen.

## Süßschnabel Gehirn

Schon als Baby macht uns die Muttermilch selig. Wunderbar süß! Das vergisst das Gehirn natürlich nicht. Es macht nur etwa zwei Prozent unseres Körpergewichts aus – aber verbraucht 20 Prozent der täglichen Kalorien. Es besteht zwar aus Fett und Eiweiß, lebt aber von Sauerstoff, von Wasser und Zucker. Den braucht das Gehirn ganz dringend. Sonst geht das Licht, das Neuronenfeuerwerk, dort droben aus.

Nervenzellen in den Blutgefäßen messen den *Zuckergehalt im Blut.* Sinkt er von normalen 80 Milligramm pro hundert Milliliter Blut auf 65, läuft das Hungersignal rasend schnell über die Axionkabel im Rückenmark zum Hirnstamm und von dort in den Hypothalamus. Der schickt dann all seine Hormone aus, die uns umgehend auf Nahrungssuche schicken. Auf Suche nach einer süßen Frucht oder moderner: Schokolade.

## Wieviel Süßes braucht das Hirn?

Das Gehirn braucht etwa *120 Gramm Glukose:* damit Sie denken, kreativ sind, sich glücklich fühlen. Und je älter wir werden, desto mehr Zucker braucht das Gehirn, um die gleiche Leistung zu bringen. Glukose (Traubenzucker) steckt in der Kartoffel, im Obst, im Gemüse, im Haushaltszucker, im Softdrink, im Getreidekorn – ja, auch in der Schokolade.

Fehlt der Zucker, also die Glukose, im Blut, lässt erst mal die Konzentration nach, Sie werden nervös, zittrig, hungrig … Und bricht die Zufuhr ganz ab, fallen Sie ohnmächtig um, nach drei Minuten sterben Gehirnzellen ab. Diese Gefahr droht aber in der Regel nicht dem Gesunden, nur dem Diabetiker.

Ideal wäre ein konstanter Blutzuckerspiegel, damit das Gehirn immer meint, genug zu haben. Ein zu hoher Blutzucker zerstört Blutgefäße und Nerven. Ein zu niedriger drosselt die Gedächtnisleistung – und macht sofort heißhungrig.

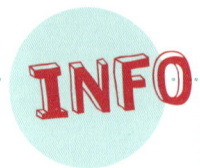
## Heißhungerfalle: Unterzucker

Das kennen Sie auch: Etwa zwei Stunden nach dem Frühstück oder Mittagessen sind Sie müde bis lethargisch, vielleicht sogar nervös, zittrig, kriegen Kopfschmerzen oder können sich nicht mehr konzentrieren – und Sie haben Hunger, biochemischen Hunger, ja Heißhunger.

Das passiert Ihnen nach einem Salat mit Thunfisch nicht. Aber nach einem Marmeladenbrotfrühstück, nach Cornflakes, nach Braten mit Nudeln, Kartoffeln oder Knödeln, nach einer Pizza. *Nach einem Essen mit vielen Kohlenhydraten,* die schnell ins Blut dringen.

Der Blutzucker steigt steil an, die Bauchspeicheldrüse schüttet viel Insulin aus. Das Insulin schaufelt den Zucker aus dem Blut – so effektiv, dass der Blutzucker unter seinen Normalwert sinkt. Dem Gehirn geht der Zucker aus – und es zwingt Sie, für Nachschub zu sorgen. Dieser Zwang ist stärker als Ihr Wille. Sie müssen einfach einen Schokoriegel essen, an den Kühlschrank gehen … Das führt in die Kohlenhydratsucht.

### Minimengen Nachos, Datteln & Co. wecken biochemischen Heißhunger

Neben dem Belohnungs-Heißhunger gibt es auch den biochemischen Heißhunger, wenn unser Blutzuckerspiegel sinkt. Es reichen kleine Portionen von Knabbereien mit einem hohen GLYX, um den Blutzucker schnell ansteigen und dann rasant abfallen zu lassen. Dieser Unterzucker macht Heißhunger auf Süßes.

Das verursachen schon 20 g Traubenzucker, 30 g Schoko-Krispies, 30 g Cornflakes, 20 g Reiswaffeln, 1 Scheibe Toastbrot, 40 g Popcorn oder Nachos, 80 g Pommes, 1 Karamell-Schokoriegel (60 g), 30 g getrocknete Datteln, 0,2 l Iso-Getränk, 1 Dose Cola, 1 Donut (50 g).

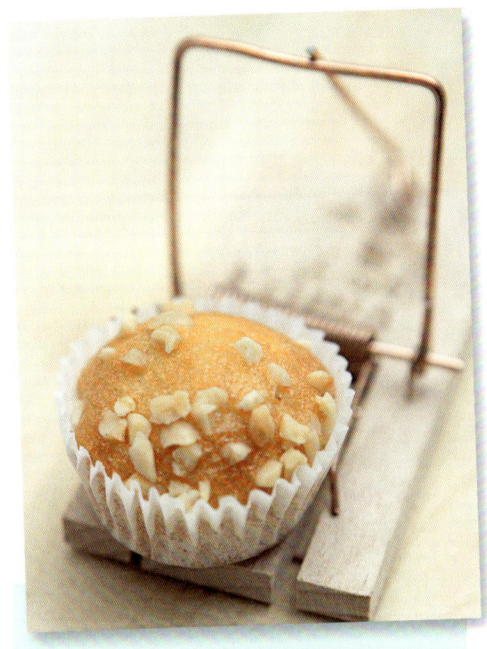

Vorsicht Falle: Süßstoffe knocken innere Kalorienzähler aus, verleiten zum Mehr-Essen.

### Denkfehler: Man darf mehr Süßes, weil ohne Kalorien

Süßstoffe machen Süßhunger. Wenn wir etwas Süßes essen, und es kommt kein Zucker und nur Kunstsüß an, weckt das erst recht den Appetit. Passiert auch Ratten: Gibt man ihnen eine Zeit lang zusätzlich zum normalen Futter süßstoffgesüßtes Futter, fressen sie nach der »Diät« mehr vom normalen Futter. Weil Kunstsüße nicht zum natürlichen Instinkt »Süße Lebensmittel liefern Kalorien« passt. Der Körper lernt jetzt: »Süße Lebensmittel enthalten keine Kalorien, man darf, soll, muss mehr davon essen.«

*Zuckeraustauschstoffe schalten den natürlichen Kalorienzähler des Menschen aus* und tragen dazu bei, dass man auch von anderen süßen Lebensmitteln und Getränken viel mehr konsumiert.

### Die Natur weiß es eben immer besser

Bitte lesen Sie folgenden Satz einfach zweimal: Füttert man Labormäuse nur einen Tag mit Zucker, Weißmehl und viel tierischem Fett, verändert sich die Darmflora derart, dass die Mäuse ängstlicher und scheuer werden. Und sie sind süchtig nach Kohlenhydraten, brauchen ständig Nachschub, sind gestresst (siehe auch Seite 98).

*Natürliche Kohlenhydrate* aus Obst, Gemüse, Vollkornprodukten hingegen *halten glücklich, schlank, jung und heißhungerfrei.* Denn die Natur hat Ballaststoffe erfunden und verhindert damit Blutzucker- und Insulinspitzen. Der Blutzucker bleibt konstant – Leistungskraft, geistige Frische und Fitness bleiben es auch.

# Süß macht süchtig

**KUCHEN,** Eiscreme, Kekse, Puddings & Co., süße Joghurts, Schokolade … Alles, was ein Zucker-Fett-Kombi enthält und gut schmeckt, verstärkt den Heißhunger auf Süßes – und zwar über unser Belohnungssystem Dopamin im Gehirn. Da guckt der Körper nicht mehr auf den Energiebedarf, sondern nur noch darauf, dass es sooo schön ist, sich mit etwas so Gutem zu belohnen. Zwei von drei Menschen sagen von sich selbst, dass sie Kohlenhydrate brauchen. Ja, dass sie süchtig sind. Vor allem Frauen. Wir therapieren mit Schoko, Keksen und Dessert unseren Mangel am Zufriedenheitsbotenstoff Serotonin. Fest steht: Süßes, vor allem kombiniert mit Fett, befreit von negativen Gefühlen oder Müdigkeit. Leider nur kurzfristig – und mit Nebenwirkungen auf der Hüfte.

## Wie Zucker zu Opium wird

Speedy, hauptberuflich Laborratte in der Princeton University, lebt wie im Schlaraffenland: Tag für Tag futtern er und seine Kollegen Schokolade, Bonbons und Lakritze bis zum Umplumpsen. Speedys Bäuchlein wächst, sein Leben erscheint ihm wunderbar – bis zum Tag X. Auf einmal stehen wieder Körner und Möhrchen auf dem Speiseplan. Speedy dreht durch. Angstzustände mit Zähneklappern beuteln ihn, als hätten ihm die Wissenschaftler Morphium statt Zucker entzogen.

Ganz so schlaraffenlandmäßig lief das Experiment natürlich nicht ab: Statt Schokolade schlürften die Ratten Zuckerwasser.

Wahr ist: Die Ratten hatten regelrechte Entzugserscheinungen. Zucker regt im Gehirn die Produktion körpereigener Opiate an. Die entspannen, machen ruhig und zufrieden. Ähnlich wie Opium können sie auch abhängig machen.

Nicht nur die Ratte, auch wir lechzen nach immer höheren Dosen und verlieren schließlich die Kontrolle. In der Folge entstehen Karies, Vitaminmangel, Konzentrationsschwäche und vor allem: Wir werden dick. Ursache: Süßes treibt uns in den Unterzucker und über den Heißhunger in die nächsthöhere Dosis.

## Negative Gefühle wollen Zucker

Der Mensch ist ein seltsames Wesen. Er spürt, dass es ihm kurzfristig gut geht, wenn er das Gehirn bei Stress, Langeweile, Traurigkeit mit Zucker besänftigt.

### PLATZ 1 FÜR SCHOKOLADE

Auf was haben Sie gelegentlich Heißhunger?

1 Schokolade 57 %
2 Chips 12 %
3 Kekse 12 %
4 Pizza 10 %
5 Burger 8 %
6 Ich habe nie Heißhunger 1 %

So eine Online-Umfrage von www.gofeminin.de

## BLITZTEST: SÜSSSUCHT

**Sind Sie schon schokosüchtig? Beantworten Sie folgende Fragen:**

1 Sie haben nach dem schönen Sonntagsbrunch eher wieder Hunger als nach einer einsamen Morgentasse Kaffee?

2 Etwa zwei Stunden nach dem Pastateller in der Kantine fühlen Sie sich schlapp, nervös, gereizt oder unkonzentriert, brauchen etwas Süßes oder wenigstens Kaffee mit Zucker?

3 Wenn Sie Kekse, Pralinen oder Chips naschen, können Sie einfach nicht aufhören?

4 Stress macht Sie hungrig – vor allem auf etwas mit Kohlenhydraten: Kekse, Schokolade, salzige Knabbereien, Pizza ...?

5 Sie essen und trinken am liebsten süß, brauchen Zucker oder Süßstoff im Kaffee oder Tee?

6 Sie leiden häufig unter Stimmungsschwankungen von traurig bis euphorisch, von nervös bis matt, und wenn Sie Kummer haben, trösten Sie sich mit etwas Süßem?

**Wie häufig haben Sie mit »Ja« geantwortet? Ihr Ergebnis:** _____

Jedes »Ja« macht eine Kohlenhydratsucht und damit auch eine Insulinresistenz wahrscheinlicher – der Grund, warum Sie leicht zunehmen und schwer abnehmen. Die Autobahn in den Diabetes. Schon wenn Sie mehr als dreimal mit »Ja« geantwortet haben, sollten Sie sicherheitshalber mal zum Arzt gehen und einen Glukosetoleranztest machen (Seite 103).
Die gute Nachricht: Auch wenn Kohlenhydratsucht und eine Insulinresistenz vorliegen – die werden Sie ganz einfach wieder los.

Der Chef brüllt. Sofort beruhigt der Schokoriegel, macht die Pizza glücklich. Ein bisschen davon nascht das Gehirn, der Rest wandert auf die Hüfte. Das Gutgehen hält zwar nicht lange an, aber das interessiert das seltsame Wesen erst einmal nicht. Das ist einmalig in der Natur.

Unter Stress fressen weder Löwe, Zebra noch Antilope. Aber irgendwann hat das seltsame Wesen Mensch gelernt, dass man der negativen Gefühle mit Zucker Herr wird. Fortan wurde das natürliche Programm »Stress – flüchten/kämpfen – hinlegen, regenerieren – Energietanks wieder auffüllen ...« umprogrammiert zur Kurzversion »Stress – Essen«.

Und da wir oft den ganzen Tag über unter Stress stehen, nehmen wir natürlich zu. Mehr über diese Zusammenhänge lesen Sie im Stresskapitel ab Seite 122.

# Süß, das Glück und Serotonin

**SÜSS** gehört zu den ursprünglichsten Geschmackserfahrungen, süß signalisiert: Energie. Süßes löst sogar Euphorie aus. Wir alle suchen nach dem Glück, der Euphorie, der guten Stimmung. Dafür leben wir. So handeln wir. Und dieses Wohlgefühl wird hervorgerufen durch Serotonin.

Serotonin heißt der Grund, warum wir morgens ein Marmeladenbrötchen essen, den Löffel Zucker in den Milchkaffee rühren, warum uns Schokolade tröstet und der Plätzchenteller den Winter erträglicher macht. Zucker erhöht den Serotoninspiegel im Gehirn. *Viel Serotonin ist gut, weil es uns glücklich macht,* weil es uns beruhigt und entspannt, weil es uns entstresst.

## Serotonin, der Schlaf, die Traurigkeit und der Heißhunger

Während Noradrenalin und Dopamin uns anregen, stimmt uns Serotonin ruhig und zufrieden, fördert den Schlaf, hemmt den Schmerz und schenkt uns eine Portion Motivation. Und: Serotonin zügelt den Appetit. Ein Mangel macht heißhungrig, energielos, unglücklich und sehr, sehr müde. Denn ein weiteres Hormon hängt direkt proportional an der Menge des Serotonins, das unser Körper bildet: das *Schlafhormon Melatonin.*

Sobald das Licht ausgeht, wandelt der Körper Serotonin in Melatonin um. Geht die Sonne auf, sinkt der Melatoninspiegel und Serotonin steigt wieder an. »Zu viel Melatonin, zu wenig Serotonin«, lautet der häufige Grund, warum wir uns energielos zum Kühlschrank schleppen.

## Entzündung macht Heißhunger

Wenn sich eine Erkältung anbahnt, merke ich das immer an meiner Laune. Die ist so was von im Keller … Logisch. Das Immunsystem futtert uns Glücksstoffe weg.

Unser Körper bildet Serotonin nämlich aus dem Eiweißbaustein *Tryptophan* mit Hilfe von Vitamin B6 in Gehirn, Darm, Lunge und Milz. Unser Glück, unsere Zufriedenheit konkurrieren aber leider mit dem Immunsystem. Das verbraucht den Großteil von Tryptophan, wenn wir irgendwo eine Entzündung haben. Besonders bei einer chronischen Entzündung bleibt nicht genug Tryptophan für Serotonin übrig. Heißt: Nachts weniger Melatonin. Heißt: Traurigkeit kombiniert mit Schlafstörungen kombiniert mit Heißhunger.

**INFO**

### SEROTONIN-MANGEL

… ist scheußlich. Er geht oft einher mit einem Mangel an Melatonin und Dopamin – und das führt zu Konzentrationsproblemen, Schlaflosigkeit, Bindegewebsschmerzen (Fibromyalgie), Reizdarmsyndrom, chronischer Erschöpfung, Angstzuständen, Migräne, Depressionen, Essstörungen und Gewichtszunahme.

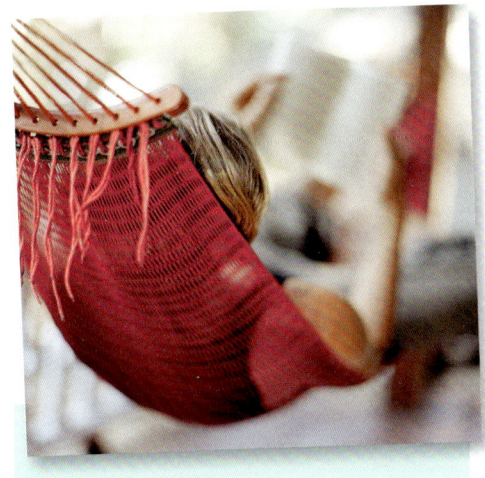

⇔ *Der beste natürliche Appetitzügler: die Hängematte. Relaxen im Licht macht satt.*

## Licht – der natürlichste Appetitzügler

Kennen Sie das? Frühling. Überall spitzen grüne Triebe. Es riecht so frisch. Die zarten Sonnenstrahlen kitzeln auf der Nase. Und das Glück steigt hoch … Licht macht biochemisch gute Laune und bremst den Appetit. Und wenn die Tage kürzer werden, wächst der Hunger. Das liegt daran, dass der Körper das Schlafhormon Melatonin nicht so richtig abbaut, wenn ihm die nötige Lichtdusche fehlt: Wir fühlen uns auch tagsüber müde und antriebslos. Lichtmangel stört unsere inneren Rhythmen, bringt das Gleichgewicht der Hormone und Nervenbotenstoffe durcheinander, unsere innere Uhr aus dem Takt.

Die besten, natürlichsten und absolut kalorienfreien Stimmungsmacher sind Tageslicht und körperliche Aktivität. Sie regulieren den Appetit, insbesondere das Verlangen nach Süßem, und helfen dem Körper, sein Gewicht zu halten. Sie verbessern das Körpergefühl, helfen, Aggressionen abzubauen, und schützen uns so vor schlechter Laune und Frustessen.

Im Gegensatz zum Tageslicht reicht unsere übliche Wohnungs- und Bürobeleuchtung nicht aus. Die Röhren, Birnen und Strahler kommen uns zwar viel heller vor als das trübe Wintertageslicht draußen, doch das ist eine optische Täuschung. Obwohl wir meinen, im Hellen zu sitzen, fehlt es dem Körper an Licht – und damit am Glücksbotenstoff Serotonin. Also versucht er, den Mangel mit anderen Stimmungsmachern zu kompensieren – mit Süßem, Fettigem oder Alkohol.

Darum macht eine chronische Entzündung im Körper unglücklich und dick. Oft wissen wir gar nicht, dass irgendwo im Körper eine Entzündung schwelt. Kennen Sie Ihren **hs-CRP-Wert** (das hochsensitive C-reaktive Protein)? Dann wissen Sie vielleicht auch, warum Sie von Ihrer Schokolade nicht loskommen.

### Diagnose Serotoninmangel

Hormonärzte (Endokrinologen) messen Neurotransmitter wie Cortisol, Serotonin, Noradrenalin, Dopamin oder Adrenalin, aber auch Entzündungswerte. Und sie versuchen, den Ursachen des Serotoninmangels auf die Spur zu kommen, zum Beispiel genetischen Defekten, fehlenden oder blockierten Enzymen oder einem Mangel an Aminosäuren. All das kann ausgeglichen werden, meist sogar einfach nur mit Vitaminen und Eiweißbausteinen. Meist dauert es ein paar Monate, bis sich der Serotoninspiegel stabil erhöht.

## Winterdepression? Zeit für Aladins Wunderlampe und Zimtsterne

In den lichtarmen Monaten im Winter entsteht vor allem in Köpfen nördlicher Länder ein deutlicher Mangel an Serotonin. Diese Winterdepression kann man relativ gut mit *Lichttherapie* behandeln (Seite 113) und wie beim prämenstruellen Syndrom mit der Serotonin-Vorstufe *5-HTP* (5-Hydroxytryptophan, Seite 25).

Das Gleiche gilt für in dieser Zeit vermehrt auftretende Essstörungen, für Heißhunger kombiniert mit Übergewicht. Auch hier lohnt es sich vielleicht, mal auszuprobieren, ob man mit 5-HTP nicht über ein Ansteigen des Serotoninspiegels den Heißhunger in den Griff bekommt.

Denn Serotoninmangel wirkt sich immer negativ auf die Appetitregulation und den Energiestoffwechsel aus. Besprechen Sie das mit einem naturheilkundlich versierten Arzt.

### Das Fett und das Glück

Dicke Männer leiden seltener unter Depressionen als dünne, stellten schwedische Wissenschaftler fest: Sie sind scheinbar also nicht nur gemütlicher, sondern auch glücklicher. Woran liegt's? An einem biologischen Schutzeffekt. Schon lange weiß man: Ein hoher Blutfettgehalt beeinflusst die Produktion von Serotonin. Senkt man beispielsweise mit Pillen den Cholesterinspiegel, steigt das Suizidrisiko an. Aus dem gleichen Grund machen auch strenge Fettspardiäten unglücklich. Darum: *Wirklich nur abnehmen, wenn es unbedingt sein muss. Langsam.* Mit ausreichend Nährstoffen und Kalorien.

---

**TIPP**

### GEWÜRZE MACHEN GLÜCKLICH

Gewürze wie Zimt, Muskat und Safran, aber auch Scharfes wie Chili und Pfeffer fördern das Wohlbefinden und regen den Fettstoffwechsel an. Würzen Sie im Winter besonders intensiv – dann kommen Sie möglicherweise mit weniger Süßem aus. Geben Sie Zimt und Kardamom in Ihren Tee – dann brauchen Sie weniger Kuchen und Kekse dazu. Nicht nur die Gewürze, auch der Tee selbst puscht das Serotonin ein wenig. Auch Kaffee hilft, den Serotoninspiegel hochzuhalten. Trinken Sie ruhig ein Tässchen mehr.

## Vorsicht: Insulinresistenz und Diabetes

**ISST (ODER TRINKT)** man viel Zucker und Stärke und lockt so ständig Insulin, reagieren die Zellen irgendwann nicht mehr so gut auf den Insulinbefehl »Zucker aufnehmen!«. Der Arzt spricht von Insulinresistenz, die unweigerlich in Diabetes Typ 2 mündet. Die Bauchspeicheldrüse stellt die Produktion ein, die künstliche Insulinpumpe übernimmt ihre Aufgabe.

Sie sind übergewichtig? Essen häufig Kohlenhydrate? Nehmen schwer ab? Dann sollten Sie vielleicht einmal gucken, ob Ihre Zellen noch gut auf Insulin hören. Wenn nicht, dann ruft Ihr Gehirn ständig nach mehr Essen, mehr Süßem.

Experten schätzen: *Jeder vierte Deutsche* leidet bereits an einer Insulinresistenz, die mit großer Wahrscheinlichkeit in den nächsten Jahren zum Diabetes Typ 2 führt. Und zu Herzinfarkt, Schlaganfall, Erblindung, Amputation, Nierenversagen.

## Das kann der Doktor messen

Wenn Sie schon unter Insulinresistenz leiden, auf die Insulinspritze zusteuern, sagt der *Nüchternblutzucker,* den man landläufig misst, leider gar nichts aus. Der kann niedrig sein – denn Sie haben noch nichts gegessen und Sie stehen trotzdem kurz vor dem Diabetes. Weil der Körper die Blutzuckerspitzen *nach* dem Essen nicht mehr abfangen kann. Das bedeutet: Der zu hohe Blutzucker (den man nüchtern natürlich nicht feststellt) kann seine schädigende Wirkung in Gefäßen und an Nerven ungestört ausüben. Man spricht von einer »gestörten Glukosetoleranz«.

Nüchternblutzucker sagt also jahrelang gar nichts – erst wenn es zu spät ist.

● *Machen Sie lieber den Glukosetoleranztest.* Sie trinken morgens im nüchternen Zustand und nach der ersten Blutentnahme eine Zuckerlösung. Der Arzt misst nach 60 und 120 Minuten nochmals den Blutzucker. Ein Diabetes mellitus liegt vor, wenn der Blutzuckerwert zwei Stunden nach der Zuckermahlzeit über 200 mg/dl beträgt.

● *Auch gut: der HbA1c-Test.* Der Arzt misst den HbA1c-Wert, Ihr sogenanntes Blutzuckergedächtnis. Liegt er über 6,5 Prozent, hatten Sie in den letzten drei Monaten erhöhte Blutzuckerspiegel.

● Übrigens: Auch hohe Nüchternwerte von Insulin, C-Peptid und Triglyceriden sowie niedrige Werte von HDL-Cholesterin zeigen eine Insulinresistenz an.

Gerne verschreiben Ärzte Tabletten. Die brauchen Sie meistens nicht.

## Das hilft gegen Insulinresistenz

Sie wollen nicht, dass Insulin über Ihren Körper regiert, Sie heißhungrig macht, Sie dick macht, Sie in den Diabetes schickt? Kein Problem, das kann man verhindern:

● Essen Sie Lebensmittel mit niedrigem GLYX, die locken kaum Insulin. Der ideale Guide ist der »GU-GLYX-Kompass« mit über 800 nach dem einfachen Ampelprinzip bewerteten Lebensmitteln.

● Bewegen Sie sich täglich 30 Minuten, jede Minute macht die Zellen wieder sensibler für Insulin. Ideal: Laufen, walken, radeln … und wenn das Wetter nicht mitspielt: das Mini-Trampolin.

● Trinken Sie 2 bis 3 Liter pro Tag, stündlich ein Glas Wasser. Studien zeigen: Durstige Zellen sind unsensibler gegen Insulin.

### Auch Diabetes ist heilbar

Jeder zweite Patient, der nach der Diagnose 10 Kilo abnimmt, wird wieder gesund. Eine britische Studie zeigt: Eine strenge Acht-Wochen-Diät – kohlenhydratfrei – heilte 7 von 11 Patienten, die schon vier Jahre unter Diabetes litten. Vier Jahre! Die Bauchspeicheldrüse nahm die Insulinproduktion wieder auf, obwohl sie diese vorher eingestellt hatte. Heißt: Diabetes kann man heilen. Den muss man nicht mit Tabletten kurieren, mit Insulinspritzen …

# Glück macht man mit Meditation

**KENNEN SIE** Deepak Chopra? Das ist einer, dem man gerne glaubt. Denn der Inder ist Arzt, Wissenschaftler, Philosoph. Er lebt seinen ganzheitlichen Ansatz für körperliche Gesundheit, emotionales Gleichgewicht, spirituelles Bewusstsein selbst. Ihm traut man. Prominente wie Oprah Winfrey, Demi Moore, Morgan Freeman, Lady Gaga und unsere schönste Kriminalistin Maria Furtwängler bewundern ihn. Und er sagt, Glück kann man herbeimeditieren. Und damit kann man sogar sein Gehirn verändern. Auch wenn man ein Nieselpriem ist, ständig unzufrieden am Schokotropf hängt, der Becher Eis immer halb leer ist … Das kann man ändern.

Man kann zufriedener werden, glücklicher. Und zwar wissenschaftlich nachweisbar, mit einer Formel. Dann ist man auch nicht mehr abhängig vom süßen Glück.

*Glücksempfinden = Glückserwartung (50 %) + Lebensumstände (10 %) + freiwillige Handlungen (40 %)*

## Was macht uns glücklich?

Nur 10 Prozent unseres Glücksempfindens liegen an unseren Lebensumständen: ob wir reich sind oder arm, im Lotto gewinnen oder in Scheidung leben. Immerhin 40 Prozent unseres Glücks beruhen auf unserem Verhalten. Wenn wir freiwillig *Dinge tun, die uns Freude machen,* verschaffen wir uns ein Eintagesglück.

Mir verschafft so ein Eintagesglück, Johannisbeermarmelade zu kochen oder aufs Trampolin zu gehen und natürlich zu reiten. An so einem Tag mit viel Tagesglück habe ich keinen Heißhunger. Übrigens: Länger hält dieses Tagesglück an, wenn wir damit auch andere Menschen glücklich machen. Man kann ja die Johannisbeermarmelade mit dem Nachbarn, den Freunden teilen …

## Was erwarten wir an Glück?

Das, was wir an Glück erwarten in unserem Leben, macht 50 Prozent unseres aktuellen Glücksgefühls aus. Denn: Jeder ist seines Glückes Schmied. Anders ausgedrückt: Wie groß empfinden wir unsere Chance, auf etwas Einfluss zu nehmen?

Kann ich dem Chef den Stinkefinger zeigen und gehen? Habe ich den Heißhunger, die Rückenschmerzen selbst im Griff? Oder bin ich Opfer? Diese Haltung ist genetisch bedingt – und anerzogen.

Aber auch das kann man verändern. Sagt Chopra. *Nach vier Wochen Meditation haben wir ein besseres Hirn* – das uns 70-Billionen-Zellhaufen glücklich macht. Da glauben Sie nicht dran? Verstehe ich. Aber man kann es ganz einfach mal aus-

>»MEDITATION IST DEUTLICH BESSER ALS RUMSITZEN UND NICHTSTUN.«

Eckart von Hirschhausen, Kabarettist

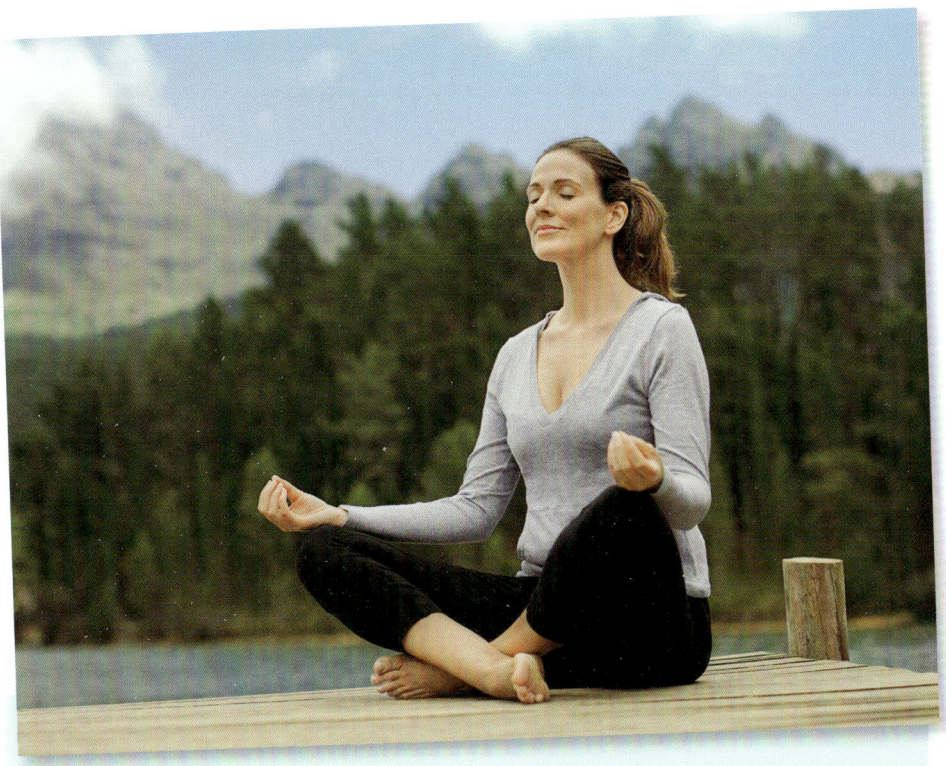

→ *Während Sie ganz ruhig dasitzen, das Schnattern oben im Kopf abstellen, tut sich unglaublich viel Gutes: Der Blutzucker sinkt, Schmerzen vergehen, die Glückshormone strömen ...*

probieren. Einzige »Nebenwirkung«: Der Heißhunger wird verschwinden. Anleitungen finden Sie auf Seite 141 und 184.

## Meditieren zieht dem Heißhunger den Zahn

»Wenn du was erreichen willst im Leben, dann ziele daneben«, heißt eine Zen-Weisheit. Wer den Heißhunger loswerden will, sollte einfach zu meditieren beginnen.

Meditation lindert Panik, Liebeskummer, Wut, Verlustängste oder Selbstzwei-

fel. Meditation lindert Depressionen, baut Angst ab, puffert Aggressivität. Man schläft besser, nimmt Schmerzen weniger wahr. Das Immunsystem ist viel aktiver.

Meditieren senkt den Blutzuckerspiegel. Das vegetative Nervensystem schaltet auf Beruhigung. Das wiederum lindert Durchfall, gereizten Darm oder Magen. Rücken- und Nackenschmerzen schwinden. Der Körper drosselt die Produktion von Stresshormonen wie Adrenalin und Cortison. All das zieht auch dem Heißhunger den Zahn!

## Meditation macht ein neues Hirn!

Drei Formen der Meditation sprechen unterschiedliche Gehirnregionen an. Und das Hirn wird so gut wie neu …

● **Die reflektive Meditation.** Man stellt sich Fragen wie: »Wer bin ich? Was ist meine Aufgabe in dieser Welt? Welche Talente habe ich? Welche Beziehungen sind mir wichtig?« Es reicht, sich diese Fragen zu stellen. Man muss sich keine Antwort geben. Hier aktiviert man den linken präfrontalen Kortex, bildet neue Neuronen. Die funken Zufriedenheit.
● **Die kontemplative Meditation.** Man fühlt Liebe, Mitgefühl und Freude. Das aktiviert unser limbisches System, zuständig für Wohlbefinden, Heilung und Homöostase (die Balance aller Stoffwechselvorgänge). Und wenn wir über Mitgefühl meditieren, dann ist die Inselrinde aktiv. Wir bilden mehr von den sogenannten Spiegelneuronen, und die sorgen für mehr Empathie, mehr Gefühl für andere Menschen.
● **Die Konzentrations-Meditation.** Man richtet seine Aufmerksamkeit auf den Atem oder das Herz oder spricht ein Mantra, also zum Beispiel Om oder So ham. Die tiefe Konzentration ersetzt den Gedankenfluss. Das wirkt auf das ganze Gehirn, mit Alphawellen, macht wach und entspannt zugleich.

Und freilich kann man das Ganze auch noch mit Bewegung kombinieren. Wer seine Beine bewegt, vernetzt das Gehirn – und lässt Zellen wachsen. Auf Seite 141 und 184 machen Sie sich an die Praxis.

# Lust auf einen Glückstag?

**MAN KANN** das Glück auch anders locken, ohne Süßhunger. Hier ein Tag mit lauter Gerichten, die wirklich glücklich machen.

## Glücksrezept Nr. 1: Naturjoghurt mit Früchten, Leinsamen und Honig

Zum Glück gibt's Naturjoghurt mit Banane, Apfel, Blaubeeren, Leinsamen, gesüßt mit ein bisschen Akazienhonig, gewürzt mit Zimt und Muskat – das genaue Rezept finden Sie auf Seite 200.

### Die Basis des Glücks heißt: Natur

Wer frisches Gemüse isst, Früchte, Fisch und Vollkornprodukte, ist viel seltener depressiv als Konsumenten von Weißmehl, Zucker, Frittiertem. Das zeigen weltweit Studien. Und das spürt man sofort etwa eine Stunde nach dem Essen: Zu viel Glukose (Weißmehl, Stärke, Zucker) löst im Körper Insulinalarm aus. Der Blutzucker sinkt, was ganz schnell schlechte Laune macht – bis wir etwas Süßes essen. Das kennen wir auch aus der Doku von Morgan Spurlock. Sein 30-tägiges Junk-Food-»Super Size Me« endete mit 12 Kilo mehr, den Leberfettwerten einer gestopften Gans und einer Befindlichkeit, die er beschreibt als »launisch, wütend, unglücklich«.

### Drogen für zwei Gehirne

Das Gehirn im Kopf braucht Eiweiß. Joghurt versorgt mit den gehirnaktiven Aminosäuren (Thyrosin, Tryptophan, Phenyl-alanin), die glücklich machen, die wach machen, die kreativ machen … Und: Das Gehirn im Darm – das sensible Nervenge-flecht, das genauso Nervenbotenstoffe produziert wie das Kopfhirn – braucht zum Glücklichsein Bakterien.

Die Probiotika (Mikroorganismen) des Joghurts sind der neueste Schrei in der Er-forschung der Nutraceuticals – also der Bestandteile unseres Essens, die einen the-rapeutischen Nutzen haben. Studien zei-gen: Milchsäurebakterien verbessern die Laune und wecken chronisch Müde auf, lindern Angstgefühle. Studien zeigen auch: Es reicht, wenn man Labormäuse nur ei-nen einzigen Tag lang mit Zucker, Weiß-mehl und viel tierischem Fett füttert, dann verändert sich die Darmflora der Mäuse derart, dass die Psyche darunter leidet. Die Mäuse werden ängstlicher, stressanfälliger und müder.

Ja, das gilt für Menschen auch. Nietz-sche irrt nicht: »Aus betrübten Eingewei-den kommt kein freier, frischer Geist.«

### Fröhlich in den Tag starten

Die (halbe! weil viel Traubenzucker, hoher GLYX) Banane versorgt mit dem Glücks-bringer Serotonin, Blaubeeren hellen mit Anthocyanen die Stimmung auf. Das Obst hält den Blutzuckerspiegel für die nächs-ten Stunden konstant, was gute Laune und einen regen Geist fördert. Zimt und Mus-kat würzen mit Stimmungsaufhellern. Und das Öl von Leinsamen lässt nicht nur Hun-defell glänzen und die Augen strahlen. Es liefert glücklich stimmende Omega-3s. Dazu gleich mehr.

## Glücksrezept Nr. 2:
## Ein großer Latte macchiato

Frauen sind klug. Sie trinken den kleinen Schwarzen gerne mit viel Weiß. Sie spüren instinktiv die richtige Dosis für die Droge Coffein. Klein.

Ideal für die Denkerpause: Milch liefert gehirnaktive Aminosäuren. Und der Kaf-fee erhöht die Aufmerksamkeit, aktiviert das Sprachzentrum, verkürzt die Reak-tionszeit, verändert Trägheit in Energie.

Die wissenschaftlich erforschte Hallo-wach-Dosis ist klein. *Espressoklein.* Coffe-in verdrängt Adenosin, den müde ma-chenden Ausruh-Nervenbotenstoff, am besten Schluck für Schluck über den Tag verteilt – und nicht als großer schwarzer Kaffeekübel im Leistungstief. Im Glücks-trend: Latte macchiato mit Sojamilch. *Grüntee* wirkt übrigens genauso.

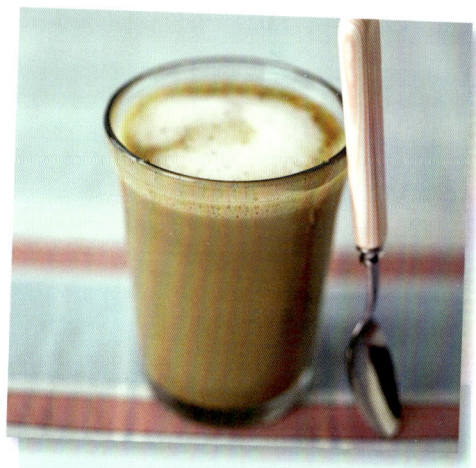

➡ *Happy hour: Latte macchiato – mit einem Löffelchen Zucker für die Seele.*

## Glücksrezept Nr. 3:
## Lachs auf Feldsalat mit Walnüssen und Honigsenfsoße

Man möchte ja mit Fröhlichkeit in die zweite Runde des Tages gehen. Darum gibt es mittags glücklich machendes Omega-3-Fett (Seite 163 f.), B-Vitamine …

Unser biologisches Programm ist zwei Millionen Jahre alt. Die längste Zeit davon haben wir als Jäger und Sammler Fisch, Wildkeule, Beeren und Wurzeln gegessen. Damals hat uns der Braten mit Energie aufgeladen – aus dem einfachen Grund, weil er Bio war und Omega-3-Fettsäuren enthielt. Heute macht er müde.

Gesättigte Fette aus Braten, Burgern, Pommes, Pizza, Wurst locken Botenstoffe, die uns die Füße hochlegen lassen – und langfristig unglücklich machen. Darmbakterien produzieren Gifte, die wie Botenstoffe wirken. Sie lösen Entzündungsreaktionen aus – und damit depressive Verstimmung.

Anders die Fit-Fette. Lachs mit seinen Omega-3s und Olivenöl dimmen nachweislich die Entzündungsreaktionen im Körper, die über ein schwaches Immunsystem zu übler Laune, zu Traurigkeit führen. Omega-3s kriegt man mit fettem Seefisch. Mit Leinöl. Mit wildlebendem Wild. Mit Biokäse. Und auch mit Biorind. Tiere, die im Freien auf unbelasteten Weiden grasen, speichern mehr Omega-3s.

### Und noch mehr Drogen vom Mittagsteller

Feldsalat stärkt das Gedächtnis und hebt die Stimmung mit Folsäure. Nur fünf Walnüsse tragen mit essenziellen Fettsäuren, Eiweiß und Magnesium zu guten Nerven und guter Laune bei. Für Essig gilt: Sauer macht lustig. Saure Lebensmittel wie Zitrone, guter Essig und Sauerkraut machen gute Laune, indem sie den Säure-Basen-Haushalt in Balance bringen. Tipps vom Essigdoktor gibt's auf Seite 121. Die Glucosinolate des Senfs haben eine positive, stimulierende Eigenschaft. Und der Honig sorgt dafür, dass wir – so ist es gesund, stimmt zufrieden – alle fünf Geschmacksrichtungen bedienen. Das Glück schmeckt nun mal süß. (Das Glücksrezept Nr. 3 zum Nachkochen finden Sie auf Seite 202).

## Glücksrezept Nr. 4:
## Quark mit Schokosplittern

Um 15 Uhr etwa rauschen wir in ein chronobiologisch bedingtes Leistungstief. Und dem wollen die meisten mit Schokolade oder Kuchen begegnen. Das glückliche Gehirn braucht aber Eiweiß.

Wir alle müssen denken. Oft viel denken. Im natürlichen Leistungstief wird uns die Arbeit oft zu viel. Das setzt das Gehirn unter Stress. Cortisol, das Stresshormon, mobilisiert Zucker und dieser Insulin. Der Blutzucker sinkt. Die Laune fällt in den

> **»SCHOKOLADE IST EIN FASSBAR, GREIFBAR UND VOR ALLEM ESSBAR GEWORDENES GLÜCKSGEFÜHL.«**
> Wim Wenders, deutscher Filmregisseur

Keller. Da holt uns Süßes wieder raus. Und deswegen essen wir Süßes, wenn wir Stress haben. Deswegen macht Stress Turboheißhunger auf Süßes. Nur sind wir binnen 30 bis 60 Minuten wieder schlecht gelaunt. Und mitunter aggressiv! Dummerweise lässt uns zu viel Süßes schlecht denken: Insulin wirkt sich negativ auf die Übertragung der Botenstoffe im Gehirn aus.

Was tun? Eiweiß essen. Gehirnaktive Aminosäuren von Quark oder Sojajoghurt zusammen mit den gehirnaktiven Stoffen von Bitterschokosplittern oder einem Löffel Kakao und einem Löffelchen Honig tanken. Das hebt über Nervenbotenstoffe und Hormone die Laune.

## Glücksrezept Nr. 5: Scharfe Thaisuppe mit Brokkoli und Huhn

Oft kommen wir ziemlich fertig nach Hause und wollen unser Energieloch, unsere Einsamkeit, unseren Tagesfrust mit Essen zudecken. Unsere Seele verlangt Zucker plus Fett, weil sie irgendwann einmal gelernt hat: Das Eis, die Pizza, die Praline tun gut. In Wahrheit braucht die Seele den Stoff, aus dem die gute Laune ist: Eiweiß, Selen, Chili …

Die Thaisuppe liefert mit Kokosnussmilch und Huhn das Gute-Laune-Spurenelement Selen. Chili trägt mit seiner Schärfe wissenschaftlich fundiert zu unserem Glück bei: in Form von Endorphinen. Und Suppe macht sowieso glücklich, wärmt Körper und Seele – ohne Zucker und Fett. Überzeugen Sie sich selbst – das Rezept finden Sie auf Seite 196.

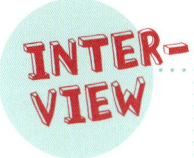

### GRILLPARZERS GLÜCKS-KERNE

Interview mit Kürbiskern-Süßigkeitenspezialist Christian Schmitt:

**Sie machen Süßigkeiten mit Kürbiskernen: die wunderbaren Ravellis. Wie kamen Sie darauf?**

Vor drei Jahren teilte ich mir während einer buddhistischen Schweigemeditation ein Zimmer mit einem Mann aus der Steiermark, der hatte so leckere Kürbiskerne dabei.

**Kürbiskerne enthalten viel Magnesium und essenzielle Fettsäuren, die den Heißhunger dimmen.**

Ja, die sind überhaupt eine sehr gesunde Knabberei und schmecken ganz lecker mit Schokolade drumrum, mit Minze, mit Vanille …

**Ich hätte gerne welche mit Chili und dunkler Schokolade.**

Ich weiß schon, Chili regt den Stoffwechsel an. Und dunkle Schokolade hat einen niedrigen GLYX. Und beides macht glücklich. Die mache ich Ihnen. Grillparzers Glücks-Kerne. Und dann machen wir noch welche mit Orangengeschmack für Ihre Leser, die kein Chili mögen.

**Super! Danke!**

*Infos über die Glücks-Kerne gibt's unter www.mariongrillparzer.de*

## ESSBARE GLÜCKSBRINGER VON A–Z

**Avocado**: Der Glücksbotenstoff Serotonin macht gute Laune, hält schlank. Steckt auch in Ananas, Trauben, Papaya, Tomaten, Buttermilch, Nüsse.

**Bananen:** Enthalten Zucker und Tryptophan. Daraus baut sich das Gehirn Serotonin. Auch gute Spender: Datteln, Feigen, Dinkel, Amaranth und Weizenkeime.

**Bitterschokolade:** Pures Soulfood. Enthält stimmungsaufhellende Amine wie Coffein, Theobromin, Tyramin sowie Phenylethylamin (luststeigernd) – und die machen einfach glücklich.

**Blaubeeren:** Anthocyane hemmen Enzyme, die für den Abbau wichtiger Botenstoffe wie Dopamin und Serotonin verantwortlich sind. Machen das Hirn fit, hellen die Stimmung auf.

**Chilischoten:** Auf die Schärfe (Capsaicin) reagiert der Körper mit Ausschüttung morphiumartiger Schmerzkiller, den Endorphinen. Sie wirken schmerzhemmend, beruhigend und angstlösend, schaffen eine wohlig-glückliche Stimmung. Auch gut: Peperoni, Meerrettich und Senf.

**Grünkohl**: Enthält Folsäure. Das B-Vitamin brauchen wir für Dopamin und Noradrenalin – Hormone der guten Gefühle. Auch das liefert Folsäure: grünes Blattgemüse wie Spinat sowie Brokkoli, Rote Bete, Vollkornprodukte, Eier und Milch.

**Hülsenfrüchte:** Linsen und Bohnen enthalten viel Tryptophan – und liefern die Kohlenhydrate, die unser Gehirn fürs Serotoninbasteln braucht, gleich mit.

**Ingwer**: Enthält den Scharfstoff Gingerol – und der macht fröhlich. Zwei Scheiben vor dem Essen kauen, das regt zugleich den Fettstoffwechsel an.

**Lachs:** In Regionen, wo viel Fisch gegessen wird, sind die Menschen seltener depressiv. Omega-3-Fettsäuren (DHA) regen die Serotoninbildung an und hemmen die Bildung von Zytokinen, die an der Entstehung von Depressionen beteiligt sind. Fisch wie Makrele, Thunfisch, Seelachs, Hering sowie Leinöl und Biokäse füllen die DHA-Tanks wieder auf.

**Muskatnuss:** Der Hauptwirkstoff der Muskatnuss Myristicin hat eine berauschende und anregende Wirkung. In üblichen Dosen natürlich völlig ungefährlich.

**Petersilie:** Ihre ätherischen Öle Apiol und Linalol regen an, vertreiben schlechte Laune und Niedergeschlagenheit. Funktioniert auch mit Koriander. Kräuter täglich frisch gehackt übers Essen streuen.

**Sauerkraut:** Milchsäurebakterien freuen den Darm. B-Vitamine verbessern den Hirnstoffwechsel und wirken positiv auf die Stimmung und Stressfähigkeit.

**Zucker:** Sorgt für mehr Serotonin im Kopf, allein über den süßen Geschmack. Darf ruhig mal sein, wohldosiert als Löffelchen im Kaffee, im Naturjoghurt . Am Besten als Rohrohrzucker.

# DAS GLÜCKS-
# MAGAZIN

 Rezepte, Ideen, Listen, Expertenrat und Tricks, die das Glück in Küche & Körper einziehen lassen.

## Süß clever genießen

Sie müssen nicht auf Schoko & Co. verzichten. Meiden Sie Süßes bis zum Nachmittag, genießen Sie ein Stück – und zwar so, dass das Aroma langsam auf der Zunge zergeht, Sie glücklich macht, ohne dass Sie eine ganze Tafel essen müssen.

• **Naschen erlaubt:** Bitterschokolade hat einen ganz niedrigen GLYX, schmeckt super um Trockenfrüchte, Espressobohnen, Kürbiskerne. Ein Fruchtsorbet, ein Obstsalat locken das Glück – ohne Nebenwirkungen.

• **Süßen** Sie mit Akazienhonig, auch der ist GLYX-niedrig. Honig, so haben US-Wissenschaftler jüngst festgestellt, ist besser für sportliche und geistige Leistungskraft als alle Energiedrinks, Traubenzucker, Nudelorgien. Und bald gibt's ja ganz legal Stevia, das indianische Honigblatt! Aber auch diesen natürlichen Süßstoff bitte mit echter Energie kombinieren! Etwa zusätzlich zu einem Teelöffelchen Zucker, wenn das nicht reicht.

##  Tryptophan: In 9 Schritten zu mehr Serotonin

**1** *Tryptophan essen:* Diese Aminosäure kann der Körper nicht selbst bilden: Viel steckt in Geflügel, Fisch und Fleisch, Cashew-, Erd- und Haselnüssen, in Sonnenblumenkernen, Amaranth, Buchweizen, Haferflocken, Hirse, Tofu, Bohnen, Erbsen, Quark, Käse, Eiern – und in Kakao.

**2** *Bitterschokolade genießen.* In Kakao steckt viel Tryptophan. Deshalb essen wir Frauen gern Schokolade gegen das prämenstruelle Syndrom. Bitterschokolade enthält viel Kakao – mehr als 70 Prozent. Und lockt nicht so viel Insulin.

**3** *Eiweiß essen* ist gut – dann hat man auch mehr Tryptophan. Allerdings konkurriert das mit den anderen Aminosäuren auf dem Weg ins Gehirn. Effektiver für den Gehirnstoffwechsel, für die Serotoninbildung ist, wenn man den Tryptophananteil gezielt steigert – mit einem guten Eiweißpulver oder einem Vitalstoffgranulat, das Tryptophan enthält (Seite 222).

**4** *Darmbakterien nutzen:* Neue Studien zeigen, dass Darmbakterien aus Chinasäure Tryptophan bilden. Für unser Gehirn, für mehr Serotonin. Darum macht uns die Darmbakterie auch glücklich. Viel Chinasäure enthalten zum Beispiel Heidelbeeren, Kiwis, Cranberries, Preiselbeeren, Pflaumen und Pfirsiche.

**5** *Mit dem Doktor sprechen:* Bei Depressionen – die vielleicht auch noch mit Heißhunger kombiniert sind –, kann L-Tryptophan als Arzneimittel helfen. Es gilt als natürliches Antidepressivum und hilft bei Schlafstörungen. Auch das hilft, den Serotoninspiegel anzuheben: das 5-Hydroxytryptophan (5-HTP, Seite 25).

**6** *B-Vitamine plus Magnesium:* Damit der Körper aus Tryptophan Serotonin bastelt, muss ein Enzym feste arbeiten, die sogenannte Tryptophan-Hydroxylase. Das Enzym streikt aber, wenn ihm Vitamin B6, B3 oder Magnesium fehlt. Das kann man ruhig mal mit Hilfe des Apothekers auffüllen – und spüren, was im Körper passiert.

**7** *Insulinresistenz:* Hinter Übergewicht verbirgt sich meistens eine Insulinresistenz. Auch diese hemmt das Enzym, das aus Tryptophan Serotonin bastelt. Insulinresistenz kann man rückgängig machen. Durch Sport. Durch Viel-Wasser-Trinken. Durch GLYX-niedriges Essen (Seite 77).

**8** *Stress abbauen.* Adrenalin und Cortisol bremsen die Serotoninbildung im Gehirn. Lesen Sie mehr dazu ab Seite 122.

**9** *Licht tanken:* Die wirkungsvollste Art, dem Serotoninmangel-Heißhunger die rote Karte zu zeigen: Mit Lichttherapielampen den Tag künstlich verlängern. Mehr auf Seite 113.

DER EXPERTEN-RAT

## VITAMINE & CO. BEI HEISSHUNGER

**Dr. Padia Rasch, Ärztin für Allgemeinmedizin und Naturheilverfahren, arbeitet im Fachkurhaus Seeblick in Berlingen. Sie hat täglich mit Heißhungrigen, mit Übergewicht, Diabetes, Lebensmittelallergien zu tun.**

### Was löst nach Ihrer Erfahrung am häufigsten Heißhunger aus?

Natürlich falsche Ernährung mit zu vielen schnellen Kohlenhydraten. Es können aber auch Medikamente schuld sein, zum Beispiel bei Diabetes. Oder ein Mangel an Vitalstoffen. Häufig tauchen auch hormonelle Ursachen auf, Serotoninmangel oder Hefepilzinfektionen.

### Was empfehlen Sie bei Heißhunger?

Untersuchen, ob Mikronährstoffe fehlen, auch Serotonin messen lassen. Fehlt Serotonin, verordne ich die Aminosäure Tryptophan plus Vitamin B6.

### Welche Appetitzügler halten Sie noch für gut?

Die Mikronährstoffe Biotin, Chrom, Zink, Mangan, B-Vitamine, Vitamin C und Magnesium. Und Grüntee, Garsinia cambodgia, Guar und OPC sind pflanzliche Stoffe, die bei Heißhunger gut eingesetzt werden können.

## Mittags warm essen

In der Traditionellen Chinesischen Medizin sagt man, dass dem Verdauungssystem Energie (Qi) fehlt, wenn wir Heißhunger auf Süßes haben. TCM-Expertin Ellen Scheer-Daye: »Fehlen warme Mahlzeiten, holen wir uns falsche Wärme durch das Element Süß. Kinder würden weniger Süßigkeiten brauchen, wenn sie jeden Mittag warm essen könnten. Nach unserer Organuhr arbeitet der Dünndarm nur zur Mittagszeit, dann speichert er die Wärme und stärkt das Qi, das unser Körper für die täglichen Aufgaben braucht.«

 ## Kalorienfrei: Lichttherapie

Ein **Spaziergang** versorgt Sie mit 100 000 Lux, auch wenn es bedeckt ist. Eine **Therapielampe** behandelt gleich drei Heißhungerauslöser auf einen Streich: Winterdepression (SAD), prämenstruelles Syndrom (PMS) und Schlafstörungen. Vorsicht, da sind jede Menge Aladins Wunderlampen auf dem Markt, die wenig kosten und nicht wirken. Wichtig ist die Luxmenge, die so eine Lampe schafft. Davon hängt nämlich auch die Zeit ab, die Sie davorsitzen und reingucken müssen. Je weniger Lux, desto länger. Beispiel: Eine Leuchte mit 5000 Lux, die im Abstand von 45 cm wissenschaftlich nachweisbare medizinische Wirkung bringt, kostet ca. 459 Euro. Da muss man sich eine Stunde davorsetzen. Eine Leuchte mit 10 000 Lux kostet das Doppelte – und eine halbe Stunde reicht. Sie sehen, wie kostbar ein Spaziergang ist.

## Magnesium & Schokolust

Überkommt einen in unregelmäßigen Abständen Heißhunger auf Schokolade, dann liegt das oft an **Magnesiummangel.** Nächtliche Wadenkrämpfe zeigen erst recht, dass das wichtige Mineral für Nerven und Muskeln fehlt. Einfach mal **mit einem guten Präparat** auffüllen (täglich 400 bis 600 mg) – und zu **Bitterschokolade** greifen, die hat einen niedrigen GLYX und liefert jede Menge Magnesium.

 ## Darmpilz aushungern

Vier von fünf Menschen tragen Pilzerreger im Darm. Kein Grund zur Panik! Unser Immunsystem im Darm hält diese Erreger in Schach. Nur: Antibiotika, häufige Medikamenteneinnahme oder Autoimmunerkrankungen (wie Rheuma) schwächen das Immunsystem im Darm. Folge: Der Pilz übernimmt das Ruder. Pilze leben von Zucker, das kennen wir vom Hefekuchenbacken. Das löst Heißhunger im Gehirn aus. Unser Bauchhirn kommuniziert nämlich mit dem Kopfhirn. Darmpilze diagnostiziert der Naturheilarzt mithilfe einer Kultur. Man kann sie aushungern. Eine **zucker- und stärkefreie Diät** stellt das Gleichgewicht im Darm wieder her.

 ## Glückskombis

So kann man sein Glück clever kombiniert locken: *Huhn mit Hülsenfrüchten, Käse mit Tomaten, Eier mit Roggenschrotbrot, Fisch mit zwei kleinen Kartöffelchen.*

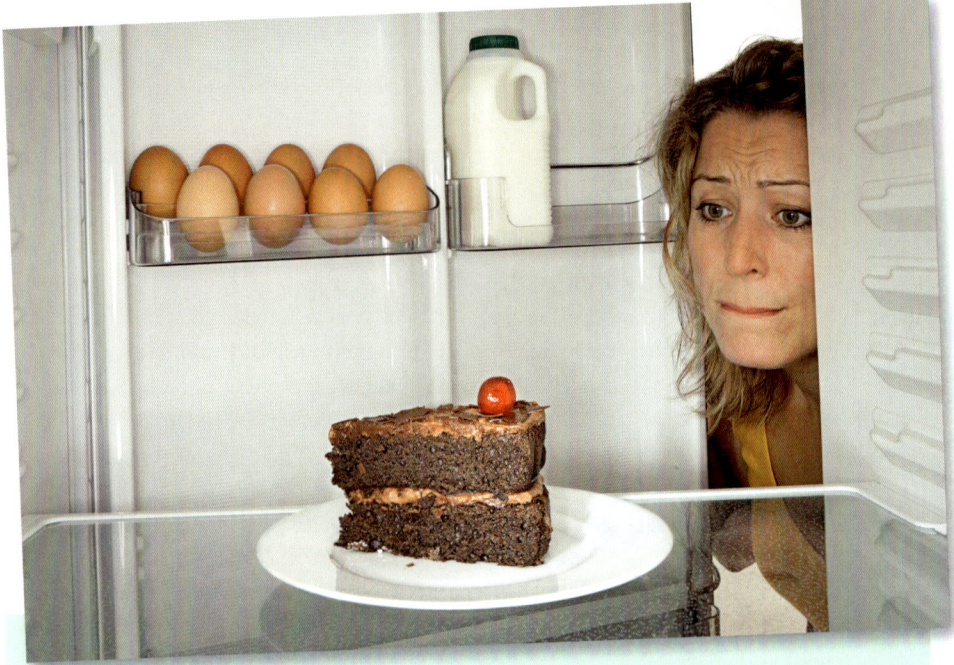

 *Wie macht einen Schokotorte nicht unglücklich? Indem man sie isst, sich freut – und abends Gemüsesuppe löffelt. Oder man beugt dem Süßhunger mit Bitterschokolade vor.*

Das Geheimnis: Tryptophan (Eiweiß-baustein) plus Kohlenhydrate locken Serotonin, das entspannt, Stress abbaut, Ruhe einkehren lässt. *Milch mit Honig* lädt auf diese Weise das Sandmännchen ein. Aus Serotonin macht der Körper sein Gute-Nacht-Hormon Melatonin.

## Anti-Heißhunger-Gewürz

So duftet Glück: Aus Kardamom, Muskatnuss, Nelken, Piment, Vanille und Zeylon-Zimt eine **Gewürzmischung** machen – und damit Heißhunger bremsen im Kaffee, Joghurt, Quark, Obstsalat, Müsli.

## Die Schoko-Diät

Gute Nachricht für alle Chocoholics: Es gibt »Die Schoko-Diät« (Krügerverlag). Die TV-Moderatorin Ruth Moschner poliert auf 253 Seiten das Image der sündigen Schokolade auf. Ihr Tipp: »30 Minuten vor dem Frühstück und vor dem Mittagessen sowie nachmittags etwa gegen 16, 17 Uhr, wenn der Blutzuckerspiegel gerade gemütlich in Liegeposition absackt, gönnen Sie sich mit viel Genuss zwei Stückchen Bitterschokolade.« So lautet ihre wunderbare Strategie, um nicht in die Dessertfalle zu tappen.

Nicht das Beste bis zum Schluss aufheben, sondern vorher genießen. Je höher der Kakaoanteil, desto effektiver.

## Bitterschokos Geheimnis

Kohlenhydrate stoppen den Fettabbau für Stunden, und Naschen macht Heißhunger. Ein biochemisches Gesetz. Gilt für jeden Riegel, jedes Brot, jeden Schoko-Nikolaus. Eine Rippe Bitterschokolade aber liefert gerade so viel Zucker, dass der Fettstoffwechsel weiter läuft – und die Seele glücklich ist. Übrigens: Es gibt ganz milde Bitterschokolade für Einsteiger. Mir schmeckt sie am besten mit Chili. Wow, da möchten die Fettzellen Reißaus nehmen.

## Glück aufstellen

Zimtstangen, Mandarinen und Nelken in eine Schale geben und immer wieder dran schnuppern. Das entspannt – und macht glücklich.

## SÜSS-ERLAUBT-5-CARBS-LISTE

**Fünf Gramm Kohlenhydrate (Carbs) verbrennt das Gehirn pro Stunde – und wenn es fieberhaft denkt, noch mehr. Ein Löffelchen Zucker, eine Rippe Schokolade, ein Apfel liefern Genuss, der die Fettverbrennung nicht stoppt, aber die schlechte Laune!**

Das alles liefert nur fünf Carbs. Mit dieser Menge können Sie den Süßhunger stillen, ohne Blutzuckerspitze, ohne Insulinhunger nach mehr. Und wenn Sie gerade im Denkerfieber sind, dann dürfen Sie die Portion getrost verdoppeln!

### OBST
2 frische Aprikosen (50 g)

½ Schale (125 g) Brombeeren, Erdbeeren, Himbeeren

1 Mandarine (50 g)

50 g saure Kirschen

5 Pflaumen (50 g)

### NASCHIES GESUND
1 Vollkornkeks ohne Zucker (10 g)

2 getrocknete Apfelringe

2 getrocknete Aprikosen

1 Rippe Bitterschokolade (20 g)

10 Espressoschokobohnen

### SÜSSE SÜNDEN
6 Gummibärchen

1 Bonbon

1 Mini-Schokokuss

1 Mandelmakrone (10 g)

### ZUM SÜSSEN
1 TL Agavendicksaft (7 g)

1 TL Akazienhonig (7 g)

1 TL Ahornsirup, Birnen- oder Apfeldicksaft (7 g)

### GETRÄNKE
0,2 l trockener Rotwein

0,2 l Apfelschorle (1:3 Saft/Wasser)

0,2 l Tomatensaft

## KRÄUTERBEUTEL GEGEN SÜSSHUNGER

**Interview mit Ellen Scheer-Daye, Heilpraktikerin mit Ausbildung in Pulsdiagnostik und chinesischer Kräuterheilkunde, über ein kleines weißes Stoffbeutelchen.**

**Sie verschreiben Heißhungrigen einen Tuckbag. Was ist das?**

Ein Kräuterbeutel, der die Lust auf Süßes mindert. Er enthält Fenchel, Ingwerwurzel, Zimt, Anis, Süßholz, Kümmel, Pfefferminze und Schafgarbenkraut.

**Der Beutel kostet 25 Euro. Kann man sich das nicht selbst mixen?**

Leider nein. Die exakt aufeinander abgestimmten Mengen erzielen erst die Wirkung. Und die Kräuter sollten aus ökologischem Anbau sein.

**Wie wirkt der Tuckbag und was hat er mit chinesischer Heilkunde zu tun?**

Mit Süßhunger signalisiert uns der Körper, dass ihm Qi-Kraft fehlt, die Lebensenergie. Der Tuckbag stillt Süßhunger, fördert Antrieb. Besonders gut hilft er Menschen, die erschöpft sind und an Konzentrationsmangel und Nervosität leiden. Kinder vergessen die Süßigkeiten und finden neuen Spaß an den Hausaufgaben. Man trägt ihn am Körper, direkt auf der Haut. Im BH oder im Slip oder an einem Band um den Hals. Nach zwei Monaten lässt die Wirkung nach. Schwangere dürfen ihn nicht tragen.

 ### Abwarten und weißen Tee trinken

Zeit für einen Zauber. Etwas, das zugleich anregt und entspannt: weißer Tee. Der edelste Tee der Welt schmeckt mild, süßlieblich, vertreibt die Süßlust und verlängert das Leben. Zeit, ihn auszuprobieren!

 ### Bitte Bitter

Nachweislich lindern Bitterstoffe die Lust auf Süßes. Sie stecken in bitteren Gemüsen oder in Tropfen aus der Apotheke (mehr dazu ab Seite 50).

 ### Vorsicht Fruchtzucker

*Maisstärke* – ganz häufig in Fertigprodukten – macht dick und schürt Heißhungerattacken. Maisstärke besteht aus Fruchtzuckermolekülen (Fruktose). Während Glukose (Traubenzucker) im Blut von unserem Gehirn permanent kontrolliert wird, haben wir »für *Fruktose* offenbar kein Stoppschild im Gehirn«, so Forscher der Health & Sience-Universität Oregon.

Traubenzucker macht die Großhirnrinde zufriedener, Fruchtzucker reicht ihr nicht aus, macht nicht süßsatt. Wir essen mehr davon. So macht Maisstärke im Fertigprodukt, Fruchtzucker im Fruchtnektar dick. Nein, der Apfel sicher nicht. Dick macht nur die Menge Fruchtzucker, die man uns in der Kunstnahrung unterjubelt: im Fertigprodukt mit Maisstärke – oder im Fruchtnektar, der »mit Fruchtzucker gesüßt« natürlich so viel gesünder klingt.

## Wie viel GLYX-hoch darf man essen?

Ganz einfach: **eine winzige Portion.** Die Praline statt der Tafel Schokolade. Ein Knäckebrot statt fünf. In Zahlen: etwa 5 bis 10 Gramm von den schnellen Kohlenhydraten. Siehe Liste Seite 78.

## Glycin dämpft Süßlust

Glycin erhöht die Aufmerksamkeit, schützt die Zellen, wappnet das Immunsystem, hilft der Leber beim Entgiften. Fehlt dem Körper diese *Aminosäure,* schlägt er Alarm, quält mit Heißhunger auf Süßes. Auch darum macht Eiweißmangel dick. Ein Glycinmangel macht ziemlich müde. Essen Sie zu jeder Mahlzeit Eiweiß – so bekommt Ihr Körper auch ausreichend von dem natürlichen Appetitzügler.

## Geheimnis: Chufas

Die **Erdmandeln** schmecken süß und nussig und enthalten viele Ballaststoffe (26 Gramm pro 100 Gramm). Die Chufas machen satt und passen wunderbar als Süßbeitrag ins Müsli, in den Fatburner-Drink, in Joghurt oder Quark.

## Der Kopf und die Süßfalle

Egal mit welchem Tipp Sie künftig nicht mehr in die Süßfalle tappen: **Verbieten Sie sich nichts!** Sonst geht es Ihnen wie mit dem rosa Elefanten, an den Sie nicht denken dürfen: Plötzlich sehen Sie ihn überall. Ein bisschen Sünde darf schon sein – und sei es für ein längeres Leben.

## Düfte tanken

● *Zitrus- und Minzdüfte* stimmen den Heißhunger auf Süßes milde und machen gute Laune. Schnuppern Sie an Zitronen und frischen Minzeblättchen. Oder brühen Sie sich einen Tee aus Minze oder *Zitronenmelisse,* die beide Aromen vereint.

● *Vanille* hilft auch. Eine Schote in den Rohrohrzucker geben.

● Bei Schokolust hilft das Schnuppern an ätherischem *Rosenöl.* Darin steckt Phenylethylamin, der Aktivstoff, der Verliebten durch die Adern fließt. Der kommt auch in Kakaobohnen vor. Sobald Schokohunger aufkommt, träufeln Sie einen Tropfen Rosenöl auf ein Taschentuch, wedeln damit vor Ihrer Nase und schnuppern.

## Zimt-Zauber

Ob im Kaffee, auf dem Milchschaum oder im Früchtequark, Zimt senkt den Insulinspiegel und stoppt die Süßlust. Er enthält den Aromastoff Cumarin, der etwas in die Kritik geraten ist. Bevorzugen Sie milden **Bio-Ceylon-Zimt,** er schmeckt süßlich und enthält weniger Cumarin.

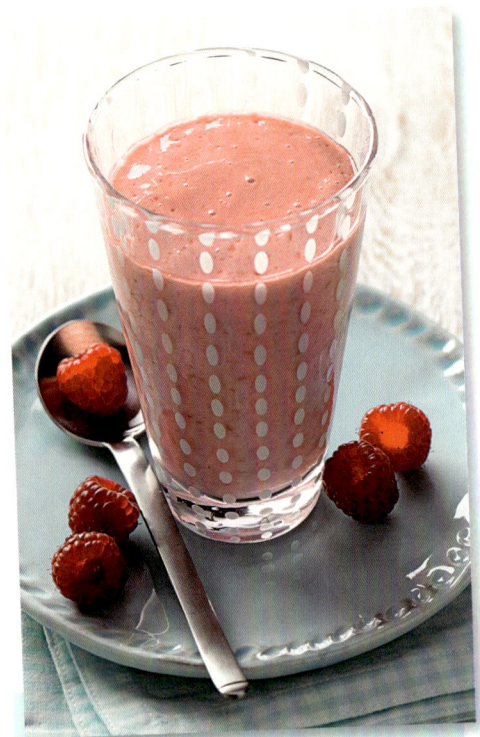

*Wer morgens GLYX-niedrig in den Tag startet, hält die Fettverbrennung am Laufen. Ideal: der Fatburner-Drink.*

# Süßhunger wegnaschen

## Einfach süßsatt mit dem Fatburner-Drink

Nein, es muss nicht immer spartanisch Wasser oder Tee sein. Mixen Sie sich einen beerig-süßen Fruchtdrink.

● Pürieren Sie *80 g frische oder tiefgekühlte Beeren, ⅜ l Buttermilch oder Kefir, 1 TL Leinöl* und *2 EL Bio-Erdmandeln* im Standmixer oder mit dem Pürierstab.

● Extra erfrischend: *2 Blätter Zitronenmelisse* mitpürieren.

## Erdbeer-Carpaccio

Sie macht schlank, während man sie isst – die Erdbeere hat Minuskalorien. Sie regt die Fettverbrennung an, entwässert und entschlackt den Körper, fördert die Verdauung – und versorgt uns mit Vitalstoffen satt. Ruhig mal ganz anders genießen: als Carpaccio!

**1** *500 g Erdbeeren* putzen, in feine Scheiben schneiden. *3 EL Aceto balsamico* mit *2 EL Olivenöl* verquirlen. Über die Erdbeeren träufeln.

**2** Mit *schwarzem Pfeffer* aus der Mühle würzen. Mit frisch gehobeltem *Parmesan* und *Basilikumblättchen* bestreuen.

## Apfel-Pommes

Für die kleinen und die großen Kinder: *1 Apfel* in dicke Streifen schneiden, frischen *Zitronensaft* darüberträufeln und mit *Zimt* bepudern. Stilecht wird's aus der *Papiertüte* mit einem kleinen *Holzpieker*.

## Bunte Aroma-Eiswürfel

Statt des trendigen, oft zuckrigen Kunstaroma-Wassers: Verschiedene **Fruchtsäfte** wie ungesüßten Orangen-, Apfel-, Maracuja-, Beeren- oder Sauerkirschsaft in die Fächer eines Eiswürfelbehälters geben und einfrieren.

Auch verschiedene **Tees** wie Früchte-, Grün-, Minze- oder Rooibostee kann man wunderbar einfrieren und als Farbtupfer und Aromaspender in Mineralwasser oder Drinks servieren.

## Süße Früchtchen

Machen Sie sich selbst Ihre GLYX-Schokofrüchte gegen Heißhunger.

**1** *50 g Bitterschokolade (mit 70 % Kakaoanteil)* zerstoßen oder klein reiben und in *50 ml kochend heißer Milch (3,5% Fett)* schmelzen lassen.

**2** *150 g frisches Obst,* in mundgerechte Stücke geschnitten, *oder getrocknete Früchte* in die flüssige Schokoladenmilch tunken. Auf Backpapier trocknen lassen.

## Echte Glückskekse

Backen Sie schnelle Plätzchen mit hohem Glücksfaktor (Gewürze!) und niedrigem GLYX – also gut zu Mr. Heißhunger, gut zur Linie.

**1** *2 Eier* mit *2 EL Birnendicksaft* im heißen Wasserbad schaumig schlagen.

**2** *½ TL Zimtpulver, ¼ TL gemahlene Nelken, 1 Prise frisch geriebene Muskatnuss, 250 g gemahlene Mandeln* und *50 g gehackte Mandeln* unterziehen.

**3** Blech mit Backpapier auslegen. Mithilfe von zwei Teelöffeln kleine Häufchen aufs Blech setzen, in den kalten Ofen schieben und bei 180° (Umluft 160°) 15 bis 20 Minuten backen.

## Espresso-Frappé

**1** *5 Eiswürfel* zerstoßen und in ein großes Becherglas geben.

**2** *100 ml starken Espresso* aufbrühen, mit *2 TL braunem Rohrohrzucker* süßen und über die Eiswürfel gießen. Fertig ist der Süßlust-Stopper-Drink.

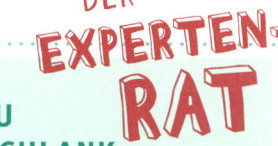

**DER EXPERTEN-RAT**

## AUGEN ZU MACHT SCHLANK

**Jürgen Zulley, Professor für biologische Psychologie, Uni Regensburg.**

**Per Lux-Lampe halten sich Manager am Schreibtisch wach?**

Ja, ich auch. Wenn ich mittags durchhänge, schalte ich die Lampe an und tanke 30 Minuten lang 10 000 Lux aus einer Entfernung von einem halben Meter. Und morgens macht mich der Lichtwecker wunderbar schnell wach. Gute Firmen richten ihre sozialen Zentren, wo sich die Mitarbeiter zu kommunikativen Pausen treffen, übrigens mit hellem Licht ein.

**Studien zeigen: Augen zumachen hält schlank?**

Genau: Zu wenig Schlaf macht dick, dumm und krank. Während wir schlafen, wird Leptin ausgeschüttet, das vermittelt ein Sättigungsgefühl. Deswegen schaffen wir es, zwölf Stunden nichts zu essen, ohne Hunger zu haben. Wenn wir nicht schlafen, wird kein Leptin ausgeschüttet, und wir laufen zum Kühlschrank. Laut US-Studien führt das zu Übergewicht. Schlafgestörte sind eher übergewichtig.

*Tipp: Lesen Sie das neueste Buch von Jürgen Zulley: »Mein Buch vom guten Schlaf«, Mosaik/Goldmann Verlag.*

## All-you-can-eat: Gewürzter Milchschaum

Ein guter Milchaufschäumer (oder Miniquirl) verwandelt Milch minutenschnell in löffelfesten Milchschaum, bläht sie aufs Vierfache auf und viertelt so die Kalorien. Mit Gewürz verfeinert, wunderbar gegen Süßhunger!

**1** *150 ml kalte Milch* aufschäumen, bis ein fester Milchschaum entstanden ist.
**2** Einfach mit *1 Prise Zimt* verfeinern. Oder mit *½ TL Ahornsirup, 1 Prise Zimt, 1 Prise Bourbon-Vanille* und *1 TL Kakao* aromatisieren.

## Hollersirup

Schon Hippokrates pries die Heilkraft des Holunders – für die Verdauung. Ein Glas Wasser mit einem Löffel Holundersirup versüßt Heißhungrigen den Tag. An heißen Sommertagen eisgekühlt und im Winter als Tee.

Am besten schmeckt der wertvolle Sirup selbst gemacht. Und zwar nach Originalrezept einer Sennerin aus dem österreichischen Kaisertal. So geht's:

**1** *3 Liter Wasser* in einen großen Topf geben, leicht erhitzen und *3 kg Rohrohrzucker* sowie *100 g Zitronensäure* (aus der Apotheke) darin auflösen.
**2** Abkühlen lassen, *30 frische Holunderdolden* (blühen im Mai/Juni) hineingeben. Zwei bis drei Tage ziehen lassen und immer wieder umrühren.
**3** Dann die Dolden mit den Händen ausdrücken und abseihen. In sterile Einweckflaschen abfüllen.

## Espressobohnen im Schokokleid

**1** *150 g Bitterschokolade* in Stücke brechen und im Wasserbad bei geringer Hitze schmelzen. Etwas auskühlen lassen.
**2** *50 ganze Espressobohnen* unterrühren. Mit einem Teelöffel je eine Espressobohne aus der Schokolade fischen und auf eine mit Backpapier ausgelegte Arbeitsplatte setzen. Vollständig erkalten lassen, bis die Schokolade fest geworden ist.
**3** Die Schokobohnen in Cellophantütchen verpacken oder in einer Vorratsdose kühl und trocken aufbewahren. Und vorsichtshalber nicht neben meinen Computer stellen.

## Zum Glück gibt's Frozen Joghurt

Liefert viel Eiweiß, wenig Fett und ist in fünf Minuten fertig:

Einfach *1 Becher Naturjoghurt (200 g, 3,5% Fett), 2 TL Akazienhonig* und *150 g leicht angetaute Tiefkühl-Beeren* aus dem Eisfach im Standmixer zu Frozen Joghurt verrühren und genießen.

## Limo-Lust

Malve (Hibiskusblüte) galt den Ägyptern als Geheimwaffe gegen Hitze.

*10 g getrocknete Malvenblüten* (aus der Apotheke) in 1 l kaltes Wasser geben, nach 24 Stunden abseihen, fertig.

Zeitlose können ihn auch mit heißem Wasser aufkochen. Sieht aus wie rote Limonade, schmeckt erfrischend, stillt den Durst. Zimmerwarm trinken oder gekühlt mit 1 Scheibe Limette servieren.

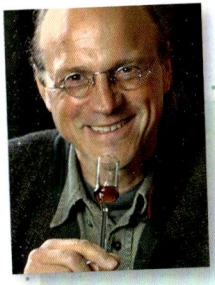

## ESSIG GIBT DEM SÜSSEN SAURES

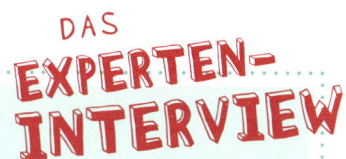

Ein Interview mit dem »Essig-Doktor« Georg-Heinrich Wiedemann
vom Pfälzer Doktorenhof in Venningen.

**Warum nennt man Sie den Essig-Doktor?**

Wir machen hier auf dem Doktorenhof seit zwanzig Jahren gesunde Essige. Unseren Morgen-
trunk für Leib und Seele, den »Balsam des heiligen Damian«, oder unseren Cinnamon-Essig,
Ingwer-Essig, Vanilla-Essig ...

**Essig ist Medizin?**

Essig ist ein Lebensmittel. Früher war Essig Medizin. Er war wichtig, um Kräuter zu extrahie-
ren, man nahm ihn zum Desinfizieren, und er tötete Bakterien ab. Er war ein Allheilmittel
vor allem für den Stoffwechsel und den Darm. Man setzte ihn gegen Ruhr, Typhus, Cholera
ein. Im Grunde gibt es nichts Besseres für unsere Verdauung als Essig. Mir läuft schon beim
Reden über Essig das Wasser im Mund zusammen.

**Essig dimmt richtig die Lust auf Süßes.**

Ja. Er macht unsere Geschmackspapillen frei. Und: Man hat einfach weniger Lust auf Süßes.
Wir tun in unsere Pralinen Essig rein und sparen dadurch zwei Drittel der Zuckermenge.

**Models tunken immer, wenn sie etwas essen, erst einmal ein Salatblatt in Essig. Warum?**

Essig zügelt den Appetit. Die Säure mindert vor allem die Lust auf Süßes. Studien zeigen:
Essig reguliert ja sogar den Insulinspiegel runter, beugt Insulinresistenz und Diabetes vor.
Das beste Arzneimittel der Welt ist nun mal ein gutes Lebensmittel.

**Welchen Essig würden Sie für eine Anti-Heißhunger-Kur empfehlen?**

Kommt auf die Jahreszeit an. Ingweressig im Sommer und unseren Sophienbalsam aus Pflaumen mit Zimt im Winter. Man nimmt ihn pur als Aperitif. Oder als Erfrischungsgetränk, verlängert mit stillem Wasser im Verhältnis 1:4. Und trinkt davon so viel wie zu Jesus' Zeiten: Da hat
man ½ Liter Essigwasser namens Posca getrunken, um keine Darmkrankheiten zu kriegen.

**Man kann ja sogar in Essig baden, um sich zu entschlacken.**

Ja, das riet schon Pfarrer Kneipp. Essig dringt binnen Sekunden durch die Haut in den Blutkreislauf und wirkt auf alle Organe und den Stoffwechsel. Da empfehle ich Balneum-Essig.

*Mehr Infos: www.doktorenhof.de*

# DER STRESS UND DIE ZUCKERFALLE

**Lieber Heißhunger,**

ich war wirklich völlig erschöpft, als ich heute heimkam. Der Bauch hat schon geknurrt. Dann noch der Feierabendverkehr – und dann kein Parkplatz. Eine halbe Stunde gesucht und gesucht und gesucht. Dann der zu kleine Parkplatz. Weitere neun wertvolle Lebensminuten ins Nichts verschwendet – und jede Menge Nerven verloren. Endlich daheim. An der Kühlschranktür – ich wollte doch nur das Wasser herausholen – sprangst du mich an. Es tut mir leid, dass die Dose Ravioli (wer hat mir die nur in den Kühlschrank gestellt?) schon vier Jahre abgelaufen war. Und kalt. Nach dem halben Glas Nussnougatcreme zogst du dann plötzlich ab. Wahrscheinlich beleidigt – auch mir war schlecht. Sorry. Ich verspreche dir, dass das nie wieder vorkommt.

Deine Laura

# Lauter kleine Energiezauber gegen Heißhunger

Schon mal was von der Energiekrise des Gehirns gehört? Lassen Sie sich nicht länger stressen, sonst haben Sie gegen den Heißhunger keine Chance! Machen Sie lieber etwas Innenschau, gucken Sie, was so richtig nervt – und packen Sie das an. Dann hängen Sie bald nicht mehr am Zuckertropf.

**DAS KENNT JEDER:** Der Chef schimpft, und nur Kekse machen das wieder gut. Oder: Der bohrende Hunger nach einem Streit mit dem Nachbarn, das Loch im Bauch nach dem Feierabendstau-Heimschleichen, die zitternden Finger nach der Prüfung … Es gibt Tage, da ist man so gereizt, dass man sich am liebsten irgendwo allein verbarrikadieren würde. Und mein Mann wäre auch ziemlich froh, wenn ich das dann tun täte. Idealerweise gleich im Kühlschrank – wäre es da nur ein bisschen wärmer. Warum ist das so? Ganz einfach, weil unser Gehirn leicht in Panik gerät, es meint, ihm gehe gleich die Energie aus.

## Was raubt uns nur die Energie?

Es gibt so Tage, da sitzt man förmlich im Kühlschrank, hängt am Schoko-Tropf, verschwindet in der Chipstüte … Das kennen Sie mit Sicherheit auch: müde, energielos, die Dynamik eines Filzpantoffels … Logisch, dann versucht man, sich durch Essen wach zu machen. Da sitzt der kleine Heißhunger auf der Schulter, gähnt und flüstert: »Ich will ein Eisbein. Schweinebraten mit Knödel. Will essen mit ganz vielen Kalorien.« Eigentlich ein gutes Zeichen: Zeit, endlich was zu tun!

### ETWAS MAGIE …

Als mir der Heißhunger abwechselnd mit Mr. Nikotin ständig ins Ohr schmetterte: »Ich will ich will ich will …«, gewöhnte ich mir an, ein kleines **Amulett** mit einer Buddhafigur in die Hand zu nehmen. Das hat mir meine Freundin Jutta geschenkt. Darauf steht: Liebe und Mitgefühl. Wundersamerweise hat es gereicht, an diese Gefühle zu denken – und der Appetit wurde kleiner und kleiner. Auch das ist Meditation. Ein Amulett – ob Stein, Schmuckstück, Münze, Kreuz oder Medizinbeutel – hat magische Kräfte. Es entstresst, bringt Glück, schenkt Kraft, schützt vor Schaden, und in der langen Geschichte der Medizin bewahrte es vor Krankheiten. Das Amulett, der Talisman, wirkt heute noch. Es verkörpert unseren Glauben, schenkt uns ein kleines Stück Spiritualität. Das tut gut in der kühlen Welt des Verstandes. Und es ist immer greifbar, wenn wir ein bisschen Glück brauchen, Gesundheit, Liebe, Kraft oder Energie. Die nicht nur im Schokoriegel stecken.

## Müdigkeit macht hungrig

Wer tagsüber müde ist, greift öfter zu kalorienreichen Nahrungsmitteln. Das hat eine Studie der Harvard Medical School in Boston ergeben. Das Gehirn schafft es dann nicht mehr, seine kontrollierende Wirkung aufrechtzuerhalten. Schuld daran ist die verminderte Aktivität des präfrontalen Kortex, eine Hirnregion, die vor allem hemmend wirkt – auch beim Zugreifen.

Die Studienteilnehmer, die tagsüber müde waren, konnten sich beim Anblick von deftigem Essen deutlich schlechter beherrschen als die nicht müden Kandidaten. Da alle Teilnehmer genug geschlafen hatten, liegt die Ursache für die Tagesmüdigkeit woanders.

## Lieber Heißhunger!

Müde. Ständig bin ich müde. Hab keine Energie für gar nichts. Das Einzige, was mir ein bisschen Power gibt, bist du. Irgendwie bist du mein ständiger Begleiter. Forderst Treibstoff, damit ich überhaupt was auf die Reihe krieg. Klar, ich fülle meine Tanks – die eigentlich langsam überlaufen müssten. 40 Milliarden Fettzellen soll der Mensch haben. Andere vielleicht. Ich hab mehr.

Deine Babsi

## Was tun? Die Ursache suchen

Sicher ist oft *Stress* die Ursache für Müdigkeit. Wenn Sie also grantig sind und müde, dann stellen Sie sich erst einmal folgende Dr.-Hirschhausen-Fragen: »Wann habe ich zum letzten Mal gegessen? Mich unter freiem Himmel bewegt? Geschlafen? Mit wem? Und warum?« Wenn Sie jetzt nicht gelacht haben, Spaß beiseite, dann könnte eine der folgenden Ursachen der Grund für Ihre Müdigkeit sein:

- *Zu wenig geschlafen?* Klar. Das lässt den Ghrelinspiegel ansteigen. Dieses Hormon macht Hunger.
- *Zu wenig gegessen?* Klar. Dann befiehlt die somatische Intelligenz des Körpers: Energie zuführen! Das passiert oft durch eine falsche Diät. Lesen Sie dazu das zweite Kapitel ab Seite 66.
- *Übersäuert?* Säureflut im Körper macht müde, energielos – und hungrig. Kann man einfach ändern. Ab Seite 144.
- *Zu wenig Sauerstoff.* Auch das macht müde. Fenster auf! Noch besser: Raus an die frische Luft und bewegen. So kommt 100 Prozent mehr Sauerstoff ins Gehirn. Nein, $O_2$-Wasser braucht's wirklich nicht.
- *Überforderte Leber?* Eine überarbeitete Leber macht sehr, sehr müde. Sie braucht Bitterstoffe. Und Pause von zu viel Zucker, zu viel tierischen Fetten, zu viel Alkohol. Mehr steht auf Seite 148.
- *Zu wenig Vitalstoffe:* Wenn bestimmte Mineralstoffe oder Vitamine fehlen, führt das zu Müdigkeit – etwa Eisen, Magnesium, B-Vitamine (vor allem $B_{12}$), Jod und Selen für die Energiehormone der Schilddrüse. Und Omega-3-Fettsäuren!

# Der Zucker-Stress-Stoffwechsel

**WIR VERFÜGEN** über ein wunderbares, lebensrettendes *Stress-Urprogramm.* Kaum taucht Stress auf, wirft der Körper das sympathische Nervensystem an. Der Blutdruck steigt, das Herz klopft, der Muskel holt sich schnell den Zucker aus dem Blut, damit er uns das Leben retten kann – über die Faust oder die Beine. Auch das Gehirn wird gut mit Zucker versorgt, damit es sich die notwendige Strategie überlegen kann.

Die Stresshormone drosseln alles momentan Unwichtige wie Verdauung und Stoffwechselarbeit und mobilisieren Energie aus den Zuckervorräten der Leber. Super, wenn die Muskeln nun auch agieren, uns schnell fliehen oder heftig kämpfen lassen – wenn sie die ganzen Zuckermoleküle einfach verbrennen und wir uns dann auf ein Mammutfell legen, erholen, ein paar süße Früchte essen. Und so die leeren Zuckervorräte wieder auffüllen.

*Kleine Anmerkung:* Unter Zucker verstehe ich natürlich nicht nur Haushaltszucker, der aus der Dose kommt. Auch in diesem Kapitel ist damit die Glukose gemeint: der Traubenzucker, der im Blut schwimmt und den der Körper speichert, aus unserem Essen, aus Kohlenhydraten, aus Fett.

## Psycho ... der moderne Zucker-Stress-Stoffwechsel

Nun legen wir uns selten auf das Mammutfell, und uns stresst auch eher selten ein moderner Säbelzahntiger, der gleich wieder weg ist. Vielmehr stehen wir oft minutenlang, stundenlang, tagelang unter

Stress, und das ist natürlich etwas völlig anderes für unseren Körper.

Darum hat man in der Uni Lübeck einen *Psycho-Stress-Test* gemacht. Und zwar setzte man Freiwillige modernem Stress aus: Sie mussten von der Zahl 2023 rückwärts immer 17 abziehen und wurden vorher psychisch mit Geringschätzung zermürbt, und wenn sie Fehler machten, dumm angeredet. Kurz vor dem Test und nach 10 Minuten guckten die Forscher ins Blut der Probanden, was sich da tut unter psychosozialem Stress. Unter dem leiden

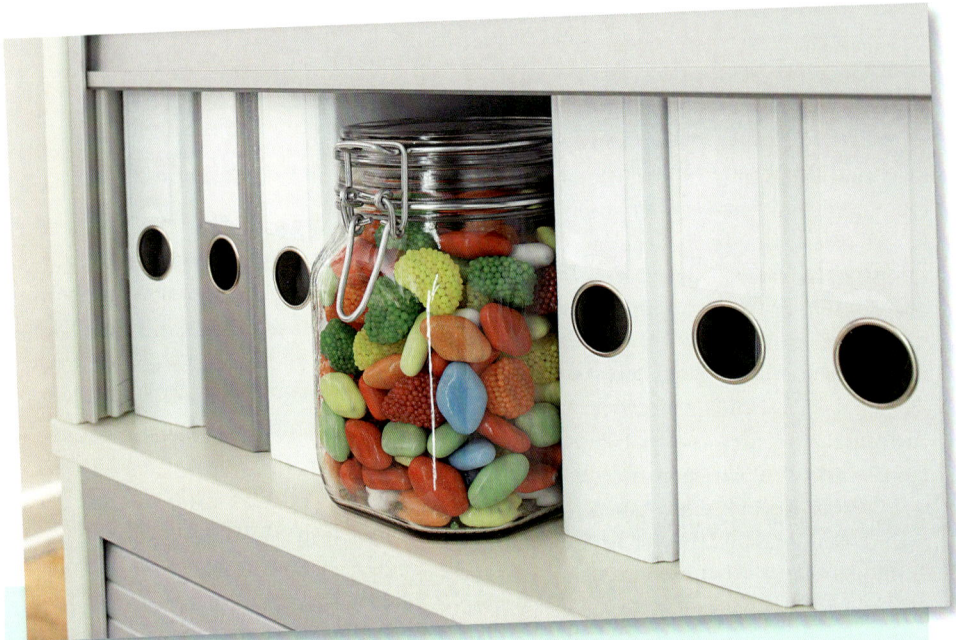

wir ja normalerweise fast alle. Heißt bei uns Mobbing, Prüfungen, miesepetrige oder nörgelnde Menschen um uns herum, keine Zeit für unsere Arbeit, Überlastung, Stau, finanzielle Sorgen, Waagenfrust …

Und da reagiert der Körper (im Test und im normalen Leben) folgendermaßen: Adrenalin und Cortisol steigen stark an. Dazu gesellen sich Zittern, Herzrasen, Unruhe, Schwitzen. Und auch das Gehirn zeigt: Stress – mit Konzentrationsstörungen, mitunter sogar Sprachschwierigkeiten, langsamem Denken, Schwindel, Schwächeanfällen. Da spricht der Wissenschaftler von *Neuroglukopenie.* Heißt: Der Nervenzelle, dem Gehirn geht der Zucker aus. Psychosozialer Stress führt nachweislich zu Unterzucker im Gehirn.

## Die »Energiekrise« des Gehirns

Den Begriff prägte der Internist, Diabetologe und Hirnforscher Professor Achim Peters: »Alle Heißhungerattacken, unbezähmbaren Lustgefühle, suchtähnlichen Gedanken ans Essen sind nur die Folge und Ausdruck einer permanenten Energiekrise des Gehirns. Heißhunger und Lust aufs Essen sind die **emotionalen Köder,** die unser Gehirn auswirft, um uns dazu zu bringen, die für den Gehirnstoffwechsel benötigte Energie aufzunehmen – immer wieder, Tag für Tag und in extremen Fällen sogar nachts.« Darüber hat Prof. Achim Peters ein Buch geschrieben. Das liest sich wie ein Krimi – und steht auf den Bestsellerlisten: »Das egoistische Gehirn. Warum unser Kopf Diäten sabotiert und gegen den eigenen Körper kämpft.« Siehe auch Büchertipps auf Seite 220.

### Das Gehirn stellt auf Eigenversorgung

Fieberhaftes Überlegen, Angst, Gedankenkarussell, Aufregung, Ärger, Frust … all das erhöht den Energiebedarf (= Zucker) des Gehirns. Und unser Stresszentrum drückt auf Alarmstufe: »Gehirn braucht mehr Zucker!« Die Nebenniere schüttet mehr Stresshormone aus, die Zucker mobilisieren. Und das Gehirn schaltet auf: Eigenversorgung. Sperrt die Zuckerversorgung für den restlichen Körper zu.

Solange die den Kopf quälende Stresssituation anhält, bleiben die Stresshormone oben. Danach sinkt binnen 30 Minuten das Adrenalin auf normale Werte. Das *Cortisol* braucht aber zwei Stunden – und *genau dieses Hormon macht uns einen gigantischen Zuckerhunger.* Das Gehirn signalisiert immer noch: »Ich hab zu wenig Energie!«, obwohl die Prüfung vorbei ist.

Nun haben die Forscher in ihrem Versuch die Probanden an ein Buffet gestellt. Mit wunderbarem Käse, Wurst, Brot, Lachs, Muffins, Schokolade … Die fielen natürlich heißhungrig über alles her, aßen 34 Gramm Extra-Kohlenhydrate im Vergleich zu ungestressten Buffetbesuchern. Und ernteten Wohlbefinden pur, weil all die schrecklichen Symptome wie Erschöpfung, Schwitzen, Schwäche, Schwindel, Zittern, Nervosität, Konzentrationsmangel, Müdigkeit mit jedem Muffinbissen verschwanden. Andere, die auch ein Buffet bekamen mit gesundem grünem Salat, kalorienarmem Dressing, aßen auch viel,

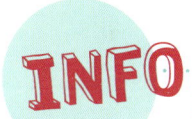
wurden aber weder die Erschöpfung los noch ernteten sie Wohlgefühle.

*Was lernen Ernährungsexperten daraus?* Gib niemals den Tipp: »Wenn du Heißhunger hast, iss ein paar Gemüsestreifen oder trink ein Glas Wasser.« Das beugt nur vor, hilft aber nicht akut.

### Psychosozialer Stress frisst viel Zucker

Im Blut konnten die Wissenschaftler feststellen, dass »10 Minuten psychosozialer Stress mehr Energie verbraucht, als in eineinhalb Brötchen (50-g-Größe) steckt«, schreibt Professor Peters. In 10 Minuten futtert das Gehirn 132 kcal Zucker. Und, so der Gehirnexperte: »Überträgt man die Ergebnisse der Lübecker Forschungen auf unseren Alltag, wird verständlich, wodurch unter Stress Heißhungerattacken entstehen, warum selbst kurzzeitige Leistungssteigerungen des Gehirns uns todmüde machen können und wie das eigene

Gehirn bei mangelhafter Glukosezufuhr zur unerträglichen Nervensäge wird.«

Also: Bei negativem Stress braucht das Gehirn ganz viel Zucker. Darum macht Stress Heißhunger, verlangt nach Zucker am besten in Kombination mit Fett, um die Stresshormone zu senken (siehe unten).

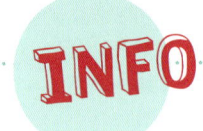

# Stressfutterer oder Stresshungerer?

**DIE EINEN** stopfen sich unter Stress alles rein, was sie finden können. Die anderen bringen unter Stress überhaupt nichts runter. Das ist eigentlich normal: unter Stress die Energievorräte des Körpers verwenden – und nicht zusätzliche Energie in die Nahrungssuche verschwenden. Und dann, wenn's wieder ruhiger wird, gemütlich zurücklehnen und süße Früchte naschen.

Irgendwann hat irgendwas dieses natürliche Programm durcheinandergebracht. Die Mutter, die einen immer mit Bonbons oder Eis getröstet hat, jeden Quengler mit einem Keks stopfte, jede Leistung mit Schokolade belohnte, bis das Gehirn lernte: Stress – sprich Traurigkeit, Einsamkeit, Schmerzen – kann man wunderbar mit Essen dämpfen. Und: Zur Leistung gehört auch eine kalorienreiche Belohnung. *Stress macht Heißhunger, weil unsere Festplatte einen Programmierfehler hat: »Zucker löst Probleme.«*

## Die Selfish-Brain-Theorie

Unser kluges Teil dort oben guckt immer, dass es als Erstes versorgt wird. Das nennt Professor Achim Peters »selfish brain« (das egoistische Gehirn). Solange die Stresshormone die Regierung im Körper übernehmen – und sei es in winzigen Mengen – essen wir mehr, um unser Gehirn gut zu versorgen. So kann Dauerstress fatale Folgen haben: Wir werden dick und die überflüssigen Kilos nicht wieder los.

## Energiemanagement des Körpers

Stellen Sie sich das Energiemanagement Ihres Körpers folgendermaßen vor: Unter Stress braucht das Gehirn mehr Zucker. Kein Problem. Dafür hat es ja seine Körpervorräte. Der Blutzucker versorgt über einen Schlauch den Körper, und ein davon abzweigender Schlauch führt direkt zum Gehirn. Denn das Gehirn braucht nun mal ein Fünftel der Energie des Körpers. Obwohl es nur 1,4 Kilo wiegt.

Braucht das Gehirn mehr Energie, saugt es kräftig an diesem Schlauch – und die Klappe für den Körperschlauch schließt sich. Dem bleibt erst mal nichts. Hat das Gehirn das Gefühl, es kommt nicht genug an, wird es ziemlich nervös. Und schickt den Körper los, um schnell was zu essen.

Damit er das auch tut, macht uns das Gehirn mithilfe von Nervensystem und Hormonen das Leben ziemlich unangenehm. Wir sind zittrig, erschöpft, müde, traurig, nervös, natürlich heißhungrig … Das, was uns das Leben wieder lebenswert macht, liegt in der Schublade, im Kühlschrank, notfalls im Tankstellenregal.

Den Sog aus dem ersten Schlauch bezeichnet Achim Peters als **Brain-Pull:** »Die Kraft, mit der das Gehirn die Energie aus dem Körper zieht.« Den Sog aus dem zweiten Schlauch (der im Mund endet) bezeichnet er als **Body-Pull.** Den kennen wir als Appetit, Hunger oder Heißhunger. Je nach interner Versorgungssituation fordert der Hypothalamus Energie von außen an, also Essen. Dieser Schlauch versorgt Körper und Gehirn, abhängig vom Füllzustand des Körpertanks – so lange, bis das Gehirn meint, genug zu haben.

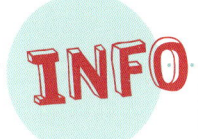
## Heißhunger ist auch die Folge eines ausgeleierten Brain-Pulls

Gesund ist, wenn das Gehirn sich aus den Körperdepots mit Zucker versorgt und wir dann essen (Body-Pull), wenn die Depots aufgefüllt werden müssen und wir dafür einkaufen gehen (Such-Pull). Das ist normal. Das Gehirn versorgt sich und den Körper. So, dass alle zufrieden sind. Wenn zu wenig kommt, versorgt das Gehirn erst mal sich. Nur Heißhunger zeigt häufig: Da stimmt etwas mit dem Brain-Pull nicht.

»Ein ungestörter Brain-Pull optimiert die Energieversorgung des Körpers und des Gehirns und verhindert, dass wir zu viel Fettreserven bilden. Gerät er aus der Balance, beginnt für den Körper eine neue Ära des Energiemanagements. *Das Gehirn stellt auf Body-Pull um.*« *Schickt uns zum Essen.* Mit dieser schlichten Weisheit erklärt Professor Peters all die Probleme, die wir mit Übergewicht und Diabetes haben. Und Heißhunger ist demnach nichts anderes als ein aus der Balance geratener Brain-Pull. Lesen Sie das folgende Interview.

### Stress leiert den Brain-Pull aus

Unter bestimmten Umständen verliert der Brain-Pull an Kraft. Er leiert aus. Achim Peters: »Jeder Mensch, der übergewichtig ist, hat einen inkompetenten Brain-Pull. Je schwächer der Brain-Pull, also die Selbstversorgung des Gehirns aus dem Körper, desto voller die Fettdepots. Wenn wir mehr essen, dann nicht deshalb, weil wir genusssüchtig, faul oder charakterschwach sind, sondern ausschließlich, weil der Energiebedarf des Gehirns mit normalem Essverhalten nicht mehr gedeckt werden kann.«

Durch die Gewöhnung an Dauerstress schicken wir selbst unser Gehirn in eine Energiekrise. Fettdepots werden aufgebaut. Das Gewicht steigt. Die Depots werden voller und voller. Der Blutzucker steigt. Irgendwann hat man dann Diabetes Typ 2. Und wenn der mit Insulin behandelt wird – wie bei uns üblich –, wird der Mensch heißhungriger und heißhungriger und dicker und dicker.

Was tun? Den Brain-Pull durch ein verhaltensmedizinisches Programm stärken – und nicht erst, wenn man bereits 30 Jahre lang Altersdiabetes hat. Gesund essen, sich bewegen – und das Gehirn davon überzeugen, dass es genug kriegt (Seite 136).

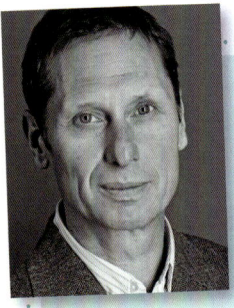

### DER HEISSHUNGER, DAS ÜBERGEWICHT UND DIE GEFÜHLE

Warum das Gehirn Hunger macht, erforscht Prof. Dr. med. Achim Peters, Universität Lübeck, Endokrinologe, Diabetologe und Leiter der Klinischen Forschergruppe »Selfish Brain«.

**Warum ist das Gehirn selbstsüchtig?**

Das Gehirn organisiert die gesamte Energieversorgung des Körpers – über die Lieferkette Teller-Körper-Gehirn. Wir müssen ja essen, um zu leben. Das Gehirn organisiert das so, dass es seine eigenen Bedürfnisse an Zucker befriedigen kann. Es ist eigensüchtig. Und das ist wichtig, weil es unser wichtigstes Organ ist. Es weist allen Organen ihre Energie zu, guckt aber, dass es erst einmal selbst genug hat.

**Stress bringt die Software im Gehirn durcheinander?**

Ja. Auf Dauerstress, wie ihn zum Beispiel eine alleinerziehende Mutter mit Geldsorgen hat, reagieren Menschen auf zweierlei Art: Typ A fährt sein Stresssystem immer wieder aufs Neue hoch, ständig, ohne dass es in seiner Stärke nachlässt. Diese Dauerbelastung des Stresssys-

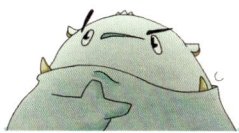

tems geht auf die Stimmung. Diese Menschen werden langfristig depressiv. Da sie stets die Energie für das Gehirn aus den Körperspeichern anfordern, werden sie mit der Zeit dünn. Typ B reagiert anders. Die dauerhafte Belastung des Stresssystems führt dazu, dass es ausleiert wie eine überdehnte Feder. Um jetzt das Gehirn ausreichend mit Energie zu versorgen, müssen diese Menschen mehr essen. Ihre Stimmung wird zwar dadurch besser, dass das Stresssystem entlastet wird, aber dieser Typ Mensch wird auf Dauer dick. Zusammengefasst: Kann man Dauerstress nicht meistern, bleiben die bitteren Alternativen: depressiv oder dick.

### Was passiert chemisch im Körper?

Negative Gefühle machen Dynorphine, das Gegenteil vom euphorisch stimmenden Endorphin. Und diese werden aktiviert, wenn das Stresssystem aktiviert wird. Und sie aktivieren den Brain-Pull. Das Gehirn holt sich die Energie aus den Körperspeichern. Bei Übergewichtigen sind diese Botenstoffe entkoppelt. Sie fühlen sich unter Stress nicht schlecht. Doch der Brain-Pull kommt nicht in Gang. Sie müssen essen. Der Body-Pull ist aktiv. Der Tankschlauch nach außen.

### Okay. Was raten Sie, um Dauerstress zu meistern?

Mehr auf den Körper zu hören. Wenn wir müde sind, wäre es die richtige Konsequenz, sich ins Bett zu legen. Wir aber trinken Kaffee.

### Und was ist mit Entspannungsübungen?

Meditation, Autogenes Training entspannen natürlich begleitend. Aber sie lösen nicht das Problem. Meditieren vertreibt nicht die Geldsorgen.

### Aber es hilft, besser zu erkennen, wo das Problem sitzt.

Natürlich. Ganz wichtig ist Selbstreflexion.

### Tagebuch schreiben?

Ja. Selbstreflexion eröffnet sich beim Tagebuchschreiben besonders. Was wird gefühlt, wenn man sagt: »Ich bin gestresst«, was für Gedanken steigen auf? Das macht man sich beim Ausformulieren erst so richtig klar.

### Langfristig hilft nur Gefühlsmanagement.

Genau. Gefühle führen zu bedürfnisorientiertem Handeln. Was macht mir ein schlechtes Gefühl? Und statt es mit der monotonen Verhaltensweise »Essen« zuzudecken, sollte man dem Gefühl auf den Grund gehen. Fühlt man sich schuldig? Erntet man durch eine Entschuldigung Erleichterung? Dann stellt sich überhaupt nicht mehr die Frage, ob ich etwas esse.

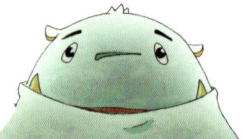

**Manche negativen Gefühle lassen sich nicht so schnell aus dem Weg räumen.**

Nehmen wir mal Einsamkeit, ein negatives Gefühl, das viele kennen. Das kann man durch eine riesige Pizza lindern. Aber ich kann mir auch sagen: »Mensch, ich bin allein, ich könnte es gut gebrauchen, mit jemandem zu reden, ich rufe jemanden an. Vielleicht trifft der sich ja sogar mit mir.« Wer sein Gehirn umprogrammieren will, muss seine Gefühle angehen. Sie sagen ihm die wahren Bedürfnisse. Und geht man die Probleme an der Wurzel an, erntet man positive Gefühle. Dann stellt sich gar nicht mehr die Frage, ob man das negative Gefühl mit Essen dämpft.

### Und wenn ich das nicht schaffe?

Wer das allein nicht hinbekommt, braucht einen Coach für bedürfnisorientiertes Handeln. Man muss an das Grundproblem heran, die eigentlichen Stressoren beseitigen und/oder lernen, mit ihnen umzugehen. Dann kann sich der Brain-Pull wieder erholen. Das Gehirn macht die Körperspeicher wieder zu. Wir müssen die Speicher gar nicht erst mit Essen füllen.

### Holt Sport einen aus der Ich-muss-für-mein-Gehirn-mehr-essen-Falle raus?

Ja, man kann im Blut messen, dass durch ein Sportprogramm das Nüchterninsulin sinkt. Das zeigt: Das Gehirn kann sich seine Portion Brennstoff sichern, ohne dass wir doppelt so viel essen. Wenn wir etwas essen, wandert das nicht in die Speicher, sondern gleich ins Gehirn, und dann braucht man nicht so viel zu essen.

### Wie kann man messen, ob das Gehirn in der Krise steckt?

Erhöhtes Blutinsulin – bei normalem Blutzucker – ist ein klares diagnostisches Zeichen für einen inkompetenten Brain-Pull. Schätzungsweise jeder zweite Erwachsene ist davon betroffen, meist ohne es zu wissen. Und hohes Blutinsulin zeigt ein stark erhöhtes Risiko an, in den nächsten Jahren an Gewicht zuzulegen und an Typ-2-Diabetes zu erkranken. Hohes Blutinsulin führt dazu, dass so viel Energie in den Muskel- und Fettzellen eingespeichert wird, bis diese übervoll sind. Bis Glukose im Urin ausgeschieden wird.

### Sie halten ja Insulinspritzen nicht mehr für das Mittel der Wahl beim Typ-2-Diabetes.

Die ACCORD-Studie zur medikamentösen Blutzuckersenkung musste abgebrochen werden, weil eine auffällige Häufung tödlicher Herzinfarkte auftrat. Bei manchen Patienten lässt sich eine Therapie mit Insulin allerdings nicht vermeiden. Aber es sollte so vorsichtig dosiert werden, dass es nicht zur Gewichtszunahme und niemals zum Unterzuckerkoma kommt!

*Mehr Infos: www.selfish-brain.com*

# Das Gehirn kann man verändern

**KLAR:** Das Gehirn vergisst nicht. Es lernt: Negatives Gefühl sofort mit Essen kompensieren! Vergleichbar mit: Heiße Herdplatte – sofort Finger wegziehen! So macht chronischer Stress ganz schnell dick. Und nicht etwa über einen schwachen Willen, sondern über hormonellen Zwang.

Das Gehirn hat gelernt: Stress – ich krieg Essen. Und irgendwann wird daraus: Stress – ich brauch Essen. Und es fordert das auch ein. *Nun muss das Gehirn lernen, wieder an die Körpervorräte zu gehen.* Das heißt, der Besitzer dieses Gehirns muss den Informationspfad »Negative Gefühle verschwinden erst einmal durch Essen« umschreiben – das funktioniert mithilfe eines Rituals und einer Strategie. Diese finden Sie auf Seite 191.

Es dauert nur eine einzige Woche – und wir haben im Kopf einen anderen Lösungspfad. Wir müssen nicht mehr essen, um uns zu entstressen. Wir müssen nur wissen, wie wir unser Gehirn dort oben von einem neuen Pfad überzeugen.

## Die Kraft des Rituals

Warum verhilft ein indianisches Ritual, eine religiöse Zeremonie oder allein das Handauflegen so oft so schnell zur Besserung der Krankheitssymptome? Solche Heilmethoden untersuchte Dr. Karin Meißner vom Institut für medizinische Psychologie in München. Was tut sich da in uns, wenn Heiler Hände auflegen?

Dr. Meißner fand heraus: Den Leuten, die während des Rituals am aufgeregtesten waren, ging es danach am besten. Wir brauchen offenbar kurzfristig Stress, damit eingefahrene Bahnen im Gehirn nicht mehr die Macht haben und sich neue Pfade bilden. Der bekannte Gehirnforscher Professor Gerald Hüther nennt diesen kurzfristigen Stress schlicht Begeisterung. *Wir können uns ganz schnell verändern, wenn uns etwas begeistert, aufwühlt.*

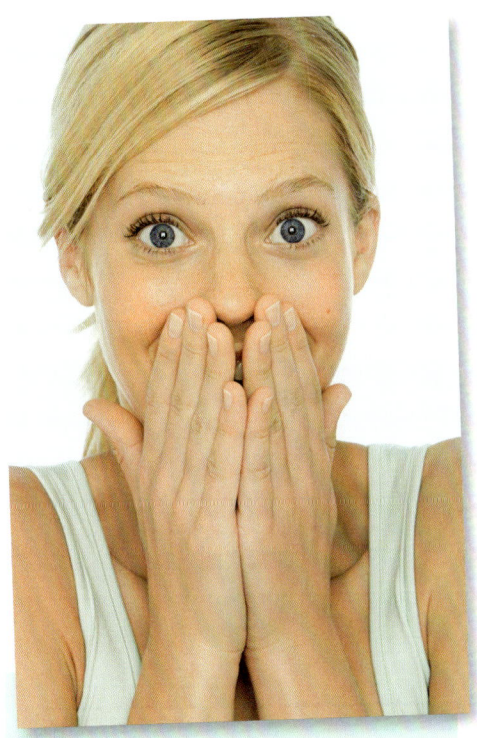

➡ *Wir können das Gehirn verändern, unser Denken ändern. Das Glas Wein plötzlich halb voll sehen, statt halb leer. Zufriedener, glücklicher, weniger heißhungrig sein.*

## Eine Woche reicht

Hat ein Ritual eine große Kraft, dann können wir uns auch viel leichter und viel schneller verändern. Wenn wir spüren, dass uns etwas guttut, wenn wir begeistert sind, dann zieht dieses Verhalten in unser Leben ein und ersetzt die Gewohnheit des Stressriegels. Eine einzige Woche braucht unser Gehirn, damit sich andere neuronale Verschaltungen bilden.

Natürlich gilt: Je länger wir üben, desto stabiler sind die neuen Verbindungen. Wer das Üben aufgibt, schickt das Gehirn wieder auf die alten Bahnen und fällt in alte Verhaltensmuster zurück. Beispiele:

- *Mit Essgewohnheiten brechen:* Sie essen morgens immer ein Marmeladenbrot. Das brauchen Sie, um aufzuwachen. Trinken Sie – wenn schon nicht mit Begeisterung, dann wenigstens etwas aufgewühlt ob der Neuerung im Leben – den Fatburner-Drink von Seite 118. Tun Sie das eine Woche lang. Ohne Ausnahme. Nach einer Woche wissen Sie, dass Sie das Marmeladenbrot nicht mehr brauchen.
- *Andere Pfade beschreiten:* Sie wissen, dass Essen für Sie Trost bedeutet. Welchen anderen Pfad als Trostessen würde Ihr Gehirn noch mit Begeisterung aufnehmen? Sicherlich nicht, wenn jemand sagt: »Treib halt Sport.« Aber vielleicht, wenn ich Ihnen sage: »Gehen Sie drei Minuten aufs Trampolin.« Wenn Sie fühlen, was diese Zaubermatte mit Ihnen macht, mit Ihrem körpereigenen Schatz an Drogen, geraten Sie nämlich erst mal in Aufregung. Und dann entsteht dort oben in Ihrem Kopf ein neuer Pfad: »Stress, schlechte Gefühle, Einsamkeit, Trauer, Versagen stellen wir jetzt mal aufs Trampolin. Das hilft. Das macht glücklich.« Sie brauchen den alten Pfad nicht mehr und deckeln Stress, Traurigkeit künftig eben nicht mehr mit einer Schachtel Pralinen.

## Neue Gewohnheiten macht man

Sie wollen mit einer alten Gewohnheit brechen. Eine neue einführen. Endlich Sport treiben? Endlich nicht mehr aus Frust essen? Dann machen Sie ein Ritual aus Ihrer neuen Gewohnheit, welche die alte ersetzen soll. *Verleihen Sie dem Ganzen Bedeutung.* Tun Sie es mit großer Aufmerksamkeit. Bedienen Sie sich dabei all Ihrer Sinne. Konzentrieren Sie sich auf das, was Sie tun. Dann sind Sie auch begeistert.

Dann hat dieses Ritual die Kraft, etwas in Ihrem Leben zu ändern, etwas in Ihrem Gehirn zu ändern. Es hat die Kraft, aus einem missmutigen Menschen einen fröhlichen zu machen. Aus einem trägen, ständig heißhungrigen, gestressten Menschen einen bewegten Menschen mit gutem Nervensystem und gesundem Appetit.

## Wie geht das?

Stellen Sie sich folgende Fragen:

- Was will ich in meinem Leben ändern?
- Welches Ritual kann mir dabei helfen?
- Wie bringe ich es in mein Leben so ein, dass ich es erst einmal eine Woche lang jeden Tag durchführen und in weiteren drei Wochen festigen kann, bis es zur Gewohnheit wird?

Es könnte sein, dass Sie dafür auch noch einen anderen Menschen brauchen. Einen Coach, einen Therapeuten, einen Freund.

# MAGAZIN

# STRESS

Rezepte, Strategien, Expertenrat & Tricks, damit Stress nicht dauernd den Heißhunger ruft. Lesen, rauspicken – und ausprobieren, was Sie begeistert!

## Nap statt Stress-Buster

Während der kluge Hund sich zum gemütlichen Schläfchen zusammenrollt, um eine Weile Ruhe zu haben und Energie zu tanken, neigen wir dazu, Nervosität und Reizbarkeit mit Kaffee, Zigaretten, Cola und anderen Drogen anzuheizen. Das tun 83 Prozent aller Erwerbstätigen.

• Machen Sie lieber einen **Kurzschlaf** – ein 10-Minuten-Power-Nap funktioniert zur Not auch auf dem Bürostuhl.

• Die folgende ayurvedische **Entspannungsübung** ersetzt locker eine Stunde Mittagsschlaf:

1 Auf den Rücken legen, die Arme neben dem Körper, mit den Handflächen nach oben, die Beine leicht gespreizt, die Zehen fallen nach außen. Augen schließen, locker ein- und ausatmen.

2 Jeden Körperteil bewusst spüren und entspannen – vom Kopf über Arme, Hände, Beine und Füße.

3 Nun die ganze Aufmerksamkeit auf den Bereich um den Nabel richten. Vorstel-

len, wie Energieströme dort eintreten und sich vom Nabel aus im Körper verteilen.

4 Dann Hände aneinanderreiben und auf die Augen legen. Hineingucken. Langsam aufwachen.

## Sekundenatmung

Über den Atem den Puls senken, sich beruhigen, raus aus Akutstress und lästigem Grübeln:

Tief ausatmen, tief einatmen, vier Sekunden Luft anhalten. Das Ganze viermal wiederholen. Und immer sofort anwenden, wenn etwas stresst!

## Lesertipp: Kleine Auszeit

Chantal schrieb: »Ich gönne mir nach dem Mittagessen ein wenig Schokolade. Das genieße ich dann in aller Ruhe mit einem Espresso. So nehme ich mir eine kleine Auszeit – einen Moment der Ruhe zum Krafttanken und einfach zum Genießen. Das ist meine Heißhunger-Prophylaxe.«

## Mit dem Gehirn gegen den Heißhunger

*Emotional eater* können etwas ändern. Sie können sich das Verhalten abtrainieren: »Ich fühl mich nicht gut – ich esse.« Erst muss man natürlich herausfinden, warum man isst. Das tun Sie mit dem Esstagebuch von Seite 194. Diesen Pfad im Gehirn muss man neu schreiben. So geht's:

**1 Gehirn austricksen:** Auf Stress folgen nicht der Riegel oder die Zuckerschnecke, sondern getrocknete Apfelringe oder ein Joghurt mit Früchten. So kann man sich wunderbar durchs stressige Leben mogeln. Man muss etwas finden, was das Gehirn auch liebt. Was es begeistert. Man muss das halt dabeihaben – in der guten alten Pausendose.

**2 Gehirn ablenken:** Hektik, Trauer, Wut – man muss ja nicht essen. Das ist ja nur eine bequeme Abkürzung, die das Gehirn nimmt. Nur weiß es das nicht. Wir haben ein Leben lang Gehirnwäsche betrieben. Wir können uns einen neuen Pfad trampeln, indem wir unser Verhalten ändern. Auf Stress folgt nicht Essen, sondern: Ablenkung. Etwas, das wir als positiv empfinden. Das uns begeistert. Weil nur positive Gefühle die Kraft haben, dort oben im Kopf neue Wege zu pflastern.

Ideal wäre natürlich ein bisschen Bewegung. Ein paar Sprünge auf dem Trampolin. Ein kleiner Rundgang ums Haus. Der Körper ist intelligent. Er merkt schnell, dass auch das guttut – und berichtet das dem Gehirn. Vielleicht muss man aber

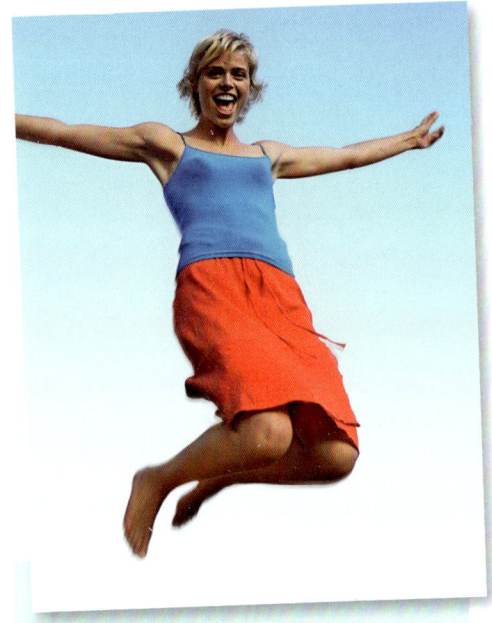

Kommt Stress auf, nicht essen, sondern ablenken. Ideal: Bewegung, die begeistert.

auch noch etwas Überzeugungsarbeit leisten: Heißt, eine kleine Belohnung dranhängen, um die Begeisterung zu wecken. Nach der Laufrunde einen Euro ins Sparschwein der Träume …

Überlegen Sie, was Ihr Gehirn dazu bringen kann, endlich wieder den richtigen, den vorgesehenen Pfad zu beschreiten: von den Körpervorräten zu naschen. Irgendwann vergisst es den alten Pfad, sofort nach Schokolade zu rufen.

**3 Ursachen finden und beseitigen:** Das ist jetzt nicht einfach. Da müssen Sie sich hinsetzen und in sich hineinhorchen. Und das ist mitunter auch sehr unangenehm. Aber am Ende des Tunnels steht der Heißhunger an der Leine.

Fragen Sie sich: Was für ein negatives Gefühl treibt mich denn zum Kühlschrank: Ärger, Frust, Langeweile, Angst, Stress, Nervosität, Einsamkeit, Trauer, Liebesentzug, Energielosigkeit …? Das gilt es immer zu überprüfen. Und wenn man dieses Gefühl erkannt hat, sollte man es direkt angehen. Nicht mit Nussnugatcreme. Sondern mit einem Gespräch, mit einer Entschuldigung. Mit einem »Nein!«. Mit Freundetreffen gegen die Einsamkeit, einem Tanzabend gegen die Langeweile.

Manchmal muss man sich auch die Frage stellen: Muss man mit diesen negativen Gefühlen leben? Wegen streitsüchtiger Partner, mobbender Kollegen, boshafter Chefs, einsamer Abende, Termindruck … Oder kann man etwas ändern? Eventuell mit professioneller Unterstützung.

Da alles, was mit Hungern zu tun hat, in unserem Gehirn wie ein Trauma abgespeichert wird, wirkt die Kurzzeittherapie EMDR (wingwave®) Wunder. Lesen Sie mehr dazu auf Seite 140 und 183.

**4 *Auf Traumreisen gehen:*** Basteln Sie nicht nur daran, den Heißhunger loszuwerden. Schreiben Sie auch Träume und Wünsche auf, malen Sie ein Bild davon, oder sprechen Sie mit anderen darüber. Meist hat man seine Herzenswünsche irgendwann aus den Augen verloren, weil andere Dinge wichtiger waren. Auch der Kühlschrank!

## Kühe melken macht satt

Wenn Sie etwas erreichen wollen, zielen Sie daneben. Wenn Sie Heißhunger loswerden wollen, gehen Sie nicht zur Diätberatung, sondern melken Sie eine Kuh. Werden Sie **für einen Sommer Hobbysenner.** Hier finden Sie die ersehnte Auszeit. Stress macht Heißhunger – und hat auf der Alm keine Chance. Sie stehen mit der Sonne auf und legen sich bei Sonnenuntergang erschöpft schlafen. Weg vom Konsum, raus aus der Hektik und zurück zur Natur. Mehr Infos unter www.almwirtschaft.net (»Über uns, Aufgaben«).

 ## Jemandem verzeihen

Wir verfügen leider über viele Rache-Gene, aber kein einziges Verzeih-Gen. Ein chinesisches Sprichwort sagt: »Wer auf Rache aus ist, der grabe zwei Gräber.« Nachtragend zu sein macht krank. Weil es an uns zehrt, weil es schleichend unsere Seele auffrisst. Verzeihen senkt den Blutdruck, lindert Rückenschmerzen und Depressionen – und hilft sogar beim Abnehmen, so Studien des Instituts für Vergebensforschung in Richmond (USA). Also **machen Sie eine Liste,** wem Sie alles vergeben können. Und tun Sie es. Sie wissen ja: Jedes schlechte Gefühl wirkt biochemisch wie Traubenzucker pur.

>>EINE **SCHALE TEE** TRINKEN HEISST DEN LÄRM DER WELT VERGESSEN. <<

Chinesisches Sprichwort

## Stressfrei einkaufen: Heinzelmännchen gibt es!

Sie können uns den Einkauf abnehmen – und geliefert wird auch an einen Nachbarn, ins Büro oder in die Garage.

- **Ökokiste:** Die Lösung für alle, die ihren Kühlschrank am liebsten mit gesunden Lebensmitteln füllen, ohne dafür selbst einzukaufen: die Ökokiste. Einmal pro Woche werden Milch, Käse, Joghurt, Vollkornbrot, Gemüse, Obst und Fleisch direkt von Biobauern Ihrer Region geliefert: www.oekokiste.de
- **Online-Supermärkte:** Schon ab 40 Euro Warenwert kann man zum Beispiel bei www.lebensmittel.de Einkäufe ohne Versandgebühr erledigen. Einfach einloggen, Produkte auswählen, und am übernächsten Tag steht alles vor der Tür. Ist sogar per App möglich.
- **Tiefkühl-Lieferservice:** Null Zeit zum Kochen? Greifen Sie in die Tiefkühltruhe. Die Frostfee hat schon geputzt und auch die Gesundheit konserviert. Bitte Natur pur wählen, nichts Gewürztes, nichts mit Soßen. Der Eismann füllt den Eisschrank auch mit Hühnchenbrust, Garnelen, Lachs und der Beerenmischung für den Fatburnerdrink.
- **GLYX-Müsli:** Bei www.muesli4ever.de können Sie ein GLYX-Müsli bestellen, das nach meinem Rezept gemixt wird. Kommt bequem nach Hause. Für Selbermacher: Ein GLYX-Müslirezept steht auch auf www.die-glyx-diaet.de

## Stress messen

Sie haben oft Heißhunger – und leiden unter Übergewicht, einem Bäuchlein? Dann lassen Sie Ihren **Cortisolspiegel** messen. Morgens! Tagsüber schwankt er. Er sollte unter 100 ng/ml liegen. Tut er das nicht, müssen Sie etwas gegen den Stress tun. Er verdreifacht die Zuckergier!

## Urlaub für die Waage

Vertrauen Sie lieber Ihrem Körper, statt ihn ständig mit der Waage zu kontrollieren. Druck macht Frust, macht Stresshormone, macht dick. Das halbe Kilo, das Sie heute mehr und morgen weniger wiegen, hängt viel eher von Wasserhaushalt, Darminhalt, Duschfrisur ab als vom Diäterfolg. Einmal die Woche wiegen reicht. Auf einer Körperfettwaage, die Fett, Wasser und Muskelmasse berechnen kann.

## Teamwork

- Eine gute Fee in der Nachbarschaft oder im Bekanntenkreis unterstützt Sie bestimmt gern beim Zubereiten von Topinambur-Chips (Seite 91) und anderen Anti-Heißhunger-Rezepten. Einfach mal fragen. Kochteams bilden und abwechseln.
- Das Gleiche gilt im Job: Seien Sie nicht nur beim Arbeiten ein Team, sondern auch in den Pausen. Wenn jeder mal Gemüse schnippelt, steht immer ein gesunder Snack für alle parat. Schweinehund und Heißhunger können dann in eine andere Mannschaft wechseln.

## GEMMO GEGEN GEDANKENKARUSSELL

**In der Schweiz in Wallisellen habe ich eine sehr kluge Freundin. Sie heißt Simone Weider, ist Lymphtherapeutin, GLYX-Trainerin – und bewandert in Phytomedizin.**

Als sie von meinem Heißhunger auf www.xunt.de gelesen hat, schickte sie mir gleich zwei Sprühfläschen mit einer Karte: »Liebe Marion, Gemmo ist genial! Die Gemmotherapie macht das Lebendigste der Pflanzen, nämlich die Knospen, Triebspitzen und Schößlinge, als Heilmittel für den Menschen nutzbar. Vitalität pur! Alles wird hier in der Schweiz schön von Hand gepflückt und verarbeitet. Gemmo funktioniert immer, wirkt sehr schnell.
Es gibt 43 Therapiepflanzen. Ich empfehle dir die Edelkastanie. Einfach dreimal am Tag zweimal in den Mund sprühen. Die Edelkastanienknospe fördert Ausscheidung und Regeneration, entstaut das Lymphsystem. Dazu: Feigenbaum. Der reguliert den Appetit, hilft also wunderbar gegen Heißhunger, bei depressiven Verstimmungen, Gewicht zu reduzieren und bremst das Gedankenkarussell. Hilft also auch, wenn man mit dem Rauchen aufhört.«
Über die kleine Knospenmedizin haben sich Mr. Heißhunger und Mr. Nur-eine-Rauchen auf meiner Schulter aber gewundert!

*Die Gemmotherapie gibt's von Spagyros und Phytomed, auch über deutsche Apotheken.*

### Lesertipp: Regelmäßigkeit

Renate schrieb: »Immer wenn ich Heißhunger habe, geht es mir schlecht, weil ich mich über etwas ärgere und mich trösten will, weil ich schnell etwas erledigen muss und im Moment damit überfordert bin oder weil ich nicht ›Nein!‹ sagen kann. Ich will es im wahrsten Sinne ›runterschlucken‹. Dann geht's mir gleich besser – und dann noch schlechter.

Früher konnte ich manchmal gar nicht so schnell schauen, wie ich eine Tafel Schokolade oder ein Sackerl Gummibärchen vertilgt hatte. Mein Heißhunger geht nicht weg mit Kaugummi oder anderen Tricks – ich muss was in mich reinstopfen. Mein Weg: Ich schau, dass ich gar nicht in diese Stresssituation komme – und halte einen geregelten Mahlzeitenrhythmus ein.«

### Selbstgespräche

Sprechen Sie mit sich selbst: »Habe ich wirklich Hunger? Was würde mir jetzt, außer Essen, guttun? Ein spannender Krimi? Ein Bad? Ein paar Sonnenstrahlen?« »Solche Selbstgespräche aus der kognitiven Verhaltenstherapie sind unaufwändig, aber effektiv«, sagt der Fuldaer Ernährungspsychologe Christoph Klotter. Vor allem, wenn eine Belohnung folgt.

## WARUM HILFT EMDR SO GUT BEI ESSATTACKEN?

**Claudia Frey ist Psycho- und Verhaltenstherapeutin in Heidelberg.**

Die Diplom-Psychologin »mit 1000 Zusatzausbildungen«, die vielen Menschen mit Essstörungen hilft, musste 46 Jahre alt werden, um ihren eigenen Heißhunger zu verstehen – und kleinzukriegen. Und zwar mit der Kurzzeittherapie für Traumabehandlung: EMDR (auch Wingwave genannt, Seite 183). Über schnelles Hin- und Herbewegen der Augen wie beim Träumen leitet man seelische Heilungsprozesse ein, löst innere Verkrustungen auf. In ihrer ersten EMDR-Sitzung fand Claudia Frey heraus: »Ich hatte mit acht Jahren einen schweren Unfall. Und alle Menschen, die damals tröstlich, nett und lieb zu mir waren, waren dick.« Selbst zur Trösterin heranwachsend, entwickelte sie einen Widerstand gegen das Schlanksein. »Schlank habe ich verbunden mit unangenehm und zickig.« Seit dieser Erkenntnis ist sie der Boss ihres Heißhungers. Einer Patientin hat sie mit der EMDR-Technik sogar zu 20 Kilo weniger verholfen – und der Diabetes war nicht mehr nachweisbar. Warum hilft dieses so schlicht wirkende, wissenschaftlich mittlerweile anerkannte Kurzzeitverfahren so gut gegen Essattacken? Claudia Frey: »Weil die meisten übergewichtigen Menschen versucht haben, sich mehr oder weniger häufig schlank zu hungern. Und längeres oder extremes Hungern ist ein Trauma für unseren Körper. Eine lebensbedrohliche Erfahrung. Diese führt zu Veränderungen in bestimmten Hirnregionen, das kann man sogar im MRT beobachten. Unser Körper kann dann gar nicht anders, als gegenzuregulieren, mit dem Befehl zur Zunahme, Zunahme, Zunahme ...«
EMDR hilft dabei, die Ursachen zu finden, in unseren Emotionen aufzuräumen und entstandene Traumen aufzulösen. Die so erreichten Veränderungen sind trotz der wenigen Therapiestunden, die benötigt werden (meist 2 bis 5 Doppelstunden) tiefgreifend und dauerhaft.

*Über emdria.de kriegt man Therapeutenlisten von ausgebildeten EMDR-Therapeuten*

 ### Blau, blau, blau

Heißhunger mag kein Blau, denn diese Farbe verbinden wir nicht mit leckerem Essen. Blau beruhigt und wirkt ausgleichend. Als Pizza-am-Computer-abhängiger Nerd kann man sich einen blauen Bildschirmhintergrund installieren, statt sich stressen zu lassen, ein Mandala mit Blau ausmalen – oder einfach mal blaumachen.

 ### Ein Apfel für die Nerven

In 15 Minuten Stress fiebert das Gehirn 34 g Zucker weg, der Körper 300 mg Vitamin C, dazu Magnesium, Kalzium, Kalium. Wie kann man das ausgleichen? Mit einem Apfel! Der entstresst und hebt die Laune. Lässt übrigens abends wunderbar einschlafen. Ich empfehle gestressten Menschen täglich vier kleine saure ...

## Meditation der Gefühle

»Meditation lässt Achtsamkeit wachsen wie Krafttraining die Muskeln«, sagt der Kabarettist Eckart von Hirschhausen. Wer mit dem Meditieren beginnt, hat in vier Wochen ein neues Gehirn: zufriedener, glücklicher, ruhiger.

**1** Setzen Sie sich bequem hin. Schließen Sie die Augen. Legen Sie die Hände auf die Oberschenkel, mit der Handinnenseite nach oben.

**2** Fühlen Sie Ihren Atem, wie er hineinzieht in Ihren Körper und hinaus. Spüren Sie ihm einfach eine Zeit lang durch den ganzen Körper nach.

**3** Nun denken Sie an alle Dinge, an alle Ereignisse und Menschen in Ihrem Leben, für die Sie dankbar sind. Fühlen Sie eine tiefe Dankbarkeit.

**4** Stellen Sie sich einen Ort vor, an den Sie eine glückliche Erinnerung haben – in kräftigen Farben und mit allen Sinnen. Ein Beispiel: Das Meer und einen Sonnenuntergang; schmecken Sie die salzige Brise, fühlen Sie den Wind auf der Haut; welche Farbe hat der Himmel?

**5** Nun denken Sie an eine Situation, in der Sie starke Freude empfunden haben. Fühlen Sie sich auch in diese Situation mit allen Sinnen hinein.

**6** Nun denken Sie an einen Menschen, den Sie lieben. Fühlen Sie das Gefühl?

**7** Nun denken Sie an einem Menschen, für den Sie Mitgefühl empfinden. Und fühlen Sie, wie Sie ihm helfen wollen.

**8** Gleiten Sie ganz langsam wieder in die Gegenwart zurück.

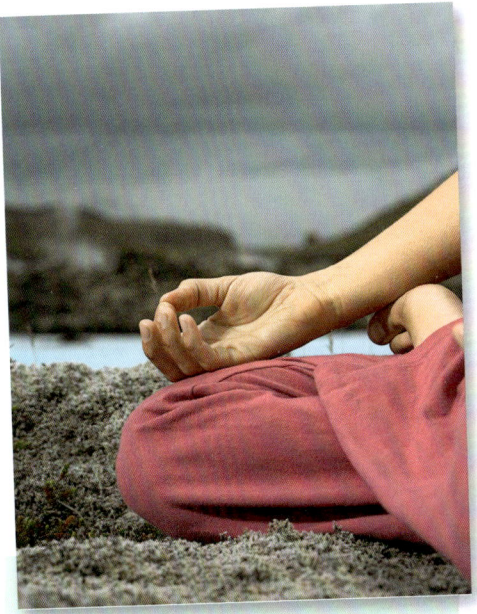

 *Meditation verändert das Gehirn: macht fröhlicher, liebevoller – weniger hungrig auf süßen Trost.*

## Denken Sie um

»Ich muss…«, »Ich sollte…« – wer den Heißhunger loswerden will und so denkt, der erlebt jeden kleinen Vorschlag als Zwang. Sie denken: »Ich darf nix essen. Ich muss wieder abnehmen.« Und schon sitzen Sie mitten in der Pralinenschachtel. Ersetzen Sie jedes »muss« und jedes »sollte« in Ihrem Denken durch ein **»Ich darf … Ich kann … Ich will … Ich mache das jetzt mal …«** Streichen Sie auch alle Negativformulierungen aus Ihrem Denken. Und freuen Sie sich auf Ihr neues, heißhungergezähmtes Genießerleben.

### ZEIT LASSEN!

**Professor Lothar Seiwert, Europas führender Zeitexperte, empfiehlt:**

»Entschleunigen Sie das Leben. Jeden Tag aufs Neue, bis es zur Gewohnheit wird, dass Sie sich nicht mehr durch alles und jeden drängen lassen. Machen Sie Pausen. Nicht nur mittags. Am besten alle 45 Minuten. Dreimal fünf Minuten sind besser als einmal 15 Minuten. Gönnen Sie sich mittags einen Power-Nap, einen Kurzschlaf von nicht mehr als 10 bis 15 Minuten. Das reduziert die Hungerhormone im Blut. Auch Heißhunger verschwindet nicht auf Fingerschnipp. Geben Sie dem Körper Zeit, sich umzustellen. Die Seele braucht oft noch ein wenig länger! Lieb gewonnene Gewohnheiten wird man nicht so schnell los. Überzogene Erwartungen haben schon so manchen enttäuscht zum Aufgeben gebracht.«

### Weg mit den Blockaden!

Ein nettes *Foto am Kühlschrank* von damals, als man hübsch schlank aussah? Klar. Das beste Mittel, um schnell wieder am Familieneisbecher zu hängen. Typische Hausmacher-Erfolgsblockade: »So dünn wie damals, das schaffe ich nie.« Dieses Programm reicht, um die Traumfigur von Heißhungerattacke zu Heißhungerattacke nicht zu erreichen.

### Wasser-Stressfest

**Kalte Güsse** härten gegen Stress ab – weil sie den Körper in Stress versetzen. Spürbar am Atem, der immer schneller wird, je näher sich der Strahl der Brust nähert. Die Aufregung wirkt sich auf die Stresshormone wie Cortisol und Adrenalin aus: Ihr Spiegel steigt an. Kurzfristig! Darum gewöhnt, wer regelmäßig kalt duscht, den Körper an Stress. Das wappnet ihn gegen andere Stresssituationen.

### Ins Grüne gucken

Dr. Peter Leitner, Osteopath aus München, empfiehlt: »Gucken Sie auch während der Arbeit immer wieder in die Natur, und verschränken Sie dabei die Arme hinter dem Kopf. Eine sehr kluge Haltung, denn in einer Kettenreaktion lösen sich messbar alle Muskelanspannungen im Körper.«

### Unter Strom?

Statt in die Gummibärchentüte zu greifen, wenn der Stress plagt, versuchen Sie doch mal die **Yogaübung »Unter Strom«** von Expertin Ursula Karven (Yoga für dich und überall, Gräfe und Unzer Verlag): »Aufrecht hinstellen und tief durch die Nase einatmen. Dann den ganzen Körper durchschütteln. Arme, Hände, Beine, Füße. Dabei weiteratmen! So lange zappeln, bis sich alle Anspannungen lösen. Wer mag, kann dabei noch ein bisschen rumbrüllen, das entspannt noch mehr. Löst sämtliche Anspannungen im Körper. Hilft gegen Stress. Hebt die Stimmung.«

## Komm, spring mit mir ...

Kennen Sie das Pareto-Prinzip: Mit nur 20 Prozent Aufwand kann man 80 Prozent des Ziels erreichen? Es scheint gerade so, als wäre das *Trampolin* für dieses Prinzip entwickelt worden – die Gravitation arbeitet mit. Auch am Entstressen.

Sängerin Annett Louisan hüpft gerne zur Entspannung auf und ab: »Wenn ich morgens auf meinem Trampolin springe, macht mich das glücklich, weil es den Stoffwechsel und den Kreislauf anregt und Adrenalin und Glückshormone freisetzt.«

 ## Nachtaktivität vorbeugen

Abends schleichen sich Müdigkeit und Erschöpfung an. Die möchte man gern wegessen. Erst mal mit **Vitamin B6** probieren! Das hilft der Leber, Enzyme zu produzieren, die den Eiweißhaushalt stabil halten – damit man nachts gut durchschläft. Essen Sie abends Fisch mit grünem Gemüse, Feldsalat, Sojasprossen. Knabbern Sie vor dem Fernseher drei Walnüsse. Und gönnen Sie sich vor dem Schlafengehen ein Betthupferl: die Mandelmilch von Seite 167.

## HILFE AUS DER APOTHEKE DER NATUR

- Natürlich habe ich **Rescue-Tropfen** zu Hause. Man gibt drei Tropfen von den Bachblüten in ein Glas Wasser und trinkt davon drei Schluck. Das kriegen meine Hunde, meine Pferde, mein Mann – und ich, wenn Stress aufkommt.
- **Kalzium und Magnesium** sind die beiden Mineralien, die wunderbar gegen Stress puffern. Das Verhältnis 2:1 ist optimal. Ja, man kann sie gemeinsam nehmen, die behindern sich gar nicht so sehr in der Aufnahme, wie lange behauptet. Auch stilles **Mineralwasser** wappnet übrigens mit Magnesium gegen Alltagsstress – zwei Flaschen täglich trinken, mit mindestens 100 mg Magnesiumgehalt laut Etikett.
- Einen Stress-**Globuli**-Tipp finden Sie auf Seite 65.
- Und wenn's mal arg zugeht im Leben, dann nehmen Sie halt ein paar **Baldrianpastillen** oder brühen sich einen Tee aus Baldrian, Hopfen und Melisse.
- Mit **Passionsblumenkraut** können Sie sich einen angstlösenden, stressmindernden Tee aufbrühen.
- Gute Einschlafwirkungen zeigen Hopfen, Baldrian, Melisse, Lavendel, Gänsefingerkraut. Besorgen Sie sich die **Kräuter** einzeln oder als Teemischung in der Apotheke oder im Reformhaus. Trinken Sie jeden Abend vor dem Zubettgehen eine Tasse Tee in kleinen Schlucken. Eine Alternative zum Tee sind Kräutertabletten, die es ebenfalls in der Apotheke gibt.
- Auch hilfreich: Die Aminosäure **Tryptophan** hilft beim Einschlafen, siehe Seite 111 und 167.

# SAUER MACHT
## HUNGRIG

### Lieber Heißhunger,

heute war ich bei meiner Hausärztin. Ich hab sie gefragt, ob sie mir helfen könne, endlich die restlichen 10 Kilos abzunehmen, die ich seit der Schwangerschaft nicht mehr loswerde – trotz Eiweiß-diät, die ich, wie du weißt, nicht durchhalte. Sie hat gesagt, ich wäre übersäuert, deswegen hätte ich ständig Hunger. Das sei ganz natür-lich. Ich solle mich also nicht durch die Waage stressen lassen, son-dern mal gucken, dass ich meinen Säure-Basen-Haushalt ausglei-che – und dann würde ich auch nicht mehr am Kühlschrank hängen. Nun, lieber Heißhunger, ich schreibe dir jetzt erst einmal einen Abschiedsbrief. Weil ich dich nämlich künftig nur noch in vernünf-tigen Abständen empfangen werde. Morgen fange ich mit der Basen-brühe an, mit einem kleinen Bewegungsprogramm – und mit Atem-übungen. Du weißt, warum!

### Deine Bettina

# Ein Körper in Balance kennt keinen Heißhunger

Sind die wertvollen Entgiftungsorgane überfordert, dann macht das müde und heißhungrig. Hier lesen Sie, wie Sie Leber, Darm, Niere und Lymphe wieder zu gesunden Appetitzüglern erziehen.

**WENN ICH** morgens in den Spiegel gucke und ein müdes graues Gesicht sehe, wenn ich mich durch diesen Tag quäle – und die ganze Zeit am Kühlschrank stehe und überlege, was ich mir jetzt noch Süßes machen könnte … Wenn ich merke, da fehlt's wieder mal hinten und vorn an Energie … Dann nehme ich drei Kartoffeln, eine Möhre, ein Stück Sellerie und koche mir eine Basenbrühe (Rezept Seite 149). Diese ist zusammen mit dem tibetischen Body Tea (Seite 222) und dem Ölziehen (Seite 152) eine wunderbare Möglichkeit, die Müdigkeit abzustellen, die zum Beispiel auch durch die Entgiftung beim Rauchen-Abgewöhnen ausgelöst wird.

## Ade, schönes saures Leben?

Den Säure-Basen-Haushalt zu regeln, das ist ein richtiger Trend. Tut man gerne. Immer wieder. Am liebsten einfach nur mit ein paar Basenpülverchen aus der Apotheke. Manchmal mit einer dazu passenden kleinen Diät. Und danach steigt man wieder in das wunderbare säurefördernde Leben ein, denn es macht so viel mehr Spaß – und ist um so vieles einfacher.

Kaffee, Tee, hie und da ein Gläschen Wein, Mamas Braten, Schokolade, dazu ein bisschen Hektik. Was wäre das basische Leben langweilig! Kein Alkohol, kein Nikotin, kein Salz, kein Fett, nix Süßes … Tja, Wissen schafft Kompromisse.

Sie wissen: *Stress macht den Körper sauer.* Und ein übersäuerter Körper lädt den Heißhunger ständig ein. Da steckt Chemie dahinter! Und die kann man beeinflussen – in Richtung schlank. Das ist gar nicht so schwer. Woher weiß man denn nun, ob man übersäuert ist? Sie können sich Teststäbchen in der Apotheke holen, um den pH-Wert zu messen. Das ist aber sehr aufwendig. Die müssen Sie über eine Woche hinweg zu unterschiedlichsten Zeiten in Ihren Urin halten.

### Stress messen – mit dem Maßband

Es geht auch einfacher: Messen Sie Ihren Bauchumfang mit einem Maßband. Hinter einem dicken Bauch kann man mit Sicherheit einen unausgeglichenen Säure-Basen-Haushalt vermuten. *Ein Bauch über 88 Zentimeter bei Frauen und 102 Zentimeter bei Männern zeigt oft:* Stress-Fettbauch, Bluthochdruck (Hypertonie), veränderte Blutfettwerte, Insulinresistenz – mit erhöhtem Risiko für Herzkrankheiten.

Ein dicker Bauch heißt also in der Regel: zu viele Säuren im Körper. Und das wiederum bedeutet: ständiger Heißhunger. *Und jeder Zweite hat so einen dicken Bauch.* Jeder Zweite bräuchte also eine Wundermedizin gegen die Kerben, die das

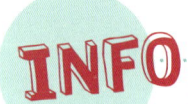

Leben schlägt: Stress – und all das, was für den Körper Stress bedeutet, wie schlechtes Essen, zu wenig Bewegung, Nikotin, Alkohol. All das übersäuert den Körper.

Das raubt Energie, macht schnell alt – und krank. *Sauer heißt:* Allergien, Rheuma, Gicht, Arthrose, Arthritis, Muskelbeschwerden, Magen- und Darmstörungen, Impotenz, Alzheimer. Ein saurer Lebenswandel zeigt sich zudem mit fahlem Teint, schuppiger Haut, vorzeitiger Faltenbildung. Dazu gesellen sich Haarausfall, brüchige Fingernägel, Cellulite … – und wie gesagt der ständige Heißhunger.

### Keine Diät ohne Entsäuern!

Der Mensch hat in seinem Fettgewebe mehrere Kilogramm Triglyceride gespeichert. Diese decken den Energiebedarf von bis zu 40 Tagen ab. Triglyceride bestehen aus einem Glycerinmolekül, das mit drei Fettsäuren verknüpft ist. Abnehmen heißt:

Fettsäuren überschwemmen den Körper – machen ihn sauer und uns hungrig. Darum funktioniert eine Diät nur, wenn man gleichzeitig entsäuert.

Übrigens: Tut sich nach einiger Diätzeit auf der Waage nichts mehr, dann kommen die Entgiftungsorgane mit dem Entgiften nicht nach – und brauchen Unterstützung. Dann geht's auch wieder weiter.

## Entsäuern tut gut und bremst den Hunger aus

IM GRUNDE ist es ganz einfach, täglich ein bisschen was für eine ausgeglichene Säure-Basen-Balance im Körper zu tun.

### Viel Trinken für die Niere

Zwicken Sie die Haut auf dem Handrücken mit Daumen und Zeigefinger zusammen, hochziehen, 10 Sekunden lang halten. Loslassen. Nach wie viel Sekunden verschwinden die Schrumpelspuren? Erst nach drei Sekunden? Ja? Dann trinken Sie viel zu wenig. Trinken Sie *jede Stunde ein Glas Wasser,* das unterstützt die Niere beim Entgiften. *Idealerweise mit dem Basenbildner Zitrone.* Die Flavonoide der Zitrone und Vitamin C unterstützen die Entgiftung. So spülen Sie Ihren Körper durch, verlieren Gewicht, sehen frisch und straff aus. Und fühlen sich auch viel besser.

Übrigens: Da ein Sättigungsgefühl auch durch die Magendehnung ans Gehirn signalisiert wird, hilft Wasser auch gegen Heißhunger. Aber nur in Kombination mit anderen wichtigen Dingen.

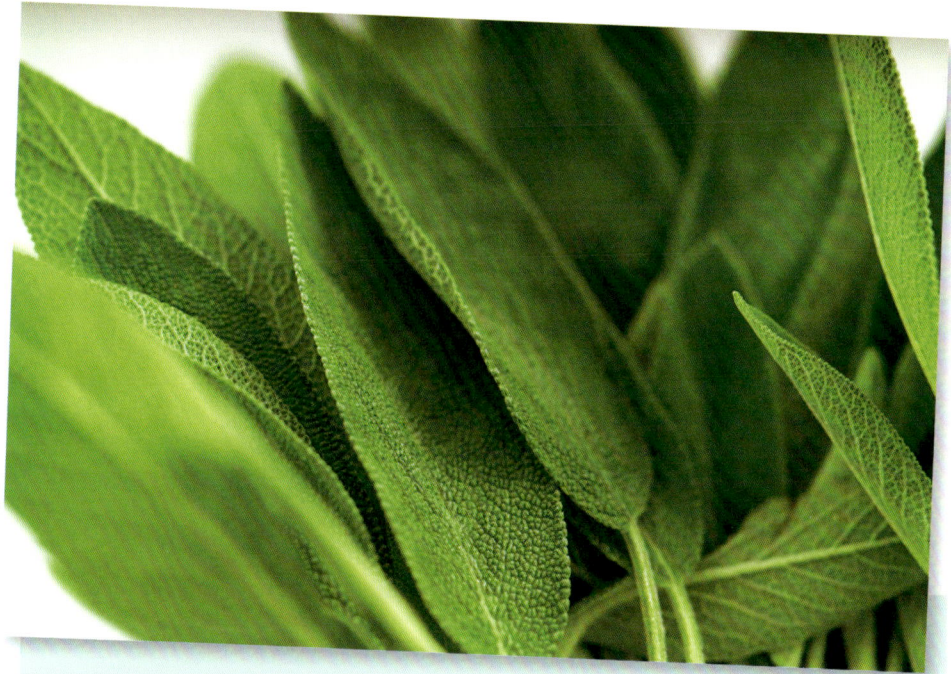

➤ *Unterstützung brauchen die Entgiftungsorgane Niere, Leber, Darm. Vertrauen Sie ruhig auf die Zauberkraft der grünen Engel der Natur: Gemüse – und Kräuter wie Salbei.*

## Salbei & Co. für die Leber

Zu viel Zucker, zu viele tierische Fette, zu viel Alkohol führen zur **Leberverfettung.** 40 Prozent der Deutschen sind betroffen. Die Folgen: Diabetes Typ 2 und Gicht. Eine fette Leber mag nicht mehr so richtig gerne entgiften. Eine mit der Entgiftung überforderte Leber macht müde. Und der Heißhunger steht ständig an.

Wie kann man die Leber unterstützen? Mit den Gewürzen Rosmarin und Salbei. Auch bitter macht die Leber froh, denn Bitterstoffe wirken im Organismus basisch. Lesen Sie mehr über die natürlichen Appetitzügler ab Seite 50.

## Joghurt & Gemüse für den Darm

Darmzellen machen schlapp, wenn sie zu wenig zu tun haben, also wenn Ballaststoffe aus Getreide, Obst & Gemüse fehlen. Und Alkohol schädigt die Darmschleimhaut. Wenn der Darm es nicht schafft, die säuernden Gifte in die Kanalisation zu schicken, wandern diese in unser Blut.

Täglich 150 Gramm Naturjoghurt essen: Der unterstützt die innere Giftbarriere – den Darm – mit nützlichen Bakterien. Eine der wirksamsten Heißhungerbremsen! Genauso wie Gemüse. Je besser nämlich die Darmbakterien-Population aufgestellt ist, desto weniger Hungerattacken.

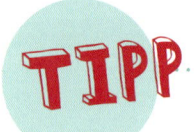

**BITTE BASISCH**

Schlacken wird man los:

Achten Sie auf **basenbildende Mineralien** wie Natrium, Magnesium, Kalium und Kalzium. Auch die Spurenelemente Eisen, Mangan, Zink entsäuern. Dazu viel trinken.

**Und essen Sie basische Lebensmittel.** Dazu zählen: die meisten Gemüse- und Obstsorten, sogar Zitrusfürchte, auch Kartoffeln (sie enthalten viele basisch wirkende Mineralstoffe), außerdem Kürbis-, Sonnenblumenkerne, Buttermilch, Frischmilch, Sojadrink, Tofu, naturbelassene Öle, stilles Wasser, schwarzer Tee (der mindestens vier Minuten zieht), Kräutertee. **Als neutral gelten** Honig, Rohrohrzucker, Birnendicksaft, Joghurt, Ei, Süßrahmbutter, Vollkornbrot.

## Das Trampolin für die Lymphe

Das Lymphsystem ist ein Netzwerk aus Gefäßen und Knoten, das Krankheitserreger filtert und Gifte, Schadstoffe und Stoffwechselprodukte aus dem Körper transportiert – und zwar über die Ausscheidungsorgane Niere, Leber, Darm. Die effizienteste Müllabfuhr, die wir haben. Nur: Fließt die Lymphe zu langsam, bleiben die Schadstoffe zu lange im Körper. Sie übersäuern ihn, fördern Entzündungen, treiben den Cholesterinspiegel hoch, lassen Arterien verkalken.

Was lässt die Lymphe schneller fließen? Bewegung. Nun wissen Sie, warum Bewegung neben Wasser das wichtigste Entgiftungsmittel für Ihren Körper ist. Ideal ist übrigens das Trampolin – mit seinem Gravitationseffekt. Es bringt die Lymphe zum Fließen. Mehr auf Seite 136.

## Entsäuern ganz praktisch ...

Kleine Dinge mit großer Wirkung helfen Ihnen von morgens bis abends, den Körper zu entsäuern.

● *Den Zungenbelag entfernen:* Über den Belag entgiftet der Körper, entlastet Niere und Leber. Die Zunge jeden Morgen nach dem Aufstehen abschaben.

Hat der Belag eine leicht grünliche oder gelbliche Verfärbung? Das bedeutet: Übersäuerung, kombiniert mit Perfektion. Zu viel Ehrgeiz übersäuert den Körper, macht leicht aggressiv, Hautprobleme und Sodbrennen. Deshalb:

● *Entspannen Sie sich!* Ein bisschen Leichtigkeit des Seins tanken, einfach alles etwas lockerer nehmen. Sich ab und zu etwas Lustiges gönnen – und dafür weniger Überstunden machen. Auch im Sport den Ehrgeiz runterschrauben. Wichtig: ausreichend Schlaf.

● *Eiweiß mit Köpfchen:* Eiweiß fördert die Bildung von Glutathion, dem stärksten Entgifter, den wir im Körper haben. Das unterstützen Fisch, Geflügel, Wild, Eier, Milchprodukte, Hülsenfrüchte (Tofu!). Aber Achtung: Eiweiß säuert zugleich den Körper, darum zum Eiweiß immer eine Portion Gemüse essen und immer viel stilles Wasser trinken.

# MAGAZIN
## ENTSÄUERN

Ein kleines Angebot an Rezepten, Expertenrat & Tricks, damit der Körper nicht länger sauer ist. Was Ihnen gefällt, einfach mal ausprobieren.

### Gut entsäuern mit der Basenbrühe

**1** *3 Kartoffeln* schälen, waschen und klein schneiden. *1 Möhre* und *120 g Sellerie* putzen, schälen und in Würfel schneiden.

**2** Das Gemüse in einen Topf geben, mit 1 l Wasser auffüllen, bis knapp unter den Siedepunkt erhitzen und 20 Min. ziehen lassen. 5 Min. vor Ende der Garzeit *1 Prise Cayennepfeffer* und *1 Scheibe Ingwer* dazugeben.

**3** Die fertige Brühe durch ein Sieb gießen, Gemüse anderweitig verwenden und die Brühe warm trinken.

● *Grundreinigung für den Körper*: Trinken Sie täglich einen Liter Basenbrühe, drei Monate lang. Und dann gucken Sie in den Spiegel …

● *Trinken Sie nachts vor dem Einschlafen* ein Glas, wenn Sie mal feuchtfröhlich gefeiert haben.

● *Legen Sie einen Basenbrühentag ein,* wenn es üppige Festmahlzeiten gab.

### Minestrone & Co.

Auch andere Gemüsesuppen vertreiben auf geschmackvolle Weise alle Säuren aus dem Körper. Ideal: Minestrone, Kürbis-Tomaten-Suppe oder Brokkoli-Suppe.

### Den Lymphfluss anregen

Lymphe, das klingt wie ein Märchenwesen, das durch den Körper huscht und ihn von Bösem befreit. Das tut sie auch. Die Lymphe umfließt die Zellen, nimmt Krankheitserreger, Eiweiße, überschüssiges, aufquellendes Gewebewasser, Gifte, Stoffwechselabfälle mit und entsorgt sie. In Viel-Ess-und-Stress-Zeiten sollte man sie öfter mal zum Fließen bringen:

● An der Stuhllehne festhalten, 5 Sekunden lang auf die Zehenspitzen stellen; dann 5 Sekunden lang auf die Fersen zurückwippen. **Je 30-mal Zehenstand und Wippen.** Das regt den Lymphfluss an, entwässert die Beine – besser als manches Medikament.

## APPETITZÜGLER: CHROM UND HEISSES WASSER

**Dr. Ulrich Bauhofer, ayurvedischer Mediziner, praktiziert in München:**

1 **Chrom nehmen.** Das arbeitet mit dem Insulin zusammen. Ein Mangel führt zu Schwankungen im Blutzuckerspiegel, die argen Heißhunger machen.

2 **Heißes Wasser trinken.** Heißhunger ist immer ein Zeichen dafür, dass die Angis, die Verdauungsenzyme, nicht richtig arbeiten, die Gewebe nicht anständig versorgt werden. Heißes Wasser in kleinen Schlucken trinken – das regt den Stoffwechsel an, entgiftet, bremst den Heißhunger. Auch gut: **mit Ingwerscheiben gekocht.**

3 In jeder Mahlzeit alle **sechs Geschmacksrichtungen** bedienen: süß, sauer, scharf, salzig, bitter, herb.

4 So **ausgewogen und leicht** essen, dass man danach Energie hat – und nicht müde ist.

5 Nie länger als 15 Minuten **Mittagsschlaf.**

6 Eine ayurvedische **Entgiftungskur** vertreibt den Heißhunger binnen zehn Tagen.

*Mehr Infos: www.drbauhofer.de*

 ## Pflanzenöle tanken

Pflanzenöle entgiften und regenerieren die Selbstheilungskräfte des Körpers.

Hochwertige Öle wie Lein-, Traubenkern-, Oliven- oder Walnussöl bringen unsere Entsorgungsorgane auf Trab. Das enthaltene Chlorophyll reduziert krebserregende Substanzen und entsorgt giftige Metalle über die Niere. Ungesättigte Fettsäuren hemmen Entzündungen und senken die Blutfettwerte. Das Traubenkernöl tut sich vor allem durch die antioxidative Wirkung der OPC (Proanthocyanidine) hervor. Zu guter Letzt überzeugt Vitamin E als Radikalfänger und als Agent gegen Arteriosklerose.

Täglich genossen, egal ob im Salat, in der Suppe oder im Gemüsesaft, helfen die Öle dem Körper beim Entgiften, beugen Krankheiten vor und lindern Probleme mit Haut, Stoffwechsel, Gelenken.

● *Salat-Vinaigrette: 6 EL Weißweinessig, Salz* und *Pfeffer* verquirlen. Langsam *6 EL kaltgepresstes Olivenöl* und *6 TL Leinöl* unterrühren.

## Das Basenmüsli

Schnippeln Sie eine Schüssel voll *Obst der Saison,* und geben Sie *3 EL Erdmandelflocken* (Chufas, Seite 117) dazu. Schmeckt auch püriert super.

## Weniger Fertigprodukte!

Für mit Chemie haltbar und schmackhaft gemachte Produkte haben wir kein genetisches Programm. Sie überfordern unser Entgiftungssystem.

## Omas Entsäurungsmittel

Supergünstig: Bullrich-Salz (Natronpulver, kennt man auch als Backpulver). Es enthält nur Kalium, Kalzium und Magnesium in Form von gut entsäuerndem Citrat und Bicarbonatsalzen. Hilft auch gegen Sodbrennen. *1 TL Natronpulver in 1 Glas Wasser auflösen und trinken.*

Gibt's auch als *Wannenbad:* 200 g Natronpulver in die Wanne geben, 30 Minuten baden. Höchstens zweimal die Woche.

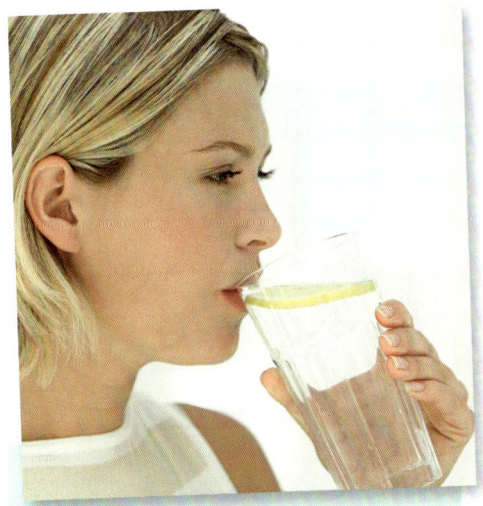

Nicht vergessen: Säuren kann man wunderbar verdünnen. Mit Wasser oder Tee.

## Trinken Sie genug?

Dann gehen Sie vier- bis sechsmal täglich aufs Örtchen und lassen dort jeweils ein bis zwei große Gläser. Sie trinken eindeutig zu wenig, wenn es aussieht wie Eidotter. Normal ist: hell- bis goldgelb und klar. Das zeigt: Die Niere kriegt genug, sie verdünnt den Harnstoff. **Jede Stunde ein Glas Wasser** unterstützt die Niere, ist ein Schritt mehr in Richtung basisch.

## Vorsicht Alkohol!

Alkohol schränkt den Fettsäureabbau in der Leber ein und fördert gleichzeitig die Neubildung von Fettsäuren. Mensch, das macht sauer! Vor allem die Leber. Dort lagern sich die Fettsäuren ab. **Macht Fettleber.** Die macht müde und heißhungrig.

## Sport: Vorsicht Milchsäure!

Zu viel & zu schnell: Das macht den Körper sauer. Kommt nicht genug Sauerstoff zu den Muskeln, verbrennt der Körper Zucker ohne Sauerstoff – es entsteht *Laktat.* Die Milchsäure senkt die Abwehrkräfte, macht müde und heißhungrig. Werden Sie Ihre sportlichen Säuren nicht los, können Sie auch Ihr Gewicht nicht loswerden. Darum nimmt, wer zu intensiv trainiert, kein Gramm ab. Doch: *Täglich eine halbe Stunde langsame und lockere Bewegung bei optimalem Puls* stärkt die körpereigenen Entgiftungssysteme und holt die Gifte aus dem Bindegewebe – zum Abtransport.

## Ölziehen mit gereiftem Sesamöl

Ölziehen hat eine uralte Tradition rund um die Welt. Es entgiftet den Körper. In Russland macht man es mit Sonnenblumenöl. Im Ayurveda empfiehlt man gereiftes Sesamöl, weil das die Gifte noch besser aufnimmt.

● **So bereiten Sie gereiftes Sesamöl zu:**
Gießen Sie unraffiniertes Sesamöl in einen Topf und geben Sie ein paar Tropfen Wasser dazu. Gleich! Nicht später, sonst haben Sie das heiße Öl im Gesicht. Erhitzen, bis die Wassertropfen platzen, dann hat das Öl 100 °C. Bitte abkühlen lassen. Später können Sie es dann wieder in die Flasche zurückfüllen.
● **Die Anwendung:** Morgens nehmen Sie einen Esslöffel Sesamöl in den Mund. Das Öl fünf bis zehn Minuten hin und her bewegen. Durch die Zähne ziehen, kauen. So lange, bis das Öl weißlich wird. Ausspucken. Danach den Mund gründlich ausspülen.
Die Mundschleimhaut ist ein guter Ausleitungsort für Gifte. Das Öl holt Schwermetalle und andere Giftstoffe aus dem Körper. Zudem wirkt es heilend auf die Mundflora. Toller Nebeneffekt: Macht weiße Zähne.

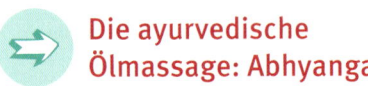
## Die ayurvedische Ölmassage: Abhyanga

Sie benötigen gereiftes Sesamöl, außerdem zwei Handtücher, 10 Minuten Zeit – und vielleicht einen Partner.

Mit der Massage schulen Sie übrigens auch Ihre Körperwahrnehmung. Mehr dazu lesen Sie im Kapitel Embodiment ab Seite 168.

**1** Bereiten Sie am Tag vorher gereiftes Sesamöl zu, siehe links.
**2** Setzen Sie sich in Ihrem Badezimmer, in dem es angenehm warm sein sollte, bequem auf einen Stuhl oder einen Hocker.
**3** Nehmen Sie dann ein wenig Öl in Ihre beiden Hände; jedoch nur so viel, dass es einen dünnen Film auf der Haut bildet und nicht tropft.
**4** Beginnen Sie auf der Kopfhaut, an den Ohren und im Gesicht, wo Sie jeweils mit kreisenden Bewegungen massieren. Dabei sollte der Druck nicht zu fest sein.
**5** Weiter geht es mit Hals, Nacken, Brustbein und Bauch, die Sie sanfter massieren, den Bauch mit den Handflächen im Uhrzeigersinn kreisend.
**6** Anschließend sind Ihre Arme, Hände, Beine und Füße an der Reihe, an denen Sie mit festem Druck rundum auf- und abstreichen.

EIN **ÜBERSÄUERTER** KÖRPER MACHT HUNGRIG UND DICK. MEHR GEMÜSE, MEHR WASSER, MEHR BEWEGUNG, WENIGER STRESS HELFEN SCHON.

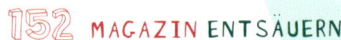

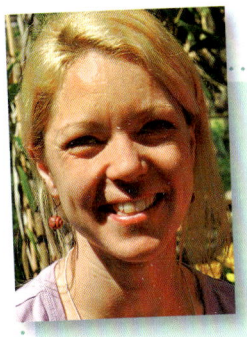

## DER SUPER-SCHÜSSLER-ANTI-HEISSHUNGER-DRINK

**Simone Weider, GLYX-Trainerin und Lymphtherapeutin aus Wallisellen, Schweiz, verschreibt ihren Klientinnen eine kleine Zaubermischung aus Schüßlersalzen – zum Entgiften, Entsäuern, gegen Heißhunger:**

**Nr. 4 Kalium chloratum:** Regt Kohlenhydrat- und Eiweißstoffwechsel sowie Lymphfluss an.
**Nr. 6 Kalium sulfuricum:** Leitet Gifte über die Haut aus, reguliert den Zuckerstoffwechsel.
**Nr. 8 Natrium chloratum:** Ist wichtig für den Wasserhaushalt.
**Nr. 9 Natrium:** Neutralisiert Harnsäure, eliminiert Abfallprodukte, unterstützt Fettverdauung.
**Nr. 10 Natrium sulfuricum:** Unterstützt die Entgiftung über den Darm.
**Nr. 11 Silicea:** Festigt das Bindegewebe.

**Tagesdosis:** Von jedem Salz in D6 je 3 Tabletten in eine Flasche mit ½ Liter Wasser geben, auflösen und den ganzen Tag über immer wieder daran nippen. Die Salze werden über die Mundschleimhaut aufgenommen. Diese Mischung über mindestens vier Wochen bis zu mehreren Monaten einnehmen. Nach vier Wochen immer mal wieder einige Tage Behandlungspause einlegen.

**Extra-Tipp:** Bei starker Übersäuerung können Sie auch ein Fußbad mit 10–15 Tabletten oder Vollbad mit 30–40 Tabletten **Natrium bicarbonicum (Nr. 23)** machen. Zweimal pro Woche, 20 Minuten bei 37 Grad.

---

**7** Massieren Sie etwa zehn Minuten lang. Das Öl zieht nach einigen Minuten in die Haut ein.

**8** Nach der Massage nehmen Sie ein warmes Bad oder eine warme Dusche. Das Öl bleibt trotzdem den ganzen Tag über wie ein feiner Film auf Ihrer Haut und hüllt Sie schützend ein.

*Info:* Echte ayurvedische Massageöle enthalten einen Sud aus medizinisch wirksamen, abgekochten Kräutern.

 **Entgifter: Würzen und Tees**

All diese Pflanzen helfen beim Entsäuern, unterstützen Diäten, bremsen Heißhunger: Schafgarbe, Spitzwegerich, Süßholzwurzel, Thymian, Zitronengras, Eisenkraut, Lindenblüten, Löwenzahn, Melisse. Außerdem: Grüner Tee, alle Kohlsorten, Brunnenkresse, Artischocken, Knoblauch, Granatapfel, Zitrusschale, Koriandergrün. Viel davon steckt im tibetischen Body Tea (Seite 222).

# PMS & WECHSEL:
# HORMONE UND DIE LUST AUF VIEL!

## Lieber Heißhunger,

heute morgen wusste ich, warum du mich gestern kontaktiert hast ...
Gestern schossen mir schon die Tränen in die Augen, als der frisch
getrimmte Pudel von Frau Bauer sein Beinchen an meinem Rad hob.
Der arme Kerl sah auch wirklich traurig aus. Dumm war nur, dass
ich abends selbst zum Friseur reinschlüpfte und mich zu dem »flot-
ten Kurzhaarschnitt« überreden ließ. Danach war der Tag gelaufen.
Dusche. Selbst föhnen. Pudelfrisur. Heulen ... Pizzaservice anrufen.
Eine Quattro stagioni »Jumbo-Size« bestellt. Plus das Eis »Praline«,
Familienportion. Nachts im Bad stand da die Waage. Heulen ...
Heute morgen war dann alles wieder gut. Die Waage zeigte ein Kilo
weniger an als gestern Abend. Trotz Jumbo-Pizza. Ich bin dir also
nicht so böse. Ich weiß ja: Du kommst einfach in den Tagen vor den
Tagen. Warte nur, jetzt führe ich Buch. Und das nächste Mal kriegst
du eine dicke Portion Tryp von mir!

### Deine Marlene

# Die monatlichen Futterattacken

In den Tagen vor den Tagen tappen fast alle Frauen in die Diätfalle namens Hormone. Im Kopf mangelt es an Serotonin – der Heißhunger steht auf der Matte ... Auch in den Wechseljahren taucht er gerne auf.

**JEDEN MONAT** kann unsereins ein paar Tage lang mit egal welchem noch so cleveren Abnehmprogramm nur noch die Toilette tapezieren. Krabbelt in den Tagen vor den Tagen die Traurigkeit hoch oder rutscht die Stimmung in den Keller, sind wir gereizt oder mit uns und der Welt einfach nur unzufrieden: Uns übermannt der Heißhunger. Unbezähmbar. Bis zum letzten Stück Schokolade, bis zum letzten Löffel Eis. Er ist immer stärker als wir. Und tut uns sooo gut. Wir essen nämlich unsere Stimmungsschwankungen weg. Wenn nur danach der zu volle Bauch und das schlechte Gewissen nicht wären.

Wir folgen mit unseren Heißhungerorgien einem ganz natürlichen biologischen Programm. Wir holen uns Antidepressiva vom Teller: Eiweiß und Zucker. Wir basteln uns unser Serotonin. Sie wissen schon, den Nervenbotenstoff im Gehirn, der zufrieden und glücklich macht. Und satt.

## Tryp heißt der Baustein des Glücks

In Eiweiß steckt der Baustein des Glücks, die *Aminosäure Tryptophan.* Sie flutet – von Zucker oder Weißmehl unterstützt – ins Gehirn und verwandelt sich in *Serotonin,* das sich in den synaptischen Spalten

tummelt und für ein wunderbares Wohlgefühl sorgt. Das passiert auch, wenn man Schokolade isst – oder eine Pille nimmt: Prozac, ein Antidepressivum, ein Serotonin-Wiederaufnahmehemmer.

**INFO**

### EIWEISS PLUS KOHLENHYDRATE – WAS IM KÖRPER PASSIERT

Isst man Eiweiß – also den Fisch, den Quark, den Käse, die Weizenkeime –, nagen Enzyme das Eiweiß zu Aminosäuren klein. Diese fluten über das Blut zu den Körperzellen, die diese Aminosäuren brauchen: die Muskeln, die Nerven, das Immunsystem ...
Das Eiweiß vom Teller wandelt sich in unser Körpereiweiß. Dafür sorgt das Hormon Insulin. Ein anaboles Hormon. Das baut auf.
Wenn man Kohlenhydrate zum Eiweiß isst, schüttet die Bauchspeicheldrüse Insulin aus. Das ist in diesem Fall wichtig, denn es sorgt dafür, dass Tryptophan zum Gehirn strömen kann, für mehr Serotonin.

## Wir Frauen sind einfach clever ...

Das nennt man somatische Intelligenz. Der Körper sagt, was er braucht. Eiweiß und Kohlenhydrate lindern das Leiden in den Tagen vor den Tagen. Evolutionär gesehen macht das natürlich Sinn. Die Frau hat ja ein paar Tage vor sich, in denen sie durch die Blutung viel Eiweiß verliert. Und Eisen. Genau das liefert das Stück Fleisch.

Das hat Wilma Feuerstein damals gegessen. Mit ein paar Samen, Wurzeln und Früchten dazu. Also: Eiweiß plus Kohlenhydrate. Inklusive Zink, Magnesium, B-Vitamine. Deshalb hatte sie kein prämenstruelles Syndrom – und genug Eiweiß für die Muskeln, das Immunsystem, das Blut.

### ... nur die Zeiten haben sich geändert

Wir leben nicht mehr in der Steinzeit. Darum isst die moderne Frau in den Tagen vor den Tagen Wurstbrot, Pizza und Eiscreme oder Milchschokolade. Das tut einfach erst mal gut. Kein Wunder, all das liefert ja auch Eiweiß und Kohlenhydrate – aber leider kombiniert mit viel Fett. So stellte man in vielen Studien fest: *Unglückliche Frauen essen die fatale Kombi Fett und Zucker. Und die macht süchtig.*

Eine Studie der US-amerikanischen Louisiana State University zeigt: Frauen, die unter hormonellen Heißhungerattacken leiden, tappen auch ohne hormonellen Grund viel häufiger in die Heißhungerfalle. Der Körper gewöhnt sich nämlich an die fetthaltigen und süßen Nahrungsmittel und verlangt sie ebenso zu anderen Zeitpunkten des Zyklus. Der Heißhunger kann dann jederzeit kommen ...

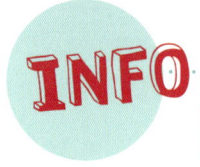

### DIE PILLE UND DER HUNGER

Egal ob Ring oder Pille: Bei allen hormonellen Verhütungsmethoden können Nebenwirkungen auftreten. Häufig sind zum Beispiel Kopfschmerzen, Bauchschmerzen, Unlust auf Sex (verminderte oder gestörte Libido), Übelkeit, Brustspannen und -verhärtungen, Wassereinlagerungen, Scheidenentzündungen, Stimmungsschwankungen, Akne, schmerzhafte Regelblutungen. Und: Heißhunger und Gewichtszunahme.

Was tun? Ein Schloss vor den Kühlschrank hängen? Nein. Weil die an sich kluge Frau dann erst recht unglücklich ist. Und vielleicht eine PMDS (prämenstruelle disphorische Störung) kriegt, also noch mehr an den Symptomen leidet – und Antidepressiva nimmt. Im Beipackzettel steht unter Nebenwirkungen: »Relativ häufig wird eine Gewichtszunahme beobachtet.«

## Was tun, wenn die Traurigkeit hochkrabbelt?

Es gibt zwei Wege aus der PMS-Diätfalle:
* *Einfach essen.* Das, was einem gerade guttut. Morgen ist ein anderer Tag. Da kann man das wieder ausgleichen – mit einer Fatburner-Suppe (Seite 196). Aber Vorsicht: Zu viel Zucker, Alkohol, Nikotin, ein Mangel an Bewegung verstärken das prämenstruelle Syndrom.

● **Oder Wilma Feuerstein spielen:** Besser isst man das, was einem Serotonin im Kopf beschert. Das, was unserem uralten Stoffwechselprogramm entspricht, das, was uns glücklich macht. Das geht auch ohne Nebenwirkungen für die Hüfte: mageres Eiweiß plus ein bisschen gesunde Kohlenhydrate. Putenschnitzel, Fisch, Mozzarella … – und ein Früchtesorbet. Zum Beispiel.

Da hat man vielleicht erst mal nicht so viel Lust drauf, weil die Pizza und die Schokolade über Jahrzehnte hinweg unser Gehirn auf genau das programmiert haben: »Iss mich! Ich, deine Praline, deine Pizza, tue dir gut in den Tagen vor den Tagen!« Das kann man aber wieder umprogrammieren. Man muss dem Gehirn das anbieten, was ihm sein Serotonin schenkt. Und dann: einfach spüren, was passiert!

● Es gibt aber noch einen **dritten Weg:** »Ein Hauch Progesteron.« Warum, erklärt Dr. Wagner im Interview ab Seite 161.

## Warum wir Quark zum Müsli essen sollten

Aus etwa 20 verschiedenen Eiweißbausteinen bastelt sich der Körper neu – repariert Defekte, baut Muskeln auf, hält die Haut jung und die Organe funktionsfähig. Acht dieser Aminosäuren nennt man essenziell. Das heißt: Der Körper kann sie nicht herstellen. Wir müssen sie essen.

Nun hat die Natur nicht alles optimal mit Aminosäuren ausgestattet. Ist von einem Bausteinchen sehr wenig in einem Lebensmittel, kann der Körper die anderen nicht so gut verwerten. Man nennt es die **limitierende Aminosäure.** Man löffelt also einen großen Teller voll Eiweiß – und der Körper kann nur ein bisschen Muskeln aufbauen, nur ein bisschen Immunsystem, nur ein bisschen Serotonin …, wenn nur einer der kleinen essenziellen Eiweißbausteine zu wenig auf dem Teller liegt.

### Vorsicht: Tryp-Mangel!

Das weiß der Bauer. Das liebe Vieh kriegt Körner. Im Getreide steckt eine limitierende Aminosäure: Tryptophan. Also kann die Kuh, obwohl sie viel Eiweiß frisst, nur wenig Muskeln daraus basteln, nur wenig Milch produzieren, hat ständig Schnupfen. Darum reichert der Bauer das Futter mit Tryptophan an, damit die Kuh wächst, viel Milch gibt, gesund bleibt, nicht traurig ist.

Wie viel Getreide essen Sie? Wie viel Mais, Reis, Nudeln, Brot, Müsli, Pizza, Kuchen … Viel? Dann müssen Sie sich nicht wundern, wenn Sie oft traurig sind, müde … Und unter PMS leiden.

Merken: Wer viel Getreide isst, sollte vorsichtshalber auch Quark essen! Also, wie der Bauer für die Kuh, die limitierende Aminosäure Tryptophan aufstocken.

### Wie viel Tryp braucht der Mensch?

Etwa 5 Milligramm pro Kilo Körpergewicht. Ein 70-Kilo-Mensch braucht also 350 Milligramm. Theoretisch. Der echte Bedarf ist von Mensch zu Mensch sehr unterschiedlich. Viele Muskeln brauchen viel Tryptophan, viel Übergewicht braucht viel Tryptophan, damit im Gehirn überhaupt etwas ankommt, und viele Kartoffeln, viele Fertigprodukte (Maisstärke) brauchen auch viel Tryp. Wer zu jeder Mahlzeit seine Portion Eiweiß isst, den Getreideanteil moderat hält, deckt den Tryptophanbedarf (besondere Lieferanten siehe Seite 166).

### Die Sache mit dem Fett

Während tierisches Fett (Butter, Braten, Speck …) das PMS verschlimmern kann, lindert sie ein Umstieg auf pflanzliche Fette wie Olivenöl, Nussöle und Leinöl. Letzteres liefert wertvolle Omega-3-Fettsäuren gegen die Traurigkeit. Probieren Sie mal die Leinöl-Quark-Medizin auf Seite 166.

## Hormontherapie gegen Bulimie-Heißhunger

**BULIMIEKRANKE** Frauen haben häufig einen gestörten Hormonstoffwechsel. Die schwedische Forscherin Sabine Naessén vom Karolinska-Institut in Stockholm fand heraus, dass die Menge des männlichen Sexualhormons *Testosteron,* das auch Hunger macht, bei dieser Essbrechsucht deutlich über den Normalwerten liegen kann – und das weibliche Hormon *Östrogen* niedriger liegt als bei nichtbulimischen Frauen. In Untersuchungen an Bulimiepatientinnen konnten Hormontabletten den Stoffwechsel stabilisieren und die Heißhungerattacken abschwächen.

### Noch zwei Wege aus der Falle

• In Würzburg lebt der emeritierte Professor und Internist Heinrich Wernze. Er behandelt seit Jahrzehnten Frauen mit Bulimie. Auch seiner Meinung nach ist eine der Ursachen ein Zuviel an männlichen Hormonen. Und das behandelte der Professor bei seinen Patientinnen mit so etwas ähnlichem wie einem Entwässerungsmittel, das im Gehirn *über die Neurotransmitter GABA und Serotonin den Heißhunger zügelt* und entstresst. In kleinen Studien zeigte sich, dass dieses Mittel unter ärztlicher Kontrolle (!) die Essstörung verbessert, Depressionen lindert, zu besserem Schlaf führt – und zu weniger Erbrechen (bis zum Aufhören!). Darüber könnten sich Betroffene mit ihrem Gynäkologen unterhalten.

• Östrogen wirkt im Gehirn wie Leptin, fanden Mediziner der Yale-Universität heraus. Viele Übergewichtige haben zwar reichlich Leptin im Körper, sind aber resistent gegen seine hungerstillende Wirkung im Gehirn. In ihrem Fall könnte eine *Östrogentherapie* die Rolle als Appetitbremse übernehmen. Natürlich erst mal mit dem Endokrinologen absprechen!

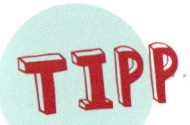

**WER FRUCHTZUCKER NICHT VERTRÄGT…**

**… dem fehlt Tryptophan!** Heutzutage leiden viele Menschen unter Fruktosemalabsorbtion. Sie vertragen keinen Fruchtzucker. Diese Menschen haben einen niedrigen Tryptophanspiegel – und schon deshalb oft Heißhunger. Den sollte man mit Hilfe des Doktors anheben. Überdosierung ist übrigens kaum möglich, weil das Tryptophan selbst dafür sorgt, dass es im Körper abgebaut wird.

# Der Wechsel und der Heißhunger!

## Schoko statt Sex

Irgendwie fängt es so an, dass man plötzlich lieber auf Sex verzichtet als auf Schokolade. Das tun übrigens 50 Prozent der Amerikanerinnen auch schon in jüngeren Jahren laut einer Umfrage. Wirklich? Lieber auf Sex als auf Schoko verzichten?

Ganz einfach, weil die Hormone das so diktieren. In den Tagen vor den Tagen. In den Wechseljahren dann erst recht. Dann verändert sich nämlich unsere Lust auf Süßes. Die wächst. Bei Männern ist das nicht so. Die Natur ist nicht immer gerecht.

### Zum Süßhunger gesellt sich Fett

Nach der Menopause nehmen viele Frauen zu. Ein Grund: Mit dem Alter nimmt die Muskulatur stetig ab. Man verliert (als sitzender Mensch) schon ab 20 jedes Jahr etwa ein halbes Pfund Muskulatur. Das macht mit 30 Jahren fünf Pfund weniger Muskeln, mit 40 zehn Pfund weniger, mit 50 Jahren 15 Pfund. Das Gemeine: Man merkt es nicht gleich. Denn man wird ja leider nicht um zehn Pfund leichter. Für jedes Gramm Muskulatur lagert sich Fett ein. Denn weniger Muskelmasse heißt: weniger Fettverbrennung. Und Fett wiegt auch noch weniger als Muskelmasse.

So ab dem Alter von 40 springt einem die Tiramisu leider direkt ins Fettpölsterchen. Das Fieseste daran: Was früher auf den Hüften saß, wandert jetzt auf den Bauch. Schuld ist der Überschuss an männlichen Sexualhormonen, die uns das viel bedenklichere Bauchfett bescheren.

## Und noch mehr müde Glieder

Die Eiproduktion verbraucht viel Energie, das fällt im Wechsel auch noch weg. Da zudem der Stoffwechsel ein bisschen langsamer wird, muss frau sich ein bisschen mehr bewegen – und ein wenig gesünder essen als mit 30. Zudem produziert unsere

**Lieber Heißhunger,**

jetzt reicht es. Schon wieder ein Pfund mehr! Eigentlich müsste ich ja das, was ich gestern wieder mal deinetwegen reingedrückt habe, heute Nacht rausgeschwitzt haben ... Das Bett war so nass – darum hab ich vom Untergang der Titanic geträumt. Ich hab ehrlich gesagt keine Lust mehr auf schlechten Schlaf, noch schlechtere Laune, dieses ständige Weinerlichsein. Ich dachte wirklich, nach dem Leben mit dem PMS kann es nur besser werden. Nee. Ist es nicht. Ist eine Katastrophe. Morgen rufe ich Dr. Wagner an – und mache 'nen Termin ...

**Deine Charlotte**

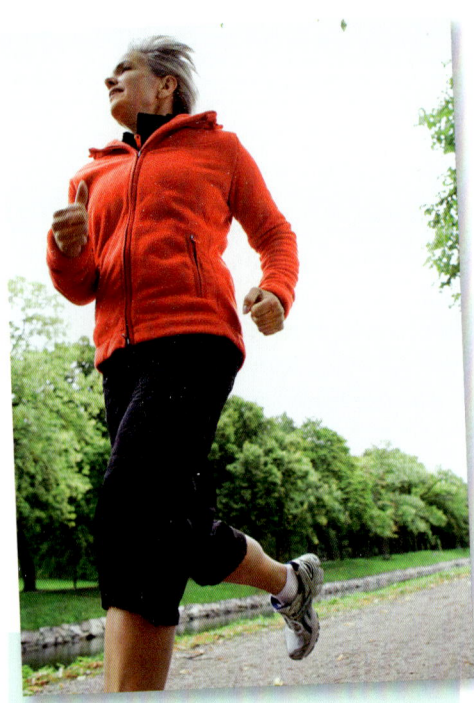

Ab 40 gilt: *Ein bisschen weniger essen, etwas mehr bewegen – und die Figur bleibt.*

Hypophyse im Laufe der Jahre immer weniger Wachstumshormone, die unter anderem Fett ab- und Muskeln aufbauen.

Auch das Testosteron nimmt ab. Davon haben wir zwar viel weniger als die Männer, nämlich ein Zehntel, aber das reicht aus, um dynamisch und aktiv zu sein. Weniger Testosteron heißt weniger Aktivität heißt weniger Kalorienverbrauch.

***Was gegen Hormonschwund hilft? Bewegen!*** Und noch mal: bewegen. Je früher man damit anfängt, desto jünger bleibt man, wenn man älter wird. Mit Bewegung können Sie jederzeit Ihr Alter festhalten. Mit dreißig dreißig bleiben, mit vierzig vierzig … Denn Muskeln produzieren die

Hormone, die uns jung halten. Wachstumshormon und auch Testosteron. Man braucht nur genug Eiweiß und Zink.

## Vitalstoffe fehlen

Wenn wir aufstehen, in den Spiegel gucken und denken: »Hallo, wer bist du denn?«, weil uns ein unglaublich fahles, müdes Etwas entgegenblickt, dann wäre es wirklich an der Zeit, sich um ein Extra an Vitalstoffen zu kümmern. Durch die Hormonumstellung fehlen oft Vitamin E, Selen, Zink, Eisen, B-Vitamine, Kalzium oder Vitamin D. Fehlt nur einer dieser lebenswichtigen Vitalstoffe, wird der ganze Körper per Heißhunger überversorgt.

Wenn man sich nicht bewegt, nimmt das Fettgewebe zu, die Muskeln und der Eisenspiegel im Blut nehmen ab. Das Eisen kann auch nicht so gut resorbiert werden. Das Ergebnis: Wir werden immer müder, schlapper und haben wachsenden Hunger nach Glücksdrogen, nach Süßigkeiten.

## Zeit für einen Vitaminstoß

Vitamin C ist wichtig für die Eisenverwertung. Manchmal kann man einfach mit einem Vitamin-C-Tütchen die Eisenaufnahme verbessern, die Müdigkeit mindern, den Heißhunger bremsen. Natürlich helfen auch Kalzium, Vitamin D und B-Vitamine, den Appetit zu zügeln. Mehr steht auf Seite 166.

## Hormonersatztherapie – ja oder nein?

Dieses Thema gehört in den Mund eines Fachmanns. Darum folgt jetzt ein Interview mit dem Hormonexperten und Anti-Aging-Spezialisten Dr. Johannes Wagner.

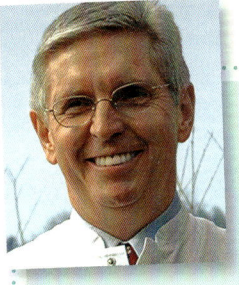

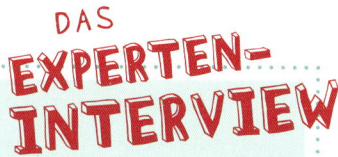

## DER WECHSEL INS GLÜCK

**Dr. Johannes Wagner ist Gynäkologe im Endorevital-Zentrum Waging am See und gilt weltweit als renommierter Hormonforscher.**

**Sicherlich kommen viele Frauen mit Wechseljahrsproblemen zu Ihnen: mit Schlafstörungen, Traurigkeit, Gewichtsproblemen – und natürlich mit Heißhunger.**

Ja, das ist richtig. Und da gibt's viele einfache Lösungen, von Omega-3-Fettsäuren über Aminosäuren bis zu Hormonen.

**Sie verschreiben die Hormonersatztherapie, obwohl sie Krebs erregen soll?**

Das ist halb richtig. Das gängige Präparat, der Marktführer, das Zeugs, mit dem die ganzen großen amerikanischen Studien gelaufen sind, hält zwar die Haare schön, die Haut jung, erhöht aber das Krebsrisiko um 321 Prozent.

**Was macht dieses Östrogenpräparat so gefährlich?**

Es ist ein synthetisches Präparat. Hormonabhängiger Krebs entsteht nicht durch das Östradiol, also das natürliche Therapie-Östrogen, sondern durch seine Abbauprodukte – wenn man es schluckt. Vor allem durch das 4-Hydroxÿöstrom, das ist ein regelrechtes Karzinogen. Und das kann so manche Frau nicht abbauen. Das wiederum kann man mit einem Gentest herausfinden. Dieser Frau würde ich niemals ein Östrogen zum Schlucken verschreiben, vor allem nicht in Kombination mit synthetischen Gestagenen.

**Beginnen wir von vorn: Warum nimmt die Frau in den Wechseljahren zu?**

Das ist relativ einfach. Diese Achse »Gebärmutter, Schleimhaut, Herstellung, Abbau, Umbau, Neubau, die Bereitstellung des Eis« ist ein äußerst energiefressender Vorgang. Das macht etwa ein Drittel des Energiebedarfs der Frau aus. In dem Moment, wo die Eierstöcke nicht mehr ansprechbar sind, müsste man also ein Drittel weniger essen oder ein Drittel mehr rennen. Das ist ziemlich mühsam.

**Und welche Rolle spielt das Östrogen?**

Eine sehr wichtige. Für die Eiproduktion braucht die Frau einen Östrogenspiegel von 150. Fällt die weg, wäre ein Spiegel von 50 bis 100 ideal. Östrogene über 100 heißt nämlich Fettzunahme. Östrogene unter 50 heißt leider das Gleiche. Nur zwischen 50 und 100 verhält sich das Östrogen gewichtsneutral. Man sieht: Der gleiche Stoff sorgt je nach Konzentration für komplett unterschiedliche Ergebnisse.

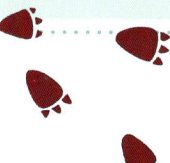

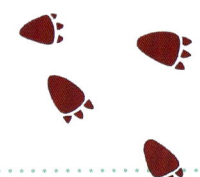

### Eine Rolle spielt ja auch das Fettgewebe.

Erst wenn die Natur 400 000 kcal abgelagert hat, in Form von dem typischen Östrogen-fett um Hüfte, Po und Oberschenkel des weiblichen Körpers, dann kommt vom Fettge-webe der Startschuss für die Pubertät, für die ersten Eisprünge. Das zeigt, wie wichtig das Fettgewebe ist, auf das wir immer so verächtlich herabschauen.

### Davon haben wir ja auch noch in den Wechseljahren auf der Hüfte – schützt das nicht vor den Beschwerden?

Das hängt am Hormonspiegel. Aber viel wichtiger ist das Wohlbefinden. Eine Frau fühlt sich mit einem Spiegel von 70 aufgedunsen, kriegt die Ringe nicht auf den Finger, die Schuhe zwicken. Und es gibt Frauen, die mit Spiegel 80 unter starken Wechseljahrsbe-schwerden leiden. Das Wohlbefinden ist für mich wichtiger als der Hormonspiegel.

### Die richtige Dosis?

Die niedrigste Dosis, bei der es Ihnen gut geht, das ist die richtige für Sie. Das Verrück-te ist, dass die meisten Wechseljahrspräparate auf 150 eingestellt sind. Sie liefern also eine Dosis, die kein Mensch braucht. Die zu nichts nutze ist. Im Gegenteil. Sie schadet. Jede Überdosis macht nicht nur Ärger mit der Figur, sondern begünstigt Brustkrebs.

### Kritiker behaupten, man könne keine exakten Hormonspiegelaussagen machen.

Unsinn. Sicherlich schwanken Hormonspiegel wie auch der Blutdruck, der Blutzucker, das Fieber – das ist natürlich. Ich messe in der Früh, nach der Einnahme. Und wenn die Patientin morgens einen Wert von 42 hat, dann weiß ich über die Halbwertszeit des Östrogens, dass sie abends sicherlich nicht genug hat.

### Was halten Sie von den Präparaten, die man auf die Haut aufträgt?

Nur diese! Dann fällt die Passage über die Leber weg, der sogenannte First-Pass-Effekt. Schluckt man das Präparat, entstehen in der Leber unverhältnismäßig viele krebsaus-lösende Abbauprodukte, und man braucht eine wesentlich höhere Dosis, als wenn man den Weg über die Haut nimmt.

### Und was ist mit Progesteron, dem zweiten Hormon, das einem fehlt?

Das ist ganz wichtig. Nie nur Östrogen verabreichen! Man muss dazu das natürliche Hormon Progesteron verordnen – kein synthetisches Gestagen. Progesteron, das einzi-ge natürliche Gelbkörperhormon, hat den Vorteil, dass es das krebserregende Östron abbaut – das ja immer ein bisschen im Körper entsteht, wenn Östrogen abgebaut wird.

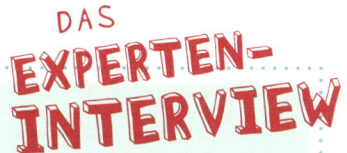
**Wie verhält sich das Krebsrisiko?**

Wenn man 10 Jahre diese Kombination natürlicher Hormone, keine synthetischen, in der richtigen Dosierung über die Haut beziehungsweise vaginal aufnimmt, hat man ein Brustkrebsrisiko von 0,89 – also 11 Prozent weniger, als wenn man nichts nimmt.

**Manche sagen, das Progesteron mache so müde …**

Wer Progesteron oral einnimmt, hat den First-Pass-Effekt in der Leber, und 80 Prozent werden umgewandelt in schlafaktive Substanzen. Wenn Sie ein Schlafmittel brauchen, dann nehmen Sie Progesteron oral. Wenn Sie Progesteron als Progesteron brauchen, also als natürliches Antidepressivum, dann bleibt Ihnen nur der vaginale Weg. Und da haben Sie eine fast fünffache Wirkungsverstärkung.

**Progesteron ist also auch für die Stimmung wichtig?**

Es sorgt neben guter Stimmung auch für Leistungsfähigkeit – und es hält die Taille in Form. Wirkt gegen die Östrogen-Wülste. Und natürlich gegen den Süßhunger, den in den Wechseljahren sogar Frauen entwickeln, die es vorher nur herzhaft mochten.

**Es gibt doch auch Progesteron-Cremes.**

Ja, die fürs Gesicht sind wunderbare Anti-Falten-Cremes, sie stoppen die Matrix-Metallo-Proteinasen, die Bindegewebe abbauen, aber sie gehen nicht ins Blut.

**Warum machen Wechseljahre über Cortisol so viel Hunger?**

Östrogenmangel ist Stress. Das ist der Körper nicht gewohnt. Der hat 40 Jahre lang in Saus und Braus von den Östrogenen gelebt. Sinkt Östrogen, steigt das Stresshormon Cortisol an, und das nimmt sofort das Insulin mit nach oben. Dieser stress-entgleiste Zuckerstoffwechsel sagt dem Hirn immer: »Du bist am Verhungern.« Diese Heißhungerattacken haben wir auch bei jungen Frauen, wenn das Östrogen dramatisch abstürzt.

**Und was erklärt das PMS?**

Da ist meistens der Progesteronabfall viel dramatischer. Der macht die bunte Symptomatik PMS. Mit Heißhunger, Brustschmerzen, depressiver Verstimmung und Leistungsabfall. Ein Hauch Progesteron in den 5, 6 Tagen würde hier Wunder vollbringen.

**Gegen Heißhunger verschreiben Sie ein Spray.**

Ja, eine Aminosäure, einen Eiweißbaustein, wie er in unserem Körper vorkommt: 5-Hydroxytryptophan, auf die Zunge gesprüht, dann ist das in 45 Sekunden im Hirn und wird dort zu Serotonin. Dieser kleine Serotoninanstieg reicht aus, dass man nicht den nächsten Kühlschrank überfällt.

**Auch Fettsäuren empfehlen Sie gegen den hormonellen Hunger.**

Ja, Omega-3-Fettsäuren. Etwa 20 Minuten, bevor Sie in der Regel der Heißhunger überfällt. Zum Beispiel vor dem Essen. Omega-3s stimulieren das Glukagon, also den Gegenspieler vom Insulin. Das hat den Vorteil, dass die Sättigungsschwelle deutlich niedriger ist. Und das hat natürlich den Vorteil, dass diese Omega-3s antientzündliche Eicosanoide hochregulieren und proentzündliche runterfahren.

**Das wiederum bremst den Heißhunger aus, den wir auch über Entzündungen kriegen.**

Genau. Mit den Omega-3s verschwindet nach einer Weile der Heißhunger auf Kohlenhydrate von selbst. Auf absolut saubere biochemische Weise. Das einzige Problem ist natürlich, dass die meisten Omega-3-Fettsäuren, die auf dem Markt sind, einfach auch gefährlich sind. Wenn da Lachsöl draufsteht, und der Lachs ist in Alaska herumgeschwommen, dann ist das praktisch ein perfektes antientzündliches Medikament. Kommt der Lachs aus einer Zuchtfarm, ist das Öl so gesund, als wenn Sie Ihr Uralt-Kinderthermometer suchen und es genüsslich verspeisen, mit dem ganzen Quecksilber und sonstigen Schwermetallen drin.

**Wie helfen Sie Frauen, die die Nebenwirkungen von Kopfschmerzen, Blähbauch, Zwischenblutungen bis zu blutgerinselbedingten Gefäßverschlüssen (Thrombosen) scheuen und keine Hormonersatztherapie machen wollen?**

Phytohormone gehen natürlich, das gilt nach wie vor. Wobei ich von Soja komplett weg bin, Rotklee ist keine schlechte Alternative.

**Frauen, die nur leicht unter Wechseljahrsbeschwerden leiden, hilft Rotklee?**

Ja. Soja hilft Asiatinnen. Meinen Patientinnen hat Soja nichts gebracht. Wohl aber die Umstellung auf Rotklee, obwohl das gleiche Pflanzenhormon Genestein drin ist. Was natürlich in meinen Wissenschaftlerschädel schwer reingeht. Ein Botanikprofessor, dem ich meinen Kummer erzählte, hat mich gefragt: »Sie haben doch schon mal was über Co-Evolution gehört? Wir haben ja den Rotklee seit ein paar Jahrtausenden um uns herum. Und Soja gibt's erst, seit ihn die Amis 1946 bei uns eingeschleppt haben. Vorher war er hier schlicht unbekannt.« Das gab einen Riss in meinem Weltbild. Ich sage, wenn ich dem Körper Genestein gebe, dann muss er froh sein, dass er überhaupt was kriegt. Aber das ist nicht so. Er will auch noch ein bekanntes Schächtelchen drumrum. Rotklee. Kein Soja.

*Mehr Infos: wagner@endo-revitalzentrum.de*

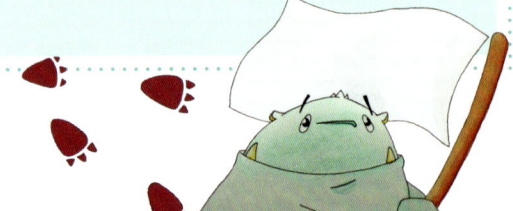

# MAGAZIN
# HORMONE

… damit der Heißhunger in den Tagen vor den Tagen draußen vor der Tür bleibt – und sich auch im Wechsel nichts auf den Hüften niederlässt.

## Emotionen rauslassen

● **Schreien Sie!** Leise geht das auch: Mund weit öffnen und Luft einige Sekunden hinauspressen – Schauspieler machen das übrigens als Entspannungsübung vor einem Auftritt. Und wenn Sie weinen müssen, dann tun Sie das! Jede verdrückte Träne füttert den Heißhunger, jede vergossene verschafft Erleichterung.

● **Schütteln Sie sich!** Ganz wild. Die Arme und die Beine schlenkern, herumhüpfen, Derwisch sein. Fünf Minuten lang. Das macht frei von Unzufriedenheit und innerer Anspannung.

## Laut lesen

Dabei wird dieselbe Gehirnhälfte gebraucht, die auch fürs Sich-Sorgen-Machen zuständig ist. So sehr, dass Grübeleien keine Chance mehr haben. Etwas Lustiges zu lesen wirkt doppelt! Und es schickt die ach so typische Reizbarkeit ganz gewiss in die Wüste.

## Anti-Heißhunger-Bad

● **1 EL Sahne** mit **2 EL Wiesenblütenhonig, 2 Tropfen Pfefferöl, 1 Tropfen Rosenöl, 5 Tropfen Lemongrasöl** verrühren und ins 38 Grad warme Badewasser geben. 15 Minuten baden und schnuppern. Dann 10 Minuten zum Nachdampfen ins Bett.

● **»Seelentröster«** heißt das Kneipp'sche Schoko-Wannenbad mit Kakaoextrakt.

## Nähe & Licht tanken

● **Umarmen Sie an diesen Tagen möglichst viele Menschen!** Und kuscheln Sie! Studien zeigen, dass Frauen dann das Bindungshormon Oxytocin ausschütten. Das beruhigt und nimmt so auch den Hunger an die Zügel.

● Natürlich ein Muss in dieser Zeit: **So oft wie möglich raus ans Licht!** Nichts lockt mehr Serotonin. Nicht mal eine Tafel Schokolade. Den Frauen, die unter starken Stimmungsschwankungen leiden, hilft oft eine Lichttherapie-Leuchte (Seite 113).

### Eiweiß & Kohlenhydrate

Spielen Sie Wilma Feuerstein, essen Sie Traurigkeit und Heißhunger einfach weg, egal ob während des prämenstruellen Syndroms (PMS) oder in den Wechseljahren: mit einer Wildschweinkeule mit Preiselbeeren, einem Joghurt mit Honig … oder mit einem unserer vielen 1-2-3-Formel-Rezeptvorschläge in diesem Buch (ab Seite 202).

 ### Vitamine & Mineralstoffe

● **Kalzium und Vitamin D:** Beide helfen gegen Beschwerden des prämenstruellen Syndroms. Das fanden Forscher der University of Massachusetts heraus. Wer viel Fisch, Milch, Käse und Brokkoli isst, leidet weniger unter Depressionen, Heißhunger, Erschöpfung. Das gilt ebenso für die Wechseljahre, denn Kalzium und Vitamin D schützen nicht nur die Knochen, sondern beugen auch Heißhunger vor. Übrigens: Wer Kuhmilch nicht verträgt, sollte es mal mit Ziegen- oder Schafmilchprodukten versuchen.

● Ganz wichtig: das B-Vitamin **Folsäure!** Das fehlt den meisten von uns. Steckt in Gemüse, Gemüse, Gemüse! Unverkocht.

● Zusätzlich helfen **Magnesium, Vitamin B6** und **Zink** – knabbern Sie Samen und Nüsse, und sprechen Sie mit Ihrem Arzt oder Apotheker.

## HITLISTE DER TRYPTOPHAN-LIEFERANTEN PRO 100 GRAMM

| | | |
|---|---|---|
| 1 | Cashewkerne | 450 mg |
| 2 | Sojabohnen, getrocknet | 440 mg |
| 3 | Edamer | 400 mg |
| 4 | Schweinefleisch | 300 mg |
| 5 | Huhn | 280 mg |
| 6 | Lachs | 260 mg |
| 7 | Forelle | 240 mg |
| 8 | Hühnerei | 230 mg |
| 9 | Walnüsse | 170 mg |
| 10 | Quark | 170 mg |

# Gute Laune vom Löffel

## Für Omega-3: Leinöl-Quark

Mit Omega-3-Fettsäuren verschwindet der Heißhunger oft von selbst: *1 EL Leinöl* mit *100 g Quark* verrühren, *1 EL Kräuter* frisch gehackt untermischen, *salzen und pfeffern.* Schmeckt auch gut, wenn man *Tomaten* und *Gurken* reinschnipselt.

## Gesunde Süßlust: Schokoladige Apfelringe

*100 g Zartbitterkuvertüre* über einem heißen Wasserbad schmelzen. *24 getrocknete Apfelringe* portionsweise darin baden. Die Apfelringe herausnehmen, auf eine mit Backpapier belegte Fläche legen und trocknen lassen. An den Tagen vor den Tagen dürfen Sie davon essen, so viel Sie wollen!

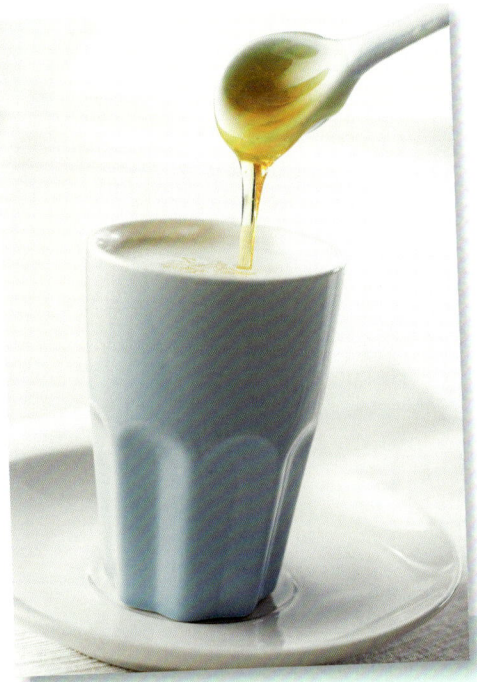

Das Geheimnis von Omas Gute-Nacht-Milch mit Honig: Tryptophan.

## Anti-Traurigkeits-Frühstücksquark

● Die Gewürzmischung für Frühstücksquark von Sternekoch Alfons Schubeck enthält *Zimt, Kurkuma, Ingwer, Vanille, schwarzen Pfeffer, Koriander, Galgant, grünen Kardamom, Knoblauch* und *Chiliflocken* – das macht fröhlich und schmeckt mehr als lecker!

● Und der Quark verwöhnt mit Tryptophan: *1 EL Gewürzmischung* mit *100 ml Milch* kurz aufkochen und lauwarm mit *250 g Quark* vermischen. *1 TL Leinöl* für die gute Laune drunter. So wird einfacher Quark zum Sterne-Genuss.

## Schlummer-Shake

*200 ml Milch* erhitzen und mit einem Miniquirl aufschäumen. In einen großen Becher füllen. *Je 1 TL Akazienhonig und Mandelmus* unterrühren. Die heiße Honig-Mandel-Milch sofort trinken.

*Tipp:* Eine Studie zeigt, dass man nachweislich besser schläft, wenn die Milch zusätzlich mit Natur-Tryptophan angereichert ist – also mit *2 Löffeln Eiweißpulver* aus Molke oder Erbse.

### HILFE AUS DER APOTHEKE DER NATUR

● Ein Trockenextrakt aus Mönchspfeffer lindert auf gut verträgliche Art das prämenstruelle Syndrom. Denn der Mönchspfeffer (Agnus castus) wirkt wie unser Gelbkörperhormon Gestagen und bringt die Hormone wieder ins Gleichgewicht.

● Kräuter mit Bitterstoffen regulieren den Appetit. Bereiten Sie sich in den Tagen vor den Tagen einen Tee aus Tausendgüldenkraut, Enzian, Wermut zu (mehr steht auf Seite 57).

● Tryptophan gibt's auch hochdosiert als einzelne Aminosäure. Sprechen Sie in diesem Fall bitte mit Ihrem Arzt. Tryptophan passt im Übrigen gut in ein Energie- und Anti-Heißhunger-Granulat (Seite 222).

# EMBODIMENT:

## DEN HEISSHUNGER

## WEGBEWEGEN

**Lieber Heißhunger,**

warum denke ich eigentlich immer, die Lösung für alles stecke im Kopf? Immer rattert es dort droben. Wenn ich unglücklich bin, denke ich an Schokolade. Wenn ich gestresst bin, denke ich an einen Eisbecher. Wenn ich wegen Lila genervt bin, denke ich daran, ihr mit dem Einkaufswagen ganz aus Versehen in die Hacken zu fahren … Sorry. Dabei liegt die Lösung ganz woanders. Ein kleiner entstressender Punkt am Kopf. Ein bisschen gute Laune zufächern mit Energiemedizin. Sich mal ein wenig mit der Innenwelt der Gefühle beschäftigen – und dann auch das Drogenköfferchen Körper nutzen. Das Wohlgefühl wartet nämlich nicht nur im BigMac.

**Deine Sofie**

# Unser wertvoller Körpersinn

Wir können unsere Emotionen, unsere Gefühle mithilfe unseres Körpers verändern. Wenn wir ihn besser wahrnehmen. Denn körpereigene Moleküle der Gefühle schenken uns Energie, lassen gut schlafen, machen Superlaune und natürlich auch glücklich und satt. Wir müssen halt nur wissen, wie!

**DIE STIRN** liegt in Falten. Die Augenbrauen sind zusammengezogen. Schultern kleben am Ohrläppchen. Ich bin grantig. Ich habe Hunger. Unsere Emotionen, unser momentaner Energiestatus zeigen sich im Körperausdruck. Dieses Phänomen nennt die Psychologie: *Embodiment* (Verkörperung). Das Leben formt den Körper. Unser Leben formt uns, wir formen uns selbst.

Ein nervöser Mensch atmet häufiger. Und das tut er jeden Tag immer mal wieder ein paar Minuten lang. Und im Laufe eines Monats, eines Jahrs, eines Lebens macht er ein Brust- und Bauchmuskeltraining daraus, das für eine typische Haltung sorgt – mit all ihren Verspannungen und Blockaden. Jede Emotion, die häufig auftaucht, trainiert bestimmte Muskeln, lässt sie wachsen und unsere Haltung formen. Angst lässt die Schultern ein Stück höher wandern, Trauer die Brust einsacken. Wut lässt schnauben, dehnt den Brustkorb.

## Drogenköfferchen Körper

Das Interessante ist: Es besteht eine Wechselwirkung, denn genauso, wie die Gefühle unseren Körper beeinflussen, sich nonverbal ausdrücken als Gestik, Mimik, Körperhaltung, genauso können wir mit unserem Körper auch unsere Gefühle verändern. Und: Wer die Körperwahrnehmung schult, spürt auch wieder eher andere Körpersignale, zum Beispiel wann er wirklich hungrig ist, wann er satt ist.

## ÜBUNG

### ZEIT FÜR EIN STÜCK KÖRPERGLÜCK

● Stellen Sie sich breitbeinig hin, gehen Sie auf die Zehenspitzen. Nehmen Sie beide Arme seitwärts hoch, ein Stück über Schulterhöhe. Strecken Sie sich aus der Wirbelsäule heraus – Ihr Hinterkopf wird sanft von einem imaginären Seil zum Himmel gezogen.

● Nun heben Sie das Kinn leicht an, strecken die Brust raus. Zehn Sekunden strecken. Dabei tief und regelmäßig atmen. Und alles locker lassen. Wie fühlen Sie sich? Frisch? Frei? Selbstbewusster? Jede Ihrer Körperzellen hat mit dieser kleinen Übung Drogen in Form von Neuropeptiden und Hormonen freigesetzt, die ein gutes Gefühl schenken.

Ihr Körper ist ein sagenhaftes Geschenk. Er verkörpert Ihr Ich. Ihre Gefühle. Ihr Selbstbewusstsein. Er schenkt Ihnen Trost, Glück, Zufriedenheit … Das alles können Sie fühlen, wenn Sie eins mit ihm sind – und mehr in ihm sehen als den Träger des Kopfes. Denn unser Körper ist ein wunderbares Drogenköfferchen, das wir für unsere Reise namens Leben immer dabeihaben. All die kleinen Arzneien (= Drogen!), die er für uns produziert, helfen nicht nur, zu heilen, sondern auch, Bewusstsein und Wahrnehmung zum Positiven zu verändern. Darüber habe ich übrigens gerade ein ganzes Buch geschrieben: »Der Feelgood-Faktor« (Seite 220).

## Heißhunger besiegt man nicht mit dem Kopf

Wir machen alle einen großen Fehler. Wir verhalten uns wie Sklaventreiber. Wie Körperbesitzer. Wir leiten ihn an, trainieren, formen, füttern, pflegen, stylen ihn – und behandeln ihn nicht immer gut. Wir sind aber keine Körperbesitzer.

*Unser Körper ist »ich«.* Er spiegelt unser ganzes Leben wider. Jede Erfahrung, die wir im Laufe unseres Lebens machen, nistet sich ein in allen Körperzellen, lässt uns aufrecht durchs Leben gehen voller Energie oder ängstlich und träge schlurfend. Mit einem gesunden Appetit oder einem unstillbaren Hunger.

### Wissen ohne Erfahrung ist nichts

Das wichtigste Erfahrungsinstrument ist der Körper. Einfaches Beispiel: Keiner weiß, wie Feigen mit Ziegenkäse schmecken, wenn er das Rezept von Witzigmann nur liest. Aber man weiß es, wenn diese Aromen auf der Zunge tanzen.

Was ist ein brummschädeliger Kater? Erklär das mal, ohne je einen Kater gehabt zu haben. Liebe? Ein Körpergefühl vom Zeh über das Schmetterlingsnetz bis zum Scheitel. Nähe? Angst? Wut? Freude? Mitgefühl? Zufriedenheit? Hunger? Glück? Ohne Körpererfahrung ist alles nichts. Eine leere Hülse. Eine Aneinanderreihung von Buchstaben. Heißt: *Klug ist, die Welt mit unserem Körper zu entdecken.*

Dafür muss man den Körper halt wahrnehmen. Tun Sie das? Wahrnehmen? Kennen Sie das Knurren des Magens, wenn er Hunger meldet? Spüren Sie, wie das Selbstbewusstsein wächst, wenn Sie sich aufrichten? Merken Sie, wie die Traurigkeit ganz schnell schrumpft, wenn Sie mit der Gravitation spielen, auf- und abhüpfen? Fühlen Sie, wie der Appetit schwindet, während Sie den Akupunkturpunkt über der Oberlippe drücken (Seite 185)?

### Lauter herrliche Geschenke

24 Stunden am Tag nimmt der Körper Einfluss auf mein Denken, auf mein Fühlen, auf mein Handeln. Schenkt mir mit

Nervenbotenstoffen gute Gefühle, ohne Nebenwirkungen. Schenkt mir Sicherheit, Selbstsicherheit. Auch klar wird, dass es sich immer lohnt, Dankbarkeit zu zeigen.

Wie tut man das? Man muss ihn einfach nur so richtig wahrnehmen, dann schenkt er einem alles, was man braucht: Selbstbewusstsein, Zufriedenheit, Gesundheit, Charisma …

### Den Körper wahrnehmen

… und zwar das Gute, das er uns zu bieten hat: Freude, Wohlgefühl, Zufriedenheit, Entspannung, Neugierde, Glück und auch Sattsein – das tun viel zu wenig Menschen. Darum leiden wir unter Verspannungen, darum sind wir missmutig, darum übermannt uns grundlos Traurigkeit, darum stimmt mit unserem ausgeklügelten Hunger-Satt-System so oft etwas nicht, und die Pfunde auf den Hüften vermehren und vermehren und vermehren sich.

## Die Moleküle der Gefühle

In den 1970er Jahren entdeckten wir die Moleküle der Emotionen, die Neuropeptide. Am längsten bekannt ist das **Endorphin,** ein körpereigenes Opiat, das Schmerz stillt und Euphorie schenkt. Das Neuropeptid Y steuert Hunger und Angst. ACTH lockt Stresshormone …

Und heute wissen wir, dass diese Moleküle der Gefühle überall im Körper wirken. Im ganzen Körper in jeder Zelle. Körper und Geist kommunizieren mit diesen Molekülen, die wie ein Netz eine feine Infostruktur zwischen allen Zellen bilden. Diese Proteine in Form von Nervenboten-stoffen oder Hormonen verbinden Körper und Geist, agieren von Kopf bis Fuß – und zeigen sich in unserer Haltung. Ein trauernder Mensch lässt die Schultern hängen, ein mutiger Mensch streckt die Brust heraus, ein fröhlicher Mensch umarmt die Welt, hüpft, ein hungriger Mensch guckt grantig, ein satter Mensch legt sich hin …
*In der Neurobiologie bilden Körper und Seele ganz natürlich eine Einheit.*

### Der Körper ist der Schlüssel zum Wohlbefinden

Warum ist das wichtig? Was hat der Körper-Seele-Geist-Neuropeptid-Quatsch mit Heißhunger zu tun? Ganz einfach: Emotionen verändern unseren Körper. Und unser Körper verändert unsere Emotionen. Wir können also mit unserem Körper die Seele beeinflussen – den Heißhunger klein machen, das Glück und die Zufriedenheit groß. Damit wir nicht mehr so viel ans Essen denken … Freilich müssen wir dazu unseren Körper wahrnehmen.

Davon hält uns der Kopf aber ständig ab. Denn er beschäftigt sich mit der Kantine, was es da mittags wohl Verkochtes gibt. Oder mit dem Brief vom Finanzamt, der gestern reingeschneit ist. Mit vergangenem Ärger, mit zukünftigen Träumen.

Das heißt: Nur wenn wir fühlen, dann spüren wir auch, dass Geist und Körper eins sind. Wenn wir einen Teller Spaghetti essen – nur mit Genuss, ohne Gewissen –, oder wenn wir um den See laufen, dann sind wir ganz Körper. Dann tun wir das, was uns unsere Gene vorgeben: »Iss, was dir schmeckt und guttut.« Oder: »Beweg dich! Und du bleibst zufrieden, glücklich,

**TIPP**

## ANTI-HEISS-HUNGERDROGEN

**... einfach selbst gemacht:**

● Bewegung sorgt für mehr vom Appetitzügler-Botenstoff **Serotonin** im Kopf.

● Genug Schlaf regelt das Hungerhormon **Ghrelin** runter.

● Muskeln feste anstrengen, und schon kurbelt der Körper die **Testosteron**bildung an. Macht dynamisch, agil, lässt falschen Hunger vergehen.

● Bewegung lässt den Körper auch **Endorphine** ausschütten, körpereigene Opiate, die Schmerzen lindern und euphorisch stimmen.

gesund.« Unser Körper ist also der Schlüssel zum Wohlbefinden. Und nicht die Tafel Schokolade. Körper und Kopf müssen sich nur einig sein.

## Heißhunger ist eine Emotion

Heißhunger ist ein Gefühl, das zu einer Bewegung *(motion)* führt. Zum Griff in die Schokoschublade, zum Sprint zum Kühlschrank ... Heißt: *Eine Emotion ist ein Gefühl, das den Körper als Vehikel braucht.* Darum können Sie dieses Gefühl auch über den Körper verändern. Und da gibt es ziemlich viele kleine, feine Techniken. Drücken Sie einen Punkt oben auf dem Kopf – und schon schwindet der Stress. Stellen Sie mit einer kleinen Zwei-

Punkt-Technik das Affengeschnatter im Kopf mal kurz ab – das nach »Schoko-Schoko-Schoko« verlangt oder »Ich bin zu dick, ich bin zu dick, ich bin zu dick« sagt. Spüren Sie Ihre Muskeln, die den ganzen Körper mit Energie aufladen ... Aber was erzähle ich? Fühlen Sie einfach – auf den folgenden Seiten.

Dass man heutzutage seelische Probleme oft viel einfacher und schneller über den Körper löst, das wissen auch Therapeuten. Darum arbeiten immer mehr Psychotherapeuten mit körperorientierten Therapien: von Feldenkrais über Wingwave und Atemtechnik bis hin zu Yoga.

## Muskeln ändern sogar Verhalten

Setzen Sie sich an einen Tisch, die Handflächen legen Sie von unten an die Tischplatte. Und nun drücken Sie mit beiden Handflächen von unten nach oben, bis Sie eine Spannung in den Armen spüren. 15 Sekunden halten. Locker lassen. Noch ein paarmal. Was fühlen Sie? Sie haben Muskeln aktiviert, die einer positiven Körpersprache dienen: der Komm-her-Bewegung. Und Sie fühlen sich jetzt auch offener, freier, selbstbewusster.

Nun machen Sie das Gleiche noch einmal, drücken allerdings von oben auf den Tisch. Das entspricht einer negativen Körpersprache: Geh weg. Wie fühlen Sie sich?

Schon spannend, was der Körper Ihnen alles erzählt, gell? *Leider bringt einen die fröhliche Komm-Her-Bewegung dazu, mehr Kekse zu essen* – so eine Studie. Forscher stellten neben Testpersonen, die sich einen Film anguckten, eine Keksschale. Diejenigen, die die Komm-her-Bewegung-

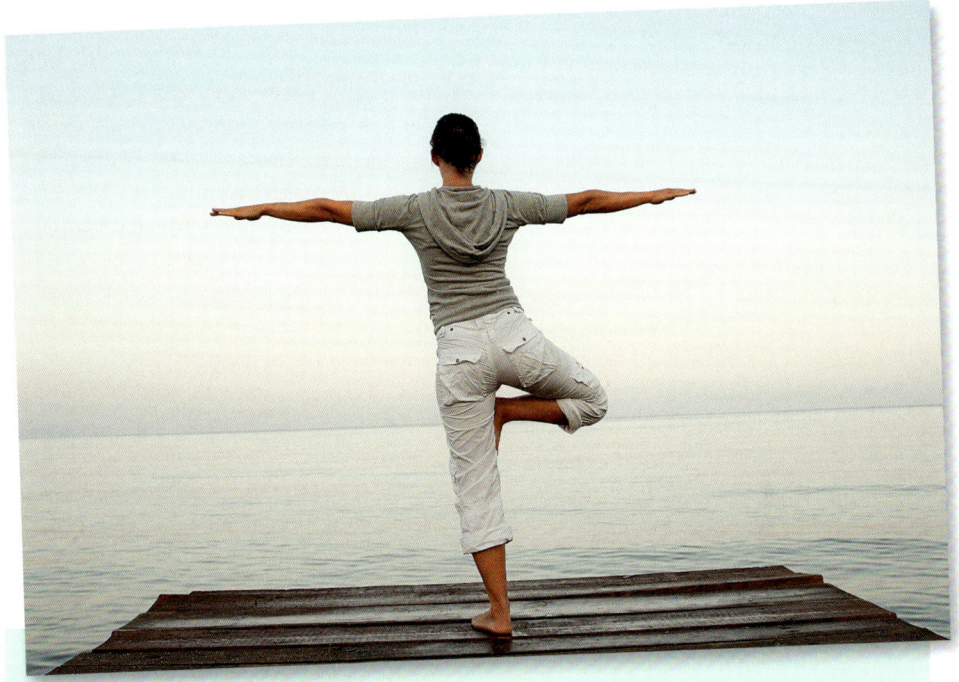

*Stecken Sie immer wieder Achtsamkeit in Ihre Bewegung. Spüren Sie, was in Ihrem Körper abläuft. Wo ist er verspannt, wo frei ... Entdecken Sie die Wahrheit über sich, Ihre Emotionen.*

Muskeln aktivierten, aßen dreimal so viele Kekse wie die, welche die Geh-weg-Muskeln aktivierten. Warum ist das so? Weil wir normalerweise keinen Appetit haben, wenn wir uns nicht gut fühlen. Muskeln verändern also auch das Verhalten.

## Die Grenzen unseres Verstandes

Eigentlich können wir aus unserem klugen Menschenverstand heraus ja schon sagen, dass wir weder mit Sport anfangen noch fünf Kilo abnehmen mit einem Spruch wie: »Du kannst, was du willst!« Wer sich über den Verstand verändern will, erzeugt Spannung. Und diese Spannung erzeugt Stress. Und Stress sorgt für Verspannung in den Muskeln, sperrt Emotionen ein und macht, dass wir uns nicht leicht fühlen. Wir können in einem starren, verspannten Körper nicht fröhlich durchs Leben fliegen. Fazit: Über unseren Verstand werden wir niemals Gesundheit und Gelassenheit ernten, Lebensfreude und Charisma – und auch keine schlanke Figur. Und über unseren Verstand können wir auch den Heißhunger nicht an die Zügel nehmen.

### Über den Körper an den Heißhunger kommen

Anders über den Körper. Über ihn kommen wir an Erfahrungen heran. An das, was ihn gebeugt hat, ihn dick gemacht hat, ihn zum Essen zwingt. An das, was uns traurig macht, was uns Mut nimmt, was uns Selbstsicherheit und Ausstrahlung raubt. Jede Faser unseres erwachsenen Körpers ruft nach der Schutzzone »heimische Couch«, wenn wir als Kind im Sportunterricht gehänselt wurden. Für dieses gedemütigte Ich ist Bewegung tabu.

Der Körper spiegelt unsere Seele, unsere Verletzungen, unsere Ängste wider. Und er kann seinem Kopf langsam und bedächtig zeigen, woher all das kommt. Sei es ein Hunger nach Liebe, ein Hunger nach Anerkennung, nach Gemeinsamkeit … Und der Körper kann dem Kopf auch zeigen, wie er alles verändern kann. In kleinen Schritten, ohne Stress.

Diesem eigentlich uralten Wissen stehen heute auch Ärzte aufgeschlossen gegenüber, die Naturheilkunde in ihre Praxis mit einziehen lassen. Sie wissen: *Da Körper und Geist eins sind, liegt in jeder Veränderung des Geistes auch eine Veränderung des Körpers. Und umgekehrt.*

## Bewegung schult die Wahrnehmung

Indem man sich bewegt, nimmt man sich wahr, erfährt den Körper und die Seele als eine Einheit – das beginnt mit dem ersten Schritt und mündet vielleicht im Tango, Salsa oder Improvisationstanz. Sicher, die fernöstlichen Methoden wie Yoga, Taiji, Qigong, Kundalini-Yoga sind wunderbare Möglichkeiten, eins mit dem Körper zu werden, diese Wahrnehmung zu schulen. Aber es darf ruhig auch westlich sein. Der Haptikforscher Dr. Martin Grunwald empfiehlt zur Schulung unseres Körpersinns: »Liebe machen, alle Kampfsportarten außer Boxen, Tanzen, Gehen, Gymnastik, Jonglieren, Surfen, Reiten – und alle Arten von Balancieren, zum Beispiel Slacklinen, das trendige Seiltanzen auf dem Gurtband.«

Und eine wunderbare Möglichkeit, die Körperwahrnehmung zu schulen, sind natürlich alle Körpertherapien, egal ob Alexander-Technik, Feldenkrais, Rolfing, Rebalancing, Eutonie …

### Mehr Körperwahrnehmung

- Bewegen Sie sich, natürlich und viel.
- Halten Sie im Alltag immer wieder in einer Bewegung inne und gucken Sie, ob man diese leichter durchführen kann.
- Achten Sie darauf, in welchen Situationen Sie Ihre Muskeln anspannen. Nutzen Sie das auch als Indiz für Stress (Seite 122).

## Die unglaublichen Tore nach Innen

Bestimmte Punkte auf der Oberfläche des Körpers dienen als Pforten ins Innere. Reiben, drücken, kneten oder klopfen akti-

> DER SCHNELLSTE WEG, DEN **GEIST** ZU BERUHIGEN, IST, DEN KÖRPER ZU BEWEGEN. «
>
> Gabrielle Roth, Tanztherapeutin

viert dort Energie oder beruhigt sie. Diese Punkte liegen auf den Energieleitbahnen, den Meridianen. Aus diesem Erfahrungswissen entwickelten die Chinesen vor etwa 5000 Jahre die Akupressur »Zen Jui« – und daraus die *Akupunktur,* die heute sogar die Krankenkassen bezahlen. Und die zahlen ja nur, was nachweislich wirkt.

Übrigens: Die wichtigsten Punkte, die auf den Meridianen liegen, entsprechen den Energiezentren der indischen Medizin, den Chakren. Und jetzt kommt's: Der westliche Schulmediziner findet dort Geflechte des vegetativen Nervensystems, die bestimmte Organe regulieren.

### Die Punkte und die Intuition

Wer Kopfschmerzen hat, massiert rein intuitiv die Nasenwurzel. Schmerzen auf der Schulter massieren wir mit dem Finger auf einem bestimmten Punkt weg. Wenn wir uns auf etwas konzentrieren, kneten wir das Ohrläppchen. Rein intuitiv. Wir »wissen« also um diese Tore nach innen, die uns das Leben erleichtern, uns wach machen, uns fröhlich machen, uns Schmerzen nehmen, die Verstopfung lösen … – das Wissen ist nur oft verschüttet.

# Achtsamkeit macht satt

**HAT DER** Körper Hunger? Ist der Körper satt? Das hat natürlich mit Körperwahrnehmung zu tun. Wenn wir diese schulen, erkennen wir auch viel eher, wenn wir aus emotionalen Gründen essen wollen.

Wie kommt man nun über den Körper raus aus der emotionalen Heißhunger-

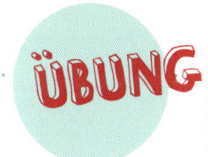

## ÜBUNG

### TORE NACH INNEN FINDEN

**Machen Sie sich doch einfach mal auf die Suche nach Ihren Toren nach innen:**

Was fühlen Sie, wenn Sie die Hand über den Nabel auf den Bauch legen? Wenn Sie mit den Fingerknöcheln auf das Brustbein klopfen? Wenn Sie die Füße, die Finger massieren …?
Tasten Sie Ihr Gesicht ab nach Punkten, die sich besonders sensibel anfühlen, Ihren Nacken, Ihre Hände. Lernen Sie Ihren Körper einfach ein bisschen besser kennen.
Tore-nach-innen-Übungen finden Sie im Magazin ab Seite 178.

falle? Mit Achtsamkeitstraining. Achtsamkeit ist das Zauberwort des modernen, gesunden Zeitgeistes. Ohne Achtsamkeit ist ein Leben in unserer entfremdeten, hektischen Welt kaum noch auszuhalten. Die *Besinnung mit dem ganzen Körper auf den Augenblick* entstresst, hält jung und gesund. Und sie hilft einem auch über die vielen kleinen negativen Emotionen hinweg, die einen zum Essen antreiben.

Eine wunderbare Form des Achtsamkeitstrainings ist Meditation. Nur: Nicht jeder ist zum klassischen Meditieren geboren, man kann den Kopf auch über Bewegung still kriegen (siehe Seite 183) – und man kann Achtsamkeit den ganzen Tag über immer mal wieder leben.

## Im Jetzt ist alles wertvoller

Wenn sich Kopf und Körper einig sind, läuft man automatisch viel achtsamer durchs Leben. Wie macht man das praktisch? Indem man sich mit all seinen Sinnen auf den Augenblick konzentriert. Nein, nicht auf Deutschlands Topmodels. Auf die reale Welt. Auf das, was man gerade sieht. Auf den Menschen, mit dem man spricht, die Erdbeere, die man isst, den duftenden Tee, den man trinkt. Und auf den Körper. Ist der Nacken vor dem Computer verspannt? Wie fühlen sich die nackten Füße auf dem Boden an – erden sie mich? Was tut sich wirklich im Bauch, knurrt da der Hunger oder hat vielleicht doch eher der Kopf Appetit? Wir sollten auch den Dingen um uns herum mehr Achtsamkeit schenken. Mit Achtsamkeit machen wir Dinge wertvoll – und Menschen natürlich auch.

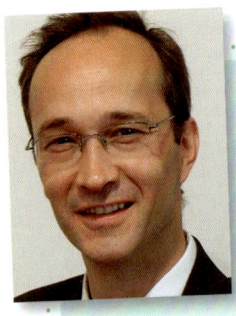

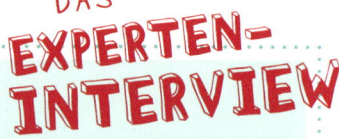

**DAS EXPERTEN-INTERVIEW**

### DIE BEWEGUNG, DER GÜRTEL UND DER HUNGER

**Privatdozent Dr. Martin Grunwald ist Psychologe und Leiter des Haptik-Forschungslabors der Universität Leipzig.**

**Herr Dr. Grunwald, Ihr Lebensmotto lautet: Haptik schlägt alles!**

Der Tastsinn ist unser ältester und wichtigster Sinn. Und mit ihm nehmen wir uns selbst wahr. Wie breit, wie träge, wie dick, wie schlank wir uns fühlen. Nicht nur durch den Blick in den Spiegel machen wir uns ein Bild von uns selbst und unserer Körperform. Ein Teil unseres Gehirns, der parietale Cortex, malt ein inneres Bild von uns. Und zwar aus den einlaufenden Informationen der Tastsensoren auf unserer Haut, in unseren Muskeln, Sehnen und Gelenken.

**Ein guter Tastsinn schenkt uns also ein positives Selbstbild?**

Ja. Störungen der Körperwahrnehmung können katastrophale Ausmaße haben und zu Essstörungen führen. Das innere Bild, das wir von uns haben, entspricht dann nicht dem realen Bild. Sie fühlen sich zu dick, obwohl Sie eher mager sind, oder nehmen nicht wahr, dass Sie erhebliches Übergewicht haben.

**Und warum besteht so ein enger Zusammenhang zum Essen?**

Essen ist eine ganzkörperliche Erfahrung. Bei vielen Menschen ist schon die einfachste Wahrnehmung wie »Ich bin satt« gestört. Menschen mit einer gestörten Körperwahrnehmung hilft nur eine nachhaltige Veränderung des eigenen Körperschemas im Gehirn.

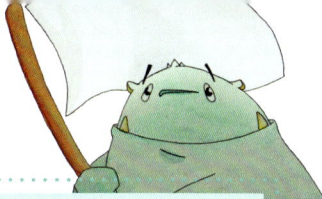

**Kann man den Tastsinn so schulen, dass sich die Körperbilder annähern?**

Ja, Bewegung spielt eine große Rolle und das Erleben der eigenen Körpergrenzen. Wir arbeiten mit einem Neoprengürtel. Tragen Übergewichtige diesen Gürtel dreimal am Tag für zwei Stunden, möglichst beim Essen oder beim Sport, löst das einen Druckreiz aus, und das innere Körperbild lernt, sich an die wahren Körpergrenzen anzupassen.

**Hilft das dann gegen Übergewicht und Heißhunger?**

Jede Esstherapie macht nur Sinn, wenn wir ein reales Bild von uns haben. Wenn ein Übergewichtiger im Gehirn einen schlankeren Körper hat, kann er nicht verstehen und akzeptieren, warum Diät oder Sport notwendig sind. Erst wenn auch im Gehirn die wirklichen Ausmaße des eigenen Körpers adäquat abgebildet werden, machen Verhaltensmaßnahmen Sinn.

**Dann kann man auch abnehmen?**

Ja. Nicht nur die Anzeige auf der Waage muss sich verändern, sondern das Körperschema muss sich an die Gewichtsabnahme anpassen. Man kann nicht allein auf kognitiver Ebene langfristig Gewicht verlieren, sondern man muss es körperlich registrieren, damit es im Gehirn als Tatsache verarbeitet werden kann. Und körperliche Sensationen können zum Beispiel durch unsere Neoprengürtel hergestellt werden oder – bei weniger schwer adipösen Menschen – durch körperinteraktive Bewegungen.

**Auch Bewegung schult unsere Körperwahrnehmung. Was ist ideal?**

Nicht die Geräte im Fitnessstudio, sondern alles, was den Körper in den Mittelpunkt stellt. Und am besten Bewegungen mit anderen Menschen wie Paartanz, Liebe machen, Kampfsportarten oder Ringen. Körperberührungen durch andere helfen dem Gehirn, die wirklichen räumlichen Dimensionen des Körpers zu registrieren. Kraftsportgeräte oder der einsame Waldlauf können hier leider nicht hilfreich sein.

**Und was kann man neben interaktiven Bewegungen noch tun?**

Alles, was uns unsere Körpergrenzen fühlen lässt: barfuß laufen, Massagen, Sauna, reiten oder mit dem Sisalhandschuh beim Duschen den Körper massieren. Für viele Menschen ist es auch hilfreich, die Grundlagen eines verbesserten Körperschemas mit Hilfe einer Körpertherapie zu erarbeiten – Feldenkrais zum Beispiel. Dies bietet sich insbesondere dann an, wenn kein enger sozialer Bezugspartner vorhanden ist.

**Danke für das Gespräch – und die Körperwahrnehmungsübungen auf Seite 179!**

*Sie wollen an einer Studie teilnehmen? Wenden Sie sich an Dr. Martin Grunwald: mgrun@medizin.uni-leipzig.de*

# MAGAZIN

# EMBODIMENT

Strategien, Tricks & Tipps, wie Sie den Heißhunger über den Körper loswerden. Einfach ausprobieren. Und was Ihnen gefällt, ins Leben einziehen lassen.

 **Seelenhunger aufspüren**

Als Erstes muss man herausfinden, ob es Gefühle sind, die einen zum Kühlschrank treiben, oder echter Hunger. Das bedeutet: Achtsam auf seinen Körper hören, denn dann kann man ihm das geben, was er wirklich braucht, statt ihn mit Essen zu beschummeln.

**1 Wo sitzt der Hunger?** Das körperliche Bedürfnis, zu essen, spürt man unterhalb des Solarplexus, dem Nervengeflecht eine Handbreit über dem Nabel. Emotionaler Hunger hingegen wird oberhalb des Solarplexus wahrgenommen – oft als eine Art Gewicht auf der Brust.

**2 Hinterfragen:** Habe ich wirklich Hunger, oder will ich meine Stimmung verbessern? Plagt mich Hunger, oder bin ich gestresst, gelangweilt, wütend? Negative Gefühle kann man abbauen: mit Bewegung, nicht mit Keksen. Auch auf der Arbeit kann man Kniebeugen machen.

**3 In sich hineinhorchen:** Dem »Nicht genug« nachspüren, bis es mehr von sich erzählt. Zuhören und herausfinden, mit

wem man es da zu tun hat. Spricht da eine Leere, Angst, Traurigkeit oder Einsamkeit? Hungergefühle mit Essen zu bekämpfen, ist vertraut und gewohnt. Und sicher, es lässt sich nicht einfach durch ein äußeres Trostpflaster ersetzen. Aber das muss man zumindest immer wieder ausprobieren: Freundin anrufen. Spazieren gehen. Wanne mit Badeschaum »Schokolust« füllen.

**4 Gefühle loslassen.** Zum Beispiel ein bisschen Achtsamkeit trainieren: Sich still hinsetzen, nach innen gucken, die schlechten Gefühle angeln. Annehmen. Und dann in den Korb eines Fesselballons füllen und davonfliegen lassen.

**5 Belohnungszentrum im Gehirn umschreiben.** Wenn Sie sich belohnen, dann nicht mit Essen. Gönnen Sie sich etwas, das Sie sich schon lange gewünscht haben. Das kann ein teurer Lippenstift sein, eine Karte fürs Ballett, ein Fotoband Ihres Lieblingskünstlers, eine halbe Stunde Fischegucken am Teich… und genießen Sie Ihren Erfolg ganz bewusst bis in jede Faser Ihres Körpers.

## ⇨ Wahrnehmungsschule

Kleine Übungen, empfohlen vom Haptik-Forscher Dr. Martin Grunwald.

● **Augen zu:** Wenn die unterstützende Funktion der Augen in sicherer Umgebung unterbrochen wird, schärft das schon nach wenigen Minuten das Gespür für den eigenen Körper. (Deshalb gibt es übrigens keine Magersüchtigen unter Menschen, die seit ihrer Geburt blind sind).

An der Hand eines Freundes beim Spazierengehen die Augen schließen und spüren, was beim Gehen passiert. Ist der Boden eben, tritt man auf Steinchen, ist das Gleichgewicht gestört, fühlt man sich unsicher, ist man aufgeregt?

Noch intensiver: Schwimmen mit geschlossenen Augen. Auf dem Rücken vom Wasser tragen lassen.

● **Abwechseln:** Statt mit der rechten mal mit der linken Hand die PC-Maus bedienen. Oder linkshändig Federball, Tischtennis spielen, die Zähne putzen … Linkshänder nehmen die rechte Hand.

● **Herantasten:** Auf den Rücken mit dem Finger Buchstaben malen. Fortgeschrittene schreiben in Druckbuchstaben kleine Liebeserklärungen.

● **Haarfein:** Einer schließt die Augen, der andere berührt mit dem Finger oder etwas Kleinerem (wie der Spitze eines Bleistifts) ein einzelnes Haar auf dem Körper des anderen, bis es sich ein wenig biegt. Der Berührte sagt, ob und wo er etwas spürt.

Diese Übung schult die Körperwahrnehmung von beiden: Der eine muss sehr sensibel vorgehen, der andere sich ganz auf seine Empfindung konzentrieren.

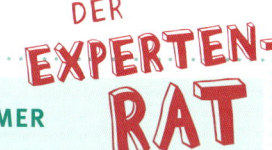

**DER EXPERTEN-RAT**

### EINFACH IMMER ACHTSAM!

**Der bekannte Gehirnforscher Professor Dr. Gerald Hüther (siehe auch Seite 128 und 133) auf die Frage:**

**Was halten Sie von Achtsamkeit?**

Nur wenn man achtsam ist, sieht man mehr. Und wenn man mehr sieht, kriegt man mehr mit. Und wenn man mehr mitkriegt, kann man mit mehr in Beziehung treten.
Und wenn man mit mehr in Beziehung tritt, dann entstehen auch stärkere Beziehungsgefüge. Und das sind die Vernetzungen in unserem Gehirn. Diese neuronalen Vernetzungen stehen für Wissen, Erfahrung, Fühlen …
Wer mit wenigem in Beziehung tritt, ist unachtsam – und dem geht es bekannterweise nicht so gut. Mit seiner engen Sicht auf das, was ihn gerade mal interessiert, reißt er mehr um, als er zuwege bringt.

**Benutzen Sie eine Achtsamkeitstechnik?**

Nein. Ich versuche, mit dieser Haltung den ganzen Tag unterwegs zu sein. Manche Menschen brauchen Methoden – doch mit diesen strengen sie sich an. Und ich glaube, das ist das Gegenteil von dem, was Achtsamsein bedeutet.

## SPORT MACHT SATT! SNACKS MACHEN TRÄGE

**Holle Bartosch, Sportwissenschaftlerin, Triathletin und Yogalehrerin aus Erlangen:**

»Es hieß früher immer: Sport macht Hunger. Das ist natürlich nicht so. Im Gegenteil. Wissenschaftler von der Universität Surrey und dem Imperial College London fanden heraus: Sport dämpft den Hunger. Körperliches Training lässt das appetitanregende Hormon Ghrelin nicht ansteigen. Durch die Bewegung werden sogar körpereigene Appetitzügler wie Serotonin und Endorphine ausgeschüttet. Die machen auch noch glücklich – und stolz auf das Erreichte. Sport wirkt wunderbar als Anti-Heißhunger-Taktik, bestätigen auch Forscher der Universität in Santiago de Chile. Allein, weil sie sich bewegten, hatten die übergewichtigen Probanden weniger Appetit, sie nahmen, ohne irgendeine Diät zu halten, täglich einfach 300 kcal weniger auf. Und: Zucker- und stärkehaltige Snacks sollte man weglassen. Sie schalten ein Gen aus, das uns aktiv macht.«

*Holle Bartosch erreichen Sie über die Yogaschule Narada Yoga in Erlangen, www.naradayoga.com*

### Schritte ausfindig machen

10 000 Schritte am Tag reichen, um Übergewicht und Diabetes vorzubeugen, den Blutdruck zu senken, das Herz zu schützen – um länger und gesünder zu leben. Und um dem Heißhunger ein Schnippchen zu schlagen. Denn Bewegung macht satt.

Wie viele Schritte gehen Sie? Normalmenschen schaffen 3000 bis 5000. Wie viel sind überhaupt 10 000 Schritte? Finden Sie das heraus. *Zählen oder Schrittzähler umschnallen – und raus in die Natur.*

Übrigens: Ein Schrittzähler motiviert. Mit ihm haben wir Lust, Fitnesspunkte zu sammeln, also gehen wir mehr. Das ist eine Superinvestition in ein längeres, gesünderes und glücklicheres Leben. In ein Leben mit viel, viel weniger Heißhunger.

### Still nach innen blicken

Professor Dr. Michael Macht von der Universität Würzburg rät, sich eine Weile selbst zu beobachten: ob man bei seelischer Belastung Lust auf Essen bekommt, ob Essen dann erleichtert – obwohl man keinen richtigen Hunger hat. Dann ist man mit hoher Wahrscheinlichkeit ein emotionaler Esser. »Wenn der Essimpuls kommt, einfach still werden, fünf oder zehn Minuten still sitzen, ohne etwas zu tun – und in sich hineinschauen, alle Gedanken und Gefühle, die dann auftauchen, beobachten.«

## Energiemedizin-Fächer

Die Energiemedizin geht von einer universellen Lebenskraft aus und sieht Lebensvorgänge als Einheit von Körper, Geist und Seele. So weiß man, dass man mit energetischer Medizin tiefgreifender heilen kann als mit Medikamenten. Ja, man kann sogar die Gene beeinflussen. Energiemedizin ist *therapeutic touch,* also modernes Handauflegen, oder ein schöner Gedanke, ein positives Gefühl, etwas Gutes tun – oder eine Körperübung, die unsere Batterien auflädt, uns fröhlich macht. Sie sind traurig und wollen deswegen essen? Dann fächern Sie die Traurigkeit einfach weg.

**1** Wenn Sie die Luft vor sich mit den Händen nach unten drücken, setzen Sie Ihr System unter Stress, fühlen sich unwohl.

**2** Wenn Sie das Ganze von unten nach oben machen, Luft von unten nach oben schöpfen, immer wieder, dann geht es Ihnen gut. Die Bewegung zeigt unserer Seele, dass wir Kraft und Energie haben. Dann kann sich der Frusthunger verziehen.

Damit arbeitet man in der Energiemedizin. Und natürlich mit Handauflegen.

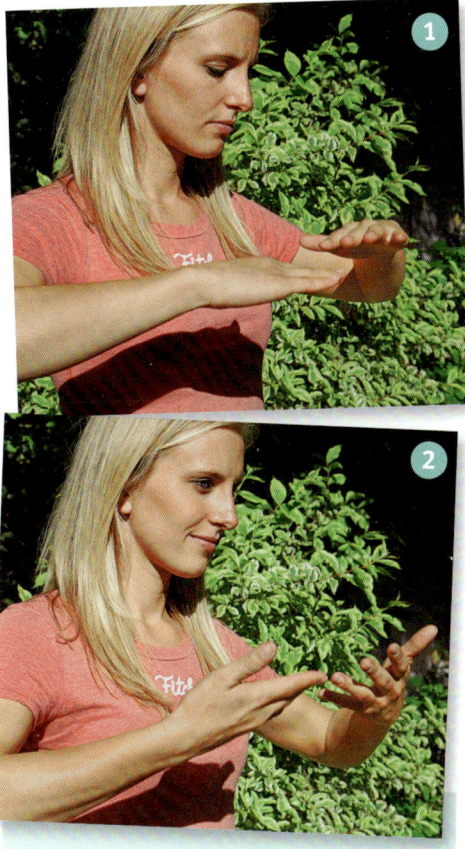

Anti-Heißhunger-Fächer: Mit den Händen drücken Sie die Luft nach unten – und die Laune (1). Besser, Sie fächern sich Energie zu, vertreiben Müdigkeit & Heißhunger (2).

 ## Fünf-Rhythmen-Tanz

»Das eigentliche Ziel von Meditation ist, das Denken zum Schweigen zu bringen, und der schnellste Weg dorthin ist, mich zu bewegen.« Das sagt die Amerikanerin Gabrielle Roth, die den Fünf-Rhythmen-Tanz entwickelt hat. In dieser Bewegungsmeditation, in der Workout und Ekstase, Selbstausdruck, Kunst, Theater und Heilung zusammenfließen, folgt man keiner bestimmten Choreographie, sondern tanzt hintereinander fünf verschiedene Bewegungsformen: fließend, stakkato, chaotisch, gefühlvoll, ruhig. Fünf-Rhythmen-Tanz ist eine gute Möglichkeit, den inneren Tänzer in uns hervorzulocken, unabhängig von Tanzerfahrung, Alter oder Fitness. Infos, Bücher, DVDs & CDs gibt's unter www.5rhythmen.de

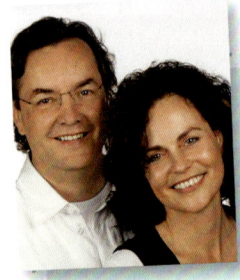

## WINGWAVE® & KLOPFEN

Die Kurzzeittherapeuten Manuela Böhme und Andreas Heilmeier helfen in ihrer Praxis in München dabei, Lebensmittel zu entzaubern, Ursachen von Heißhunger aufzudecken.

**Oft ist Essen Trostpflaster, Baldrian ... Wie findet man heraus, was einem tatsächlich fehlt?**

Andreas: Natürlich klassisch tiefenpsychologisch mit einer Analyse. Es gibt aber auch Kurzzeitmethoden über den Körper, zum Beispiel Klopfen und wingwave.

Manuela: Man kann damit herausfinden, wofür Essen steht. Was soll es ersetzen? Mangelndes Selbstwertgefühl? Fehlende Geborgenheit? Will man sich belohnen, für einen harten Tag entschädigen? Hat man aus einer Kindheitserfahrung heraus Angst, zu kurz zu kommen? Hat früher das Essen Liebe oder Eltern-Zeit ersetzt?

**Wie arbeiten diese Kurzzeitmethoden?**

Andreas: Sie bauen Emotions- und Leistungsstress ab, steigern die Kreativität für eigene Lösungen und das Selbstwertgefühl. Denn man kann sich von nichts verabschieden ohne ein Stattdessen. Jeder muss kreativ für sich die passende Alternative herausfinden.

**Wie funktioniert das Klopfen? Und was ist das Ziel?**

Andreas: Der Klient beklopft selbst unter Anleitung mehrere Akupressurpunkte am Körper und baut darüber schnell Stress ab. Emotionen kommen so in Bewegung. Blockaden, die in unserem Gefühlszentrum, dem limbischen System im Gehirn, sitzen, sollen sich lösen.

**Kennen Sie eine kleine Anwendung, um den Heißhunger sofort zu stoppen?**

Manuela: Ja, vorausgesetzt, es ist nur ein emotionaler Hunger: Die Thymusdrüse, hinter dem Brustbein, zwei Zentimeter unter dem V des Schlüsselbeins eine Minute lang leicht, aber schnell beklopfen. Tief durchatmen. Und noch mal eine Minute beklopfen.

**Nun noch kurz zu Wingwave, das kommt aus der Traumatherapie ...**

Manuela: Man hat entdeckt, dass es hilft, auch starken Stress durch bilaterale Hemisphärenstimulation des Gehirns zu lösen – also durch links-rechts-Augenbewegungen, wie wir sie im Traum haben. Damit regt man eine optimale Zusammenarbeit der beiden Gehirnhälften an. Das hilft dabei, emotionale und mentale Blockaden zu lösen.

Andreas: Ziel ist, den falschen Fokus vom Essen zu nehmen. Wir essen, um zu leben, und leben nicht, um zu essen.

*Mehr infos: www.dosai.de*

## Schnell entstresst: Bai Hui

**1** Setzen Sie sich aufrecht, aber entspannt hin. Legen Sie Ihre Hände für eine halbe Minute auf den Bauch, und atmen Sie tief ein und aus.

**2** Nun ertasten Sie auf Ihrem Scheitel *den höchsten Punkt* des Körpers. Er liegt auf dem Kreuzungspunkt der Körpermittellinie und der Verbindungslinie zwischen den Ohrspitzen oben auf dem Kopf. Dieser Punkt heißt »Bai Hui« (bai = 100, hui = treffen). *Drücken Sie ihn zwei bis drei Minuten lang kreisend,* erst sanft, dann fester. Die Augen dabei schließen. Tief einatmen durch die Nase, ausatmen durch den Mund. Nichts entstresst mehr als dieser Akupressurpunkt. (Ab Seite 122 lesen Sie, warum Stress so heißhungrig macht.)

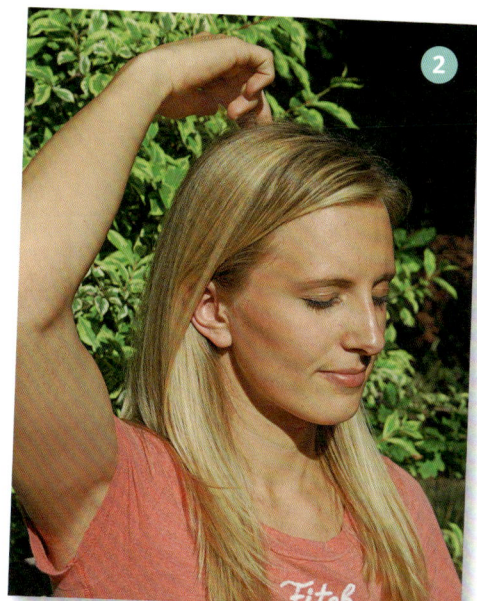

## Der »Tarzanpunkt«

**3** Legen Sie die Fingerspitzen einer Hand (oder beider Hände) in die Mitte des Brustbeins auf die **Thymusdrüse. Klopfen Sie mit allen Fingern kräftig,** und atmen Sie dabei langsam ein und aus. Das schenkt Energie und stoppt sofort den Heißhunger. Siehe Interview links.

## Kneipp'scher Espresso

Erst den linken, dann den rechten Arm 20 Sekunden ins Waschbecken mit kaltem Leitungswasser tauchen. Das Wasser abstreifen, Arme nicht abtrocknen. Ein kneipp'sches **Armbad** baut blitzschnell Stress, Müdigkeit und gedankliche Blockaden ab. Macht wach und fröhlich.

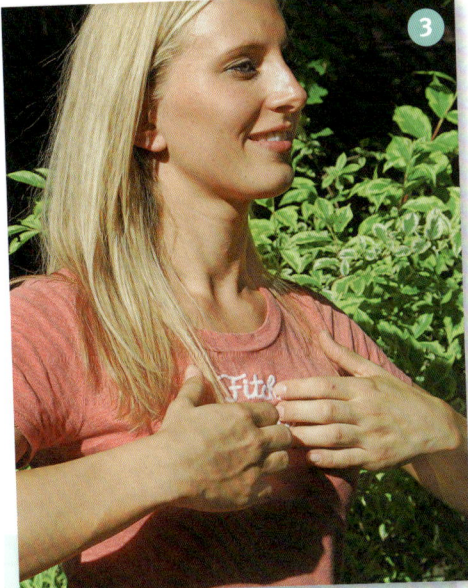

Den höchsten Punkt »Bai Hui« kreisend drücken (2). Klopfen auf den »Tarzanpunkt« schenkt Energie & gute Laune (3).

## Bewegungsmeditation

Ich habe mir auf Empfehlung meiner Feldenkraistherapeutin eine CD mit der Dynamischen Meditation von Osho besorgt. Seine Meditationen werden rund um die Welt geschätzt. Das dauert eine Stunde. Schult die Körperwahrnehmung, vertreibt den Heißhunger. Sie können sich auch einfach eine flotte Musik auflegen und bitte völlig ungeniert loslegen …

**1 10 Minuten sich schütteln,** mit Bodenhaftung. Fest durch die Nase ausatmen. Das ist für die Lungen wichtig: Raus mit dem Dreck. Und man atmet automatisch tiefer ein, was der Atemtechnik guttut.
**2 10 Minuten wild tanzen,** alle Emotionen raus lassen: Freude, Angst, Wut …
**3 10 Minuten aufstampfen und »Huh« rufen.** Dabei die Arme hochstrecken. Das ist Horror für die Muskeln, aber für die nächste Phase wichtig.
**4 Stopp!** Und schon bleibt man 15 Minuten aus der Bewegung heraus eingefroren stehen. Und beobachtet, was da in einem abläuft – ohne es zu bewerten. Das nennen all die Philosophen, Mönche, Buddhisten und Propheten: »Sein, Achtsamkeit, im Hier und Jetzt.«
**5** Zum Schluss **15 Minuten tanzen,** sich feiern. Happyness in sich sammeln und in die Welt tragen …
Glauben Sie bitte nicht, dass mir das anfangs leichtgefallen ist. Ob das gefährlich ist? Die ersten drei Tage sterben Sie vor Muskelkater.

## Mudra für mehr Energie

Die geheimnisvollen Fingerhaltungen der indischen Götterstatuen heißen Mudras. In den Fingerspitzen sitzen wie am Fuß Reflexzonen. Über diese Punkte kann man Organe anregen, den Körper entspannen oder vitalisieren.

### Apan-Mudra – so geht's

Mit beiden Händen gleichzeitig: **Mittel- und Ringfinger berühren die Spitze des Daumens.** Zeigefinger und kleinen Finger ausstrecken. Ruhig ein- und ausatmen. Eine Minute halten.
Dieses Mudra löst energetische Blockaden und treibt Giftstoffe aus dem Körper. Es regt den Darm an und die Niere. Auch auf der seelischen Ebene wirkt es entgiftend. Es lädt mit Energie auf und stärkt das Selbstbewusstsein.

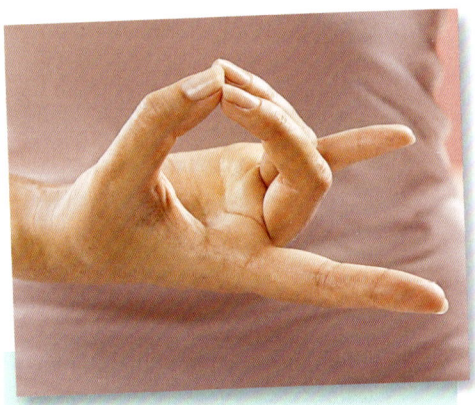

*Konferenztauglich: Mit dem Apan-Mudra kann man sich schnell, leicht und unbemerkt eine Energie-Dusche holen – ohne Nebenwirkungen.*

**Ohrläppchen-Medizin**

Dr. Yueping Yang, TCM-Medizinerin des ChinaMed-Zentrums in Basel, empfiehlt: Ohr-Akupunktur gegen Heißhunger.

»TCM-Mediziner setzen neben Körperakupunktur und Kräutern auch ein Ohr-Akupunktur-Pflaster gegen heißen Hunger ein. Dafür fixieren sie den Samen Vaccaria segetalis (Kuhkraut) mit einem Pflaster an einem bestimmten Punkt am Ohr des Patienten. Anschließend drücken sie mit den Fingern das Pflaster, um den Punkt zu stimulieren und den Heilprozess in Gang zu setzen.«

Ohr-Akupunktur ist so etwas wie Fußreflexzonenmassage und beruht auf der Theorie, dass das Ohr mit den anderen Organen des menschlichen Körpers eng zusammenhängt und den gesamten menschlichen Organismus in klein abbildet.

Wer diese Akupunktur selbst ausprobieren möchte, kann mit einfachen Hilfsmitteln Druck aufs Ohr ausüben. Etwa mit einem Touchscreenstift, dem kleinen Pinsel aus einem Mascara-Schminkset oder einem stumpfen Bleistift. Hauptsache, der Stift ist zart und nicht zu spitz.

**Dr. Yueping Yang empfiehlt, folgende drei Punkte zu stimulieren**

Drücken Sie die Punkte so stark, bis Sie einen leichten Schmerz verspüren:

**1** *Endokrin-Punkt:* Das Drücken auf diesen Punkt kann das Völlegefühl verlängern. An jedem Ohr 60-mal drücken.

**2** *Hunger-Punkt:* Dieser Punkt dämpft das Hungergefühl. An jedem Ohr nacheinander jeweils eine Minute lang drücken.

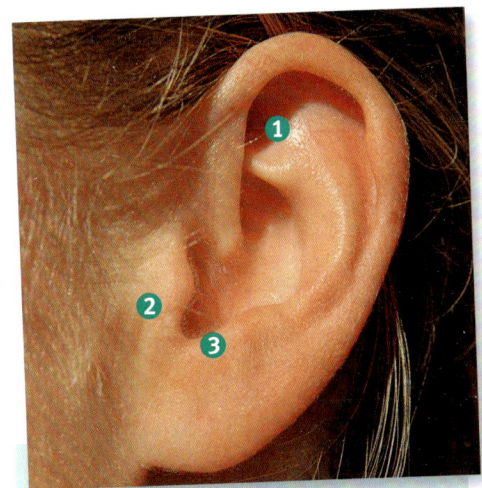

 *Endokrin-Punkt (1): Hält länger satt. Hunger-Punkt (2): Zügelt den Appetit. Shen-Men-Punkt (3): Hilft gegen Stress-Essen.*

**3** *Shen-Men-Punkt:* Besonders hilfreich für Stressesser. Der Begriff bedeutet Geist (Shen) und Tor (Men). Druck auf diesen Punkt lässt Sie ruhiger werden, verhindert den nervösen Griff in den Süßigkeitenteller. Ebenfalls jeweils an beiden Ohren nacheinander eine Minute lang drücken.

**Zwischen Nase und Mund: der Hungerpunkt**

Sie brauchen jetzt unbedingt ein Stück Mandelkuchen, obwohl das Mittagessen keine zwei Stunden her ist? Dann **drücken Sie sanft im Sekundenrhythmus** mit dem Zeigefinger den Punkt genau zwischen Nase und Oberlippe. Etwa eine Minute lang. Der Druck wird direkt ans Appetitzentrum im Gehirn weitergeleitet. Das funkt dann: »Brauche doch nix.« Außer, der Magen knurrt mit Berechtigung.

## Batterien aufladen

Diese kleine Übung kann mir niemand mehr wegnehmen. Sie ist ein Juwel in meinem Leben. Jeden Morgen nimmt sie mir Rückenschmerzen und schenkt mir ganz viel Energie. Die brauche ich dann nicht mit einem Marmeladenbrot zuzuführen.

Energie fließen lassen, Kraft und Freude tanken – das tut man seit Jahrtausenden über einfache Körperbewegungen und durch Dehnen. Donna Eden schrieb ein wunderbares Buch: »Energiemedizin für Frauen«, VAK-Verlag. Hier eine Übung, die sie *»Himmel und Erde verbinden«* nennt. Sie hat sie in ägyptischen Hieroglyphen im Museum of London gefunden.

**1** In Schrittstellung hinstellen, das linke Bein vorn.
**2** Die Hände aneinanderreiben und dann ausschütteln.
**3** Mit gespreizten Fingern vorn auf den Oberschenkel legen.
**4** Arme in einer Kreisbewegung langsam zur Seite führen, dabei tief einatmen.
**5** Ausatmen, die Hände über den Kopf führen und vor der Brust in Gebetsstellung zusammenlegen.
**6** Tief einatmen, Hände lösen, linken Arm in Richtung Himmel strecken, mit dem Blick folgen, Handfläche nach oben schieben. Den rechten Arm hinter dem Po strecken, mit der Handfläche etwas nach unten schieben (Foto).
**7** Position halten, so lange sie guttut.
**8** Durch den Mund ausatmen, Hände vor der Brust falten. Übung noch dreimal wiederholen. Arme wechseln.

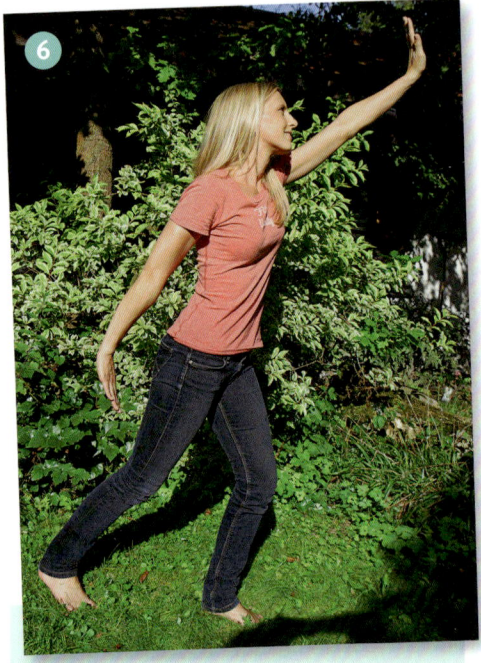

 *Morgenritual für mehr Energie: Verbinden Sie, sich dehnend, Himmel und Erde.*

## Wort-Seelenstärker

Affirmationen nennt man Sätze, die unterstützend wirken. So einen Satz muss man fühlen. Dann dringt er ins Unterbewusstsein und schenkt Kraft. Er ist positiv, in der Gegenwart und genau formuliert. Nicht: »Ich werde keinen Heißhunger mehr haben.« Sondern: »Ich bin fröhlich und unabhängig. Heute fängt ein neues Leben an!«
**1** Setzen Sie sich hin, nehmen Sie ein Blatt Papier und einen Stift zur Hand. Und finden Sie einen Satz, der Sie persönlich tief drinnen glücklich berührt.
**2** Entspannen Sie sich, und wiederholen Sie diesen Satz fünfmal.

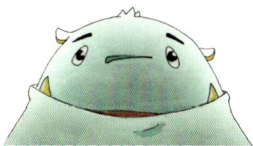

## Quanteln fürs kalorienfreie Glück

Haben Sie schon mal etwas vom Quanteln gehört oder von Quantenheilung? Das ist etwas Uriges – und gerade sehr im Trend. Das Ganze nennt sich **Quantum Entrainment®, Matrix Energetics®** oder kurz **Zwei-Punkt-Methode®** und ist eine Mischung aus Handauflegen, Meditation und Physik. Da gibt's gerade von zwei Entwicklern der Methode Bücher auf der Bestsellerliste, von Dr. Frank Kinslow und Dr. Richard Bartlett (siehe Büchertipps Seite 220).

Der Hintergrund: Es existiert irgend etwas Unsichtbares, das uns alle verbindet. Das ist Energie. Und das nennt jeder anders. Die Kirche spricht von Engeln und dem heiligen Geist. Die Chinesen sprechen von Chi, die Inder von Prana. Die Heiler sprechen von einer universellen oder kosmischen Energie. Quantenphysiker nennen es Kraftfeld. Und nun gibt es neuerdings halt noch die Quantler, die holen sich ein Eu-Gefühl und sorgen für eine neue Ordnung im Körper und im Leben. Halten wir einfach fest: **Das Quanteln bringt die Menschen rund um den Globus zur Ruhe, den Blutdruck in allen Himmelsrichtungen runter und macht glücklich.** Und besänftigt somit sicherlich auch den Heißhunger.

### Und so geht's

**1** Genau überlegen, was man sich als Schokosüchtiger wünscht. Klar formulieren, zum Beispiel: »Ich will glücklich sein – aber kalorienfrei.« Und dann nicht länger dran denken.
**2** Und nun mit zwei Fingern zwei Punkte verbinden? Zum Beispiel einen Finger auf die Stirn legen (A) und einen auf irgendeine Stelle auf den Bauch (B).
**3** Erst konzentriert man sich ganz fest auf Punkt A: Haut spüren, Finger fühlen, Temperatur wahrnehmen...
**4** Dann auf Punkt B die volle Aufmerksamkeit richten.
**5** Nun konzentriert man sich auf beide Punkte gleichzeitig. Und da liegt das Geheimnis! Wenn man versucht, die Aufmerksamkeit auf zwei Punkte gleichzeitig zu richten, macht der Verstand eine Pause, und es steigt ein Gefühl der Ruhe, der Stille, des Wohlseins, des Friedens, der Liebe auf. Von Quantlern auch Eu-Gefühl genannt. Und das verändert dann etwas beim Menschen, bringt eine neue Ordnung in die Quanten. Einfach mal ausprobieren. Hat keine Nebenwirkungen. Höchstens einen Vater, der einen enterbt.

>> TU DEINEM LEIB **ETWAS GUTES,**
DAMIT DEINE SEELE LUST HAT,
DARIN ZU WOHNEN. <<

Teresa von Avila

HALLO
HEISS

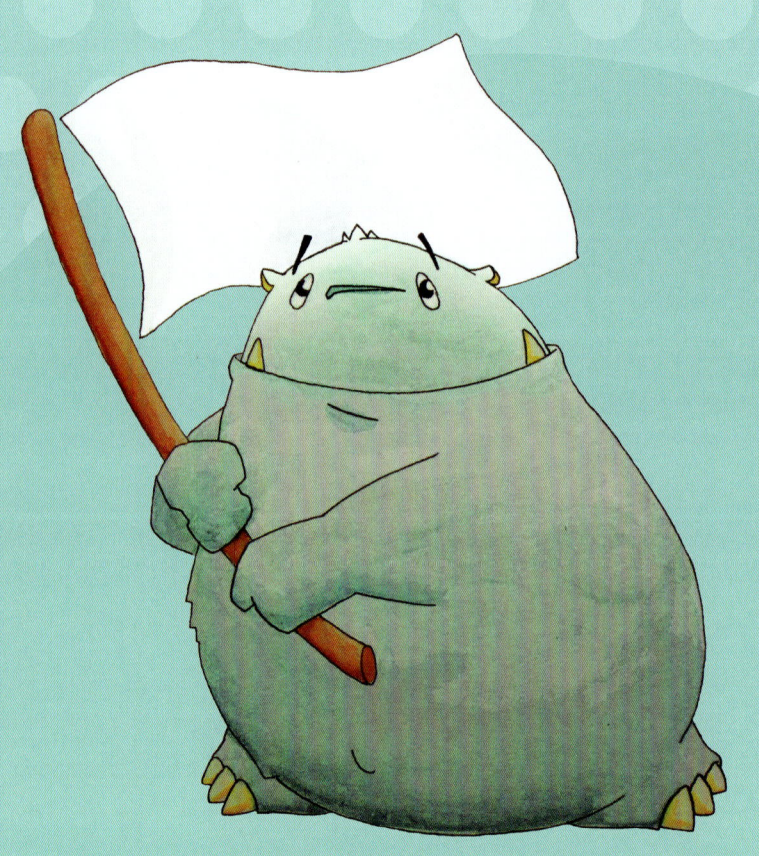

# HUNGER!

## AB JETZT BIN

# ICH DER BOSS!

**IN 10 TAGEN** raus aus der Heißhungerfalle.
Mit einer cleveren Strategie & lauter
klugen Tricks für Kopf und Beine.

Und mit leckeren Rezepten von Martina Kittler zum Auswählen,
die nicht nur satt, sondern auch glücklich machen.

# DER
# PAPPSATT-
# 10-TAGES-PAKT

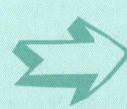 ... für eine lebenslange friedliche Co-Existenz mit dem Heißhunger. Sie wollen Ihren Heißhunger mal näher kennenlernen? Ihn einladen? Mal gucken, um was für einen Gesellen es sich handelt? Und ihn dann so erziehen, dass Sie gemeinsam eine wunderbare Symbiose eingehen? Dass er Sie künftig nicht mehr ärgert oder Ihnen gar ein schlechtes Gewissen macht? Dass er sich nicht mehr auf der Hüfte niederlässt? Na, dann los!

# Endlich Boss – durch cleveres Management

**OHNE** ein richtig kluges Stress- und Gefühlsmanagement kann man seinen Heißhunger leider nicht zügeln. Also …

## Den Kopf einspannen

**1** *Zeichnen Sie Ihren kleinen Heißhunger.* Wie sieht er aus? Er sitzt mit am Tisch, darf Sie durchs Leben begleiten. Ein kleiner Trick: Stellen Sie sich ihn vor, wenn er auftaucht, bildlich, und dann lassen Sie ihn immer kleiner werden, immer kleiner, immmmmmmmer kleiner.

**2** *Spüren Sie drei bis sieben Tage lang die Gründe für Ihren Heißhunger auf,* mit dem Tagebuch auf Seite 194. Ist er biochemisch oder eher emotional? Was lockt ihn? Führen Sie ein kleines Gespräch (Seite 139) mit sich selbst, fragen Sie nach dem Warum. Und: »Wie könnte ich das ändern?« Falls Sie die Ursachen nicht allein aufspüren können, hilft vielleicht eine Kurzzeittherapie wie wingwave (Seite 183).

**3** *Filzen Sie Ihren Kühlschrank.* Befreien Sie Ihren Vorrat von all den Dingen, die Ihnen biochemischen Hunger machen, all den Fertigprodukten, von denen Sie im Schlaraffenland-Kapitel gelesen haben.

**4** *Schreiben Sie eine Liste der gesunden Schmankerl,* die Ihrem Gehirn genauso schmecken. Anregungen finden Sie viele in diesem Buch, zum Beispiel die All-you-can-eat-Rezepte ab Seite 61 und die Snacks auf Seite 58. Oder auch die Rezepte in unserem Baukastensystem ab Seite 195.

**5** *Füllen Sie Ihren Vorrat clever auf* mit all den guten Dingen, die biochemischen Heißhunger unmöglich machen. Essen vom Tischlein-deck-dich der Natur: Eier, Quark, Joghurt, Milch, Geflügel, Fisch, Gemüse, Obst, Bitterschokolade … Ruhig auch Praktisches aus der Tiefkühltruhe: Gemüse, Fisch, Geflügel, Beeren (alles ohne Soße!).

**6** *Listen Sie die Ablenkpfade auf,* die Sie gehen könnten, um sich fünf Minuten vom Essen abzulenken (Seite 136). Was begeistert Sie? Jonglieren üben? Harry anrufen? Gärtnern? Sudoku? Packen Sie Ihren Notfallkoffer (Seite 83). Ablenkung fünf Minuten ausprobieren: Wenn der Hunger nicht verschwindet, ist er echt, oder Ihre Ablenkung begeistert Sie nicht richtig.

**7** *Schreiben Sie nun eine Liste mit Ihren Stressoren.* Was stresst Sie in Ihrem Leben? Wann krabbeln negative Gefühle hoch? Auch Neid, Zorn, Traurigkeit – Sie wissen, sie alle wirken wie Traubenzucker. Sicher dürfen auch diese Gefühle auftauchen. Aber nicht ständig. Die Verursacher sollten Sie kennen, wenn's geht, meiden – oder ihnen wenigstens künftig mit einer Antistressübung entgegenwirken. Was gefällt Ihnen am besten? Bai Hui, der Akupressurpunkt am Hinterkopf (Seite 183)? Oder die Blitz-Siesta, das Trampolin … Diese und mehr wirkungsvolle Entstresser finden Sie ab Seite 135. Oder vielleicht haben Sie ja schon Ihr eigenes Rezept.

**8** *Akuthilfen: Bewegen Sie den Heißhunger weg.* Sport macht satt. Oder machen Sie ihm Druck. Mit dem Akupressurpunkt zwischen Nase und Mund (Seite 185). Das ist nur eine der wunderbaren Übungen aus

dem Drogenköfferchen Körper. Sie kön-
nen auch auf den Tarzanpunkt klopfen …

Probieren Sie auch die anderen Übungen ab Seite 178 einfach mal aus. Finden
Sie für sich das Richtige. Egal ob Ohr-Aku-
pressur, Achtsamkeitstraining oder Finger-
Mudra. Eine dieser Embodiment-Übun-
gen wird den Heißhunger ablenken, wenn
er nicht echt und lebensrettend ist.

**9** *Stressresistenz hochfahren.* Was wollen
Sie tun, um Ihren Stress besser zu bewälti-
gen? Welchen Sport wollen Sie täglich treiben? Walken, Laufen, Trampolintraining?
Damit fahren Sie auch gleich die Insulinresistenz runter – und rauben dem Heißhunger Nährboden. Tun Sie sofort den
ersten Schritt.

Und welche Entspannungstechnik wollen Sie in Ihr Leben integrieren? Auch hier
tun Sie bitte den ersten Schritt. Eine kleine
Meditation finden Sie auf Seite 141. Ich
finde ja für die folgenden zehn Tage eine
Bewegungsmeditation ideal. Starten Sie
morgens damit (Seite 184).

**10** *Packen Sie für die 10 Tage den Wecker
fort. Schlafen Sie genug.* Nichts wirkt so
effektiv als Appetitzügler wie ausreichend
Schlaf. 20 Minuten mehr verhelfen, so Studien, wunderbar zur Gewichtsabnahme.

## Natürliche Appetitzügler nutzen

Rauchentwöhner, Schlaflose, Hormonge-
plagte (PMS, Wechseljahre), Dickbäuchi-
ge, Übersäuerte und Gestresste könnten
manchmal Zusatzhilfe aus der Apotheke
gut brauchen. Gucken Sie mal in die Magazine der vorigen Kapitel, und probieren
Sie aus, welcher der natürlichen Appetitzügler am besten passt:

- die Aminosäure Tryptophan (Seite 111),
ein homöopathisches Mittel von Seite 65,
die Gemmos von Seite 139, der Schüßler-
Salze-Drink (Seite 153), Tees zum Einschlafen oder Entgiften, Seite 143 und 153.
Oder das orthomolekulare Anti-Heißhunger-Granulat von Seite 69.

### Meine (ganz persönliche!) Empfehlung für den Anti-Heißhunger-Plan

… für alle, die nicht immer gesund essen
und trinken:

- Ein gutes *Vitaminpräparat,* ein genauso gutes *Mineralstoffpräparat.* Die gibt's
übrigens in manchen Apotheken mittlerweile auch direkt für die Bedürfnisse des
Kunden gemischt.
- *Bitterstoffe:* Kräuterbitter oder bittere
Kräutermischung.
- *Fettsäuren:* Omega-3-Kapseln – auch
gut, wenn kombiniert mit CLA.
- *Aminosäuren:* Wenn Sie nicht dreimal
am Tag ein Essen zubereiten können, dann
besorgen Sie sich ein gutes Eiweißpulver
ohne Kohlenhydrate, ohne Chemie!

## Genießen ohne Reue

Mit folgenden Regeln kommen Sie aus der biochemischen Heißhungerfalle namens Blutzuckerachterbahn heraus:

**1** *Dreimal am Tag essen* – und zwar so, dass kein biochemischer Kohlenhydrat-Heißhunger entsteht. Wenn Sie aber ein Hungertyp sind (Seite 79), dann halten Sie sich an die Snacks von Seite 205.

**2** *Zu jeder Mahlzeit Eiweiß.* Protein liefert appetitzügelnde Aminosäuren. Wenn Sie über 100 Kilo wiegen, brauchen Sie ein Eiweißpulver, um den Bedarf zu decken.

**3** *Für Ich-bin-satt-Hormone sorgen.* Vor der Mahlzeit eine halbe Grapefruit oder einen Salat mit Olivenöl und Essig essen.

**4** *Beilage (Kartoffeln, Nudeln, Brot & Co.)* klein halten, möglichst zum Schluss essen. Sie werden sich wundern, wie wenig Sie davon dann wirklich brauchen.

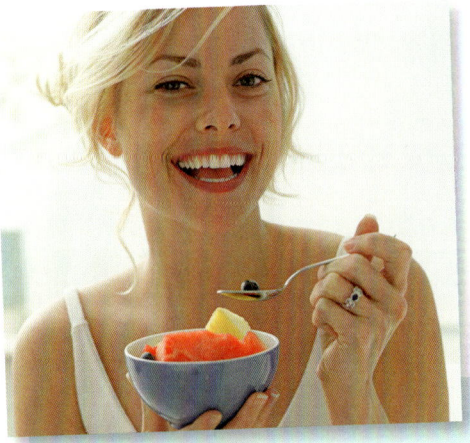

Auch Obst enthält Zucker. Kann, zwischendurch genossen, Hunger machen.

**5** *An die 1-2-3-Formel halten:* Auf 1 Teil Beilage kommen 2 Teile Eiweißlieferanten und 3 Teile Gemüse (Seite 79 f.). Mit dieser Formel können Sie auch Martina Kittlers leckere Grundrezepte zu All-you-can-eat-Rezepten machen. Erhöhen Sie den Gemüse-, den Eiweißanteil – und dann darf's auch der Löffel Kohlenhydrate mehr sein.

**6** *Vorsicht Süßfallen:* An diesen zehn Tagen gibt es keine zuckerhaltigen Getränke, keine süßstoffhaltigen, kein Bier. Nur Wasser, Tees und abends ein Gläschen Wein.

**7** *Fastentraining:* Morgens oder abends die Kohlenhydrate (Brot, Nudeln, Reis, Obst, Zucker, süße Getränke) weglassen.

**8** *Immer genießen!* Das schlechte Gewissen sperren Sie bitte vor die Haustür. Jede Pizzaorgie kann mit einer Fatburner-Suppe (Seite 176) oder einem No-Carb-Rezept (ab Seite 199) ausgeglichen werden. Das gilt auch für den Pappsatt-10-Tage-Pakt.

## Und Bewegung nicht vergessen!

**1** *Bewegen Sie sich* täglich 30 Minuten an der frischen Luft, tanken Sie Licht. Und lassen Sie eine Übung aus der Energiemedizin in Ihr Leben einziehen (Seite 181).

**2** *Bewegungsmeditation:* Daran möchte ich Sie hier nur noch mal erinnern. Ich weiß, dass man so etwas wie »Entspann dich!« oder »Beweg dich!« gerne überliest. Also: Mit einer Bewegungsmeditation machen Sie in 30 bis 60 Minuten das, was Sie sonst nicht machen: Sie bewegen sich und meditieren. Entziehen dem Heißhunger die Basis … Tun alles für Ihren Körper, Ihre Seele, Ihre Zufriedenheit, Ihr Glück! Anleitungen ab Seite 181.

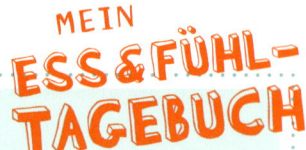

## DAS HABE ICH GEGESSEN & GETRUNKEN

Name:                                          Datum:

| Wann?<br>(Uhrzeit) | Wie viel? | Was? | Warum?<br>(Kürzel siehe unten) |
| --- | --- | --- | --- |
|  |  |  |  |

| NH | normal hungrig | T | traurig | G | Gesellschaft |
| --- | --- | --- | --- | --- | --- |
| HH | Heißhunger | S | Stress | Z | immer gleicher |
| A | Appetit | LW | Langeweile | | Zeitpunkt |
| | | TV | Fernsehen | U | esse nach der Uhr |

# Kleiner Anti-Heißhunger-Baukasten

**ERST** holen zwei Suppentage Sie aus der biochemischen Heißhungerfalle. Und dann essen Sie Glück pur. Spüren Sie einfach weitere acht Tage lang, wie gut Ihnen Essen tut, das nicht den Blutzucker in den Keller schickt – und das Sie so richtig glücklich macht mit dem, was auf dem Teller liegt. Nutraceuticals. Fröhlich stimmende Inhaltsstoffe der Natur, lecker verpackt von Martina Kittler.

## Starten Sie mit 2 Suppentagen

An diesen beiden Tagen gibt es nichts anderes als Wasser und Suppe. Das ist intelligentes Fasten, holt Sie aus der biochemischen Blutzucker-Heißhungerfalle. Vier Super-Suppenrezepte stehen ab Seite 196.

Kochen Sie sich einen großen Pott von der Suppe Ihrer Wahl. Das Rezept ist für eine Portion, für einen Tag können Sie sich die doppelte oder dreifache Menge kochen. Immer wenn der Hunger kommt: genießen. Idealer Tagesbegleiter: die Thermoskanne. Wer's morgens süß mag, darf die Beeren-Joghurt-Suppe löffeln. *Wichtig:* Wenn Sie nach einem Suppentag keine Suppe mehr sehen können, lassen Sie sich natürlich nicht stressen, sondern fangen gleich mit den Baukastentagen an.

## Weiter mit 8 Baukastentagen

- *Frei wählen:* Essen Sie acht Tage lang nach dem Baukastenprinzip. Ab Seite 199 finden Sie den kleinen Anti-Heißhunger-Baukasten. Hier erwarten Sie Vorschläge

### ERSTE HILFE IM NOTFALL

Falls Mr. Heißhunger Ihnen zwischendurch auf der Schulter sitzt, beschreiten Sie erst den Pfad der Ablenkung (Seite 191). Wenn er nach fünf Minuten immer noch quält, dann geben Sie nach, füllen das Zuckerloch mithilfe der 5-Carbs-Liste auf Seite 115.

für morgens, mittags und abends. Picken Sie sich dreimal am Tag heraus, worauf Sie Lust haben. Snack-Vorschläge für Hungertypen gibt's auf Seite 205.

- *Frei aufstocken.* Die Rezepte sind für 50/60-Kilo-Menschen ausgelegt. Wer mehr wiegt, erhöht Gemüse und Eiweißanteil, sodass er satt wird. Die Beilagen natürlich nur mit Dosierbremse erhöhen – nach der 1-2-3-Formel (Seite 80).
- *Trinken Sie:* Drei Liter Wasser (aromatisiert, siehe Seite 118) und Tees, abends ist auch ein Gläschen Wein erlaubt.
- *Fastentraining:* Wenn Sie gleichzeitig auch noch abnehmen wollen, dann lassen Sie morgens oder abends die Kohlenhydrate *(Carbs)* weg. Das erhöht die insulinfreie Zeit, in der der Körper Fett abbauen kann. Die Rezepte sind entsprechend mit »*No Carb*« gekennzeichnet.

Wenn Sie die separat empfohlene Beilage dazuessen wollen, kein Problem: Die Rezepte unterliegen der 1-2-3-Formel.

# 4 you: Köstliche Fatburner-Suppen

**DIE VIER SUPPEN** unterliegen der Kunst des All-you-can-eat-Kochens – die **Portionen** sind groß. Trotzdem: Sie dürfen davon so viel zubereiten und so viel essen, wie Ihr Gaumen, Ihr Bauch, Ihr Herz begehren. Und natürlich stecken die Suppen voller Glückszutaten. Die Zutatenmengen dürfen ruhig auch verdoppelt werden.

## Beeren-Joghurt-Suppe

*100 g TK-Beeren*
*1 TL Zitronensaft*
*200 g Joghurt* oder *Dickmilch*
*100 ml Wasser*
*1 Prise Zimt*

**1** Alle Zutaten in einem Standmixer oder mit dem Pürierstab in einer Rührschüssel pürieren.
**2** Wer will, kann das Ganze auch in einen kleinen Topf geben, bis kurz vor dem Kochen erhitzen und das Morgensüppchen warm genießen.

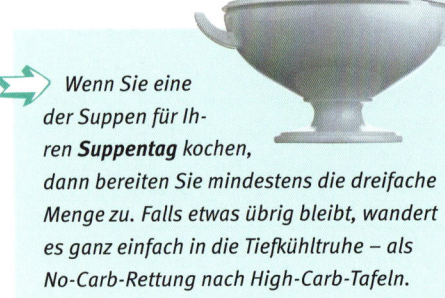

➡ *Wenn Sie eine der Suppen für Ihren* **Suppentag** *kochen, dann bereiten Sie mindestens die dreifache Menge zu. Falls etwas übrig bleibt, wandert es ganz einfach in die Tiefkühltruhe – als No-Carb-Rettung nach High-Carb-Tafeln.*

## Thai-Curry-Suppe mit Hähnchen

*125 g Hähnchenbrustfilet*
*1 haselnussgroßes Stück Ingwer*
*1 kleine Knoblauchzehe*
*1 Schalotte*
*125 g Brokkoli*
*1 Möhre*
*50 g Shiitakepilze (ersatzweise Egerlinge/Champignons)*
*1 EL Erdnussöl*
*1 TL rote Currypaste*
*100 ml ungesüßte Kokosmilch (Dose)*
*300 ml Hühnerbrühe*
*Salz*
*1 TL Limettensaft*
*1 EL ungesalzene Erdnusskerne*
*3–4 Stiele Koriandergrün*

**1** Das Hähnchenbrustfilet waschen, trocken tupfen und in kleine Würfel schneiden. Ingwer, Knoblauch und Schalotte schälen und fein würfeln. Den Brokkoli waschen und putzen, in kleine Röschen teilen. Die Möhre schälen und schräg in Scheiben schneiden. Die Pilze abreiben, Stiele entfernen und die Hüte halbieren.
**2** Das Öl in einem Topf erhitzen. Das Fleisch darin bei starker Hitze in 3 Min. rührbraten. Die Ingwer-, Knoblauch- und Schalottenwürfel dazugeben, kurz mitbraten. Die Currypaste einrühren und andünsten. Kokosmilch und Brühe dazugießen und aufkochen lassen. Brokkoli, Möhren und Pilze dazugeben und alles bei milder Hitze 10 Min. garen. Mit Salz und Limettensaft würzen.

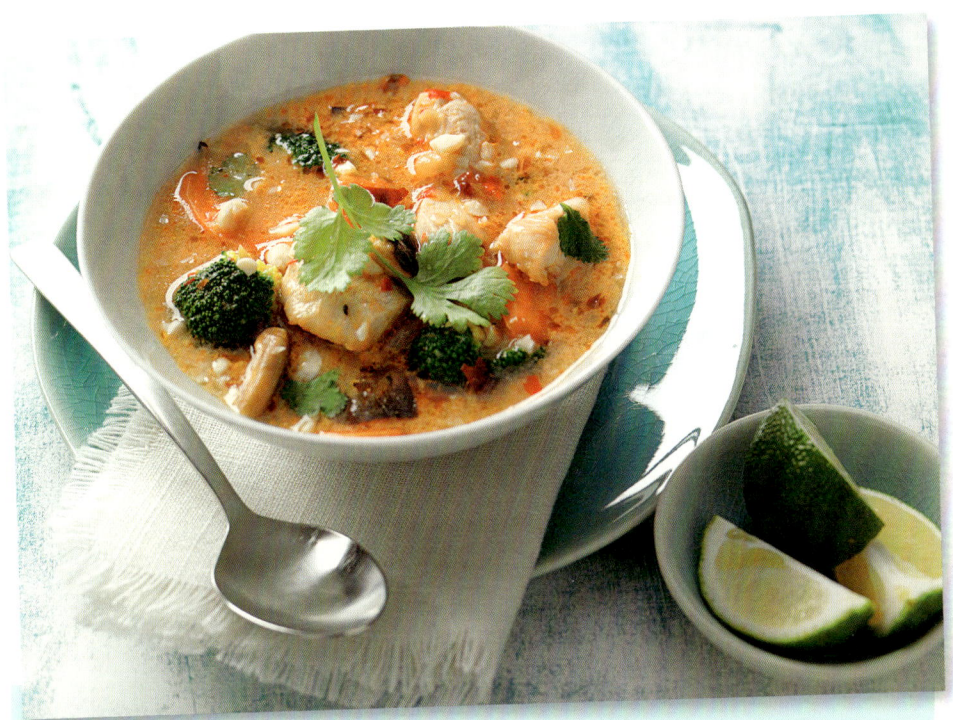

Die besten Schlankstoffe kommen aus der Natur und schmecken besonders gut, wenn kochkunstvoll kombiniert zu einer Thai-Suppe. Huhn, Knoblauch, Ingwer, Limette regen den Stoffwechsel an, erhöhen die Thermogenese – je schärfer Sie würzen, desto wirkungsvoller.

**3** Erdnüsse hacken. Koriandergrün abbrausen, trocken schütteln, Blätter abzupfen. Die Suppe anrichten. Mit Erdnüssen und Koriandergrün bestreut servieren.

### Variante: China-Suppe mit Gurken

**1** *125 g Putenbrustfilet* quer zur Faser in dünne Scheiben schneiden, mit *je 1 EL trockenem Sherry und Sojasauce* mischen und ziehen lassen.

**2** *1 Salatgurke* schälen, längs halbieren, mit einem Löffel die Kerne heraus schaben. Die Hälften quer in feine Scheiben schneiden. *2 Frühlingszwiebeln* waschen, putzen, weiße und hellgrüne Teile in feine Ringe schneiden.

**3** Das marinierte Fleisch in einem Topf mit *½ l Hühnerbrühe* aufgießen, langsam zum Kochen bringen. Gurken und Frühlingszwiebeln dazugeben und 5 Min. garen. Mit *1 TL Sesamöl, Salz und Pfeffer* abschmecken. Die Suppe sofort servieren.

**Vegetarische Variante:** Ersetzen Sie das Geflügel einfach durch Tofu und die Hühnerbrühe durch Gemüsebrühe.

# Andalusische Fischsuppe

1 kleiner Zucchino
1 kleine rote Paprikaschote
1 Schalotte
1 kleine Knoblauchzehe
1 EL Olivenöl
1 EL gemahlene Mandeln
1 TL rosenscharfes Paprikapulver
250 ml Gemüsebrühe
200 ml Fischfond (Glas)
100 g Rotbarsch- oder Seelachsfilet
4 rohe, geschälte Garnelen
Salz, Pfeffer
3–4 Zweige Dill

1 Den Zucchino waschen, putzen und klein würfeln. Die Paprikaschote halbieren, Kerne und Trennhäute entfernen. Die Hälften waschen und klein würfeln.
2 Schalotte und Knoblauch schälen, fein würfeln und im heißen Öl in einem Topf andünsten. Zucchini und Paprikawürfel 2–3 Min. mitdünsten. Mandeln und Paprikapulver untermischen, kurz mit anrösten. Mit Brühe und Fond aufgießen und zugedeckt bei schwacher Hitze 10 Min. garen.
3 Fischfilet und Garnelen abbrausen und trocken tupfen. Fisch in mundgerechte Stücke schneiden. Ein Viertel des Gemüses mit einer Schaumkelle herausheben und fein pürieren, mit Fisch und Garnelen in die Suppe geben, in 4 Min. garziehen lassen. Salzen und pfeffern. Dill abbrausen, abzupfen und obendrauf streuen.

*Variante:* 125 g Räuchertofu (gewürfelt) bietet sich als Vegie-Alternative zu Fisch und Garnelen an.

# Fatburner-Suppe mit Sesam

125 g Brokkoli
125 g Weißkohl
150 g Möhren
1 zarte Stange Lauch
2 große Frühlingszwiebeln
1 rote Paprikaschote
2 Tomaten
2 EL Olivenöl
1 EL Sesamsamen
1 Knoblauchzehe
500 ml Gemüsebrühe
Meersalz und Pfeffer aus der Mühle
frisch geriebene Muskatnuss

1 Den Brokkoli putzen und in Röschen teilen. Den Weißkohl putzen und vierteln, dann vom Strunk befreien und in Streifen schneiden. Die Möhren schälen, den Lauch und die Frühlingszwiebeln waschen, putzen, alles in Scheiben schneiden. Die Paprikaschote und die Tomaten waschen, putzen und würfeln.
2 Das Öl erhitzen. Den Sesam kurz rösten. Die Frühlingszwiebeln und gehackte Knoblauchzehe andünsten, dann das übrige Gemüse dazugeben und 2–3 Min. mitdünsten. Mit der Brühe aufgießen, salzen und pfeffern.
3 Das Ganze aufkochen lassen und dann zugedeckt bei mittlerer Hitze 15–20 Min. kochen. Mit Muskat und eventuell 1 EL Joghurt abschmecken.

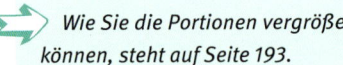

*Wie Sie die Portionen vergrößern können, steht auf Seite 193.*

# 5-mal Frühstück für Glück pur

**WÄHLEN SIE** die nächsten acht Tage das Frühstück aus, auf das Sie Lust haben. Auch hier liegt Glück pur auf dem Teller. Wenn Sie abnehmen wollen, dann halten Sie das Frühstück *kohlenhydratfrei (No Carb),* wenn es am Abend vorher eine Kohlenhydratmahlzeit gab (Nudeln, Brot & Co.). *Trinken* Sie Kaffee, Tee oder ein Glas Buttermilch.

## Mengen & Portionen

Die Rezepte sind für 1 Portion berechnet. Aber auch hier gilt: Wer viel wiegt, darf ruhig mehr essen. Halten Sie sich nicht sklavisch an die Mengen. *Hören Sie auf Ihren Körper.* Von Eiweißlieferanten, Gemüse, Zitrusfrüchten, Äpfel und Beeren dürfen Sie so viel essen, wie Sie können. Kohlenhydratlieferanten wie Bananen, Müsli, Brot und Co. aber bitte nur in kleinen Mengen erhöhen!

## No Carb  Schnittlauch-Rührei mit Graved Lachs

*2 Eier*
*2 EL Milch*
*Salz, Pfeffer*
*1 TL Butter*
*¼ Bund Schnittlauch*
*100 g Graved Lachs (in Scheiben)*

**1** Die Eier mit der Milch sowie Salz und Pfeffer verrühren. Die Butter in einer kleinen beschichteten Pfanne bei mittlerer Hitze aufschäumen lassen, die Eiermasse hineingießen und bei schwacher Hitze langsam stocken lassen, dabei mit einem Pfannenwender von außen nach innen zusammenschieben.

**2** Den Schnittlauch waschen, trocken schütteln und in Röllchen schneiden. Das Rührei mit dem Lachs auf einem Teller anrichten und die Schnittlauchröllchen über das Ei streuen.

**1-2-3** Wer nicht »No Carb« frühstücken will, kann dazu 1 Scheibe Vollkornbrot (ca. 50 g) essen.

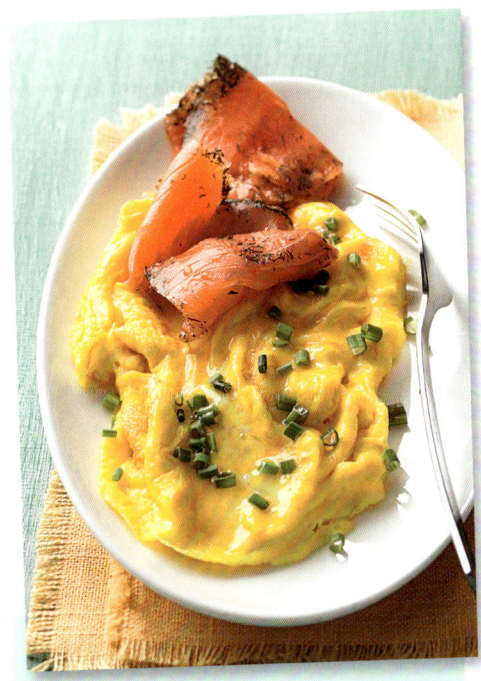

*Hält die Fettverbrennung am Laufen: Rührei mit Lachs. Und hält lange satt.*

## Obstsalat mit Joghurt und geröstetem Leinsamen

½ kleine Banane
1 säuerlicher Apfel (z. B. Elstar)
    oder 1 Birne
125 g Blaubeeren
1 EL Zitronensaft
¼ TL gemahlener Zimt
1 Msp. frisch geriebene Muskatnuss
1 TL flüssiger Akazienhonig
200 g Joghurt
1 EL geschroteter Leinsamen

**1**  Die Banane schälen, in Scheiben schneiden. Den Apfel gut waschen, abtrocknen, vierteln, entkernen und in dünne Scheibchen schneiden. Die Blaubeeren kurz abbrausen und verlesen.

**2**  Das Obst in einer Schale vorsichtig mischen, mit Zitronensaft, Zimt und Muskatnuss würzen und mit dem Honig beträufeln. Den Joghurt daraufgeben.

**3**  Den Leinsamen in einer kleinen beschichteten Pfanne ohne Fett unter Rühren anrösten, auf den Joghurt streuen.

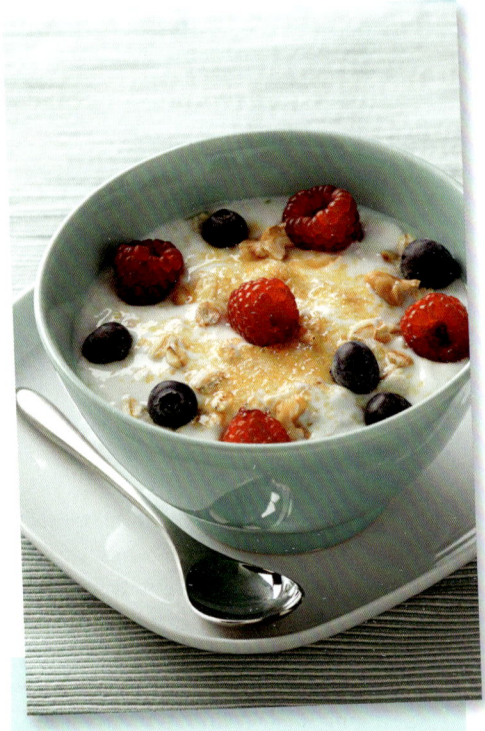

*Super Schlank-Kombi: Vitalstoffe & Eiweiß. Ein Frühstück mit Beeren und Dickmilch.*

## Walnuss-Beeren-Dickmilch mit Dinkelflocken

30 g Dinkel-Vollkornflocken
4 Walnusskerne
200 g Dickmilch
1 TL Rohrohrzucker
150 g gemischte Beeren (z. B. Himbeeren,
    Blaubeeren, rote Johannisbeeren)

**1**  Die Dinkelflocken in einer kleinen beschichteten Pfanne ohne Fett unter Rühren goldgelb anrösten und dann vom Herd nehmen.

**2**  Inzwischen die Walnüsse mittelfein hacken. Dinkelflocken und Nüsse mit der Dickmilch verrühren und mit dem Zucker süßen. Die Nuss-Dickmilch in ein Becherglas geben.

**3**  Beeren abbrausen, putzen und verlesen, mischen und auf der Dickmilch verteilen.

*Tipp:* Außerhalb der Saison statt der frischen Beeren einen Tiefkühl-Beerenmix verwenden und über Nacht im Kühlschrank auftauen lassen.

## Früchte-Schoko-Müsli

*1 Kiwi*
*150 g Erdbeeren oder 1 Orange*
*  (je nach Saisonangebot)*
*10 g Bitterschokolade (mind. 70 %*
*  Kakaoanteil)*
*2 EL ungesüßte Müslimischung*
*1 EL Weizenkeime*
*150 g Kefir*
*1 TL Ahornsirup*

**1** Die Kiwi schälen und in Scheiben schneiden. Die Erdbeeren waschen, putzen und vierteln. Oder die Orange schälen und in Spalten teilen, diese quer halbieren. Die Früchte auf einem Teller dekorativ anrichten.
**2** Die Schokolade klein hacken. Mit dem Müsli und den Weizenkeimen mischen und über dem Obst verteilen. Den Kefir darübergeben und mit dem Ahornsirup beträufeln.

## No Carb Putenbrust-Kirschtomaten-Carpaccio

*100 g Putenbrustaufschnitt*
*200 g Kirschtomaten*
*1 EL Balsamico bianco*
*1 TL Senf*
*Salz, Pfeffer*
*2 EL Olivenöl*
*½ Bund Schnittlauchhalme*

**1** Den Putenbrust-Aufschnitt fächerförmig auf einem großen Teller anrichten. Die Kirschtomaten waschen und in Scheiben schneiden, obendrauf verteilen.

**2** Den Essig mit dem Senf, Salz, Pfeffer und Olivenöl verrühren. Das Carpaccio mit dieser Vinaigrette beträufeln. Den Schnittlauch waschen, trocken schütteln, in feine Röllchen schneiden und auf das Carpaccio streuen.

**1-2-3** Das schmeckt als Carbs-Beilage dazu: 1 Roggenschrotbrötchen.

## Mehr No Carb am Morgen

● *2 Eier* wachsweich kochen, abschrecken, aufschlagen und in ein Glas gleiten lassen. *Salzen und pfeffern.* Mit *1 Büschel Kresse* bestreuen. Mit *Kohlrabischeiben oder Tomaten* essen.
● *2 Spiegeleier* mit *1 TL Butter* braten, salzen und pfeffern. Mit *30 g Lachsschinken* (in Scheiben) anrichten.
● *250 g Magerquark* mit *2 EL Milch* verrühren, *salzen und pfeffern. 5 Radieschen oder 1 Minigurke* klein würfeln und mit dem Quark vermischen.
● *200 g Hüttenkäse* mit *1 Frühlingszwiebel* und *1 Tomate,* beides klein geschnitten, sowie *1 TL geriebenem Meerrettich, Salz und Pfeffer* vermengen.

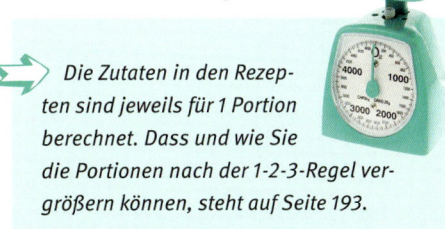

*Die Zutaten in den Rezepten sind jeweils für 1 Portion berechnet. Dass und wie Sie die Portionen nach der 1-2-3-Regel vergrößern können, steht auf Seite 193.*

# 5-mal leichte Küche

**HIER FINDEN SIE** fünf Rezepte für ein leichtes Mittag- oder Abendessen. Mit viel Glück für Gaumen und Seele.

Wenn Sie eines dieser Rezepte für abends wählen, dann lassen Sie die Kohlenhydrate weg, falls Sie auch abnehmen wollen. Sprich: Sie wählen ein mit *No Carb* gekennzeichnetes Gericht.

Wenn Sie die separat empfohlene Beilage dazu essen wollen – kein Problem: Die Rezepte unterliegen der Anti-Heißhunger-1-2-3-Formel.

## Mengen & Portionen

Auch hier gilt: Wer mehr wiegt, braucht mehr, um satt zu werden. Eiweiß und Gemüse dürfen nach Gusto erhöht werden, die Kohlenhydrat-Beilagen aber nur mit der Dosierbremse.

## No Carb  Lachs auf Feldsalat mit Honigsenfsoße

*2 Bio-Minigurken*
*1 Schalotte*
*50 g Feldsalat*
*1 ½ EL Apfelessig*
*½ TL flüssiger Akazienhonig*
*½ TL scharfer Senf*
*Salz, Pfeffer*
*2 EL Walnussöl*
*1 EL Walnusskerne*
*125 g Räucherlachs (in dünnen Scheiben)*

**1** Die Gurken waschen, abtrocknen und in kleine Würfel schneiden. Schalotte abziehen und fein hacken. Feldsalat abbrau-

sen, trocken schütteln und verlesen. Essig, Honig, Senf, Salz, Pfeffer und Öl verrühren. Die Schalottenwürfel untermischen.
**2** Die Nüsse grob hacken und in einer Pfanne ohne Fett 3 Min. leicht anrösten.
**3** Den Feldsalat mit den Gurkenwürfeln vermischen und auf einem Teller anrichten. Die Honigsenf-Vinaigrette darüber träufeln. Den Salat mit den gerösteten Walnüssen bestreuen und den Räucherlachs dazu anrichten.

**1-2-3** Das schmeckt dazu: 50 g Vollkornbaguette oder 1 kleines Vollkornbrötchen.

*Varianten:* Statt Räucherlachs können Sie geräucherte Forelle oder Makrele – ohne Haut – verwenden. Wer keinen Fisch mag, nimmt Hähnchen- oder Putenbrustaufschnitt. Oder Räuchertofu in Scheiben schneiden und in 1 EL Öl kurz anbraten.

## 1-2-3  Rote-Linsen-Salat mit Halloumi

*2 EL Olivenöl*
*1 kleine Knoblauchzehe*
*2 TL frisch gehackter Thymian*
*50 g rote Linsen*
*100 ml Gemüsebrühe*
*2 Frühlingszwiebeln*
*40 g Rucola*
*8 Kirschtomaten*
*1 EL Weißweinessig*
*Salz, Pfeffer*
*100 g Halloumi (zypriotische Käsespezialität)*

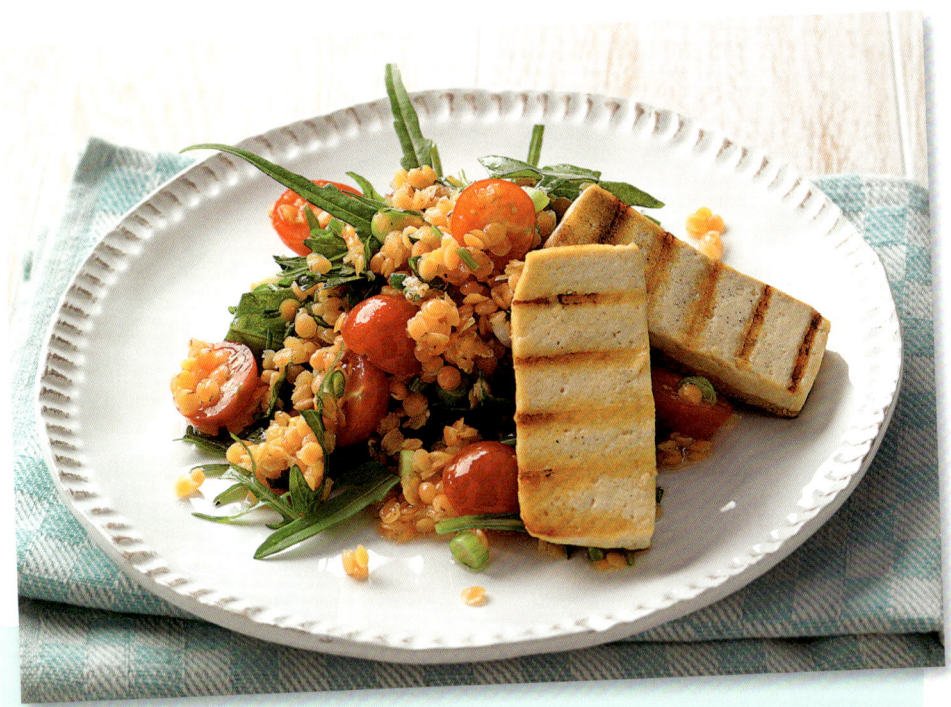

So herrlich schmeckt die 1-2-3-Regel: Linsensalat mit Halloumi. Die Linsen liefern auch Kohlenhydrate, darum übernehmen sie hier die Rolle als Beilage. Der köstliche Kuh-Schaf-Ziegen-Käse versorgt uns mit Proteinen vom Grill.

**1** In einem Topf ½ EL Öl erhitzen. Die Knoblauchzehe abziehen und fein würfeln, mit den Thymianblättchen im heißen Öl kurz anbraten. Linsen und Brühe dazugeben, aufkochen und zugedeckt bei milder Hitze 7 Min. quellen lassen.

**2** Inzwischen die Frühlingszwiebel waschen, putzen und in feine Ringe schneiden. Rucola waschen, trocken schütteln, putzen und grob hacken. Tomaten abbrausen und halbieren.

**3** Die Linsen abgießen und abtropfen lassen. Essig, Salz, Pfeffer und 1 EL Olivenöl verrühren. Die Linsen, Frühlingszwiebeln,

Rucola und Tomaten darin wenden. Den Salat mit Salz und Pfeffer abschmecken.

**4** Eine Grillpfanne mit dem restlichen Öl einstreichen und erhitzen. Den Halloumi in Scheiben schneiden, pro Seite 1 Min. braten. Mit dem Linsensalat anrichten.

*Info:* Halloumi ist aus Kuh-, Schafs- und Ziegenmilch, von fester Konsistenz und prima zum Braten und Grillen geeignet. Gibt's in gut sortierten Supermärkten.

*Variante:* Statt Halloumi können Sie Manouri nehmen, einen frischen Schafskäse.

## 1-2-3 Dinkel-Crêpes mit Schinken und Spargel

*1 Ei*
*60 ml Milch*
*50 g feines Dinkelmehl (Type 1050)*
*Salz, Pfeffer*
*150 g grüner Spargel*
*75 g Kirschtomaten*
*1 Handvoll Rucola*
*1 ½ EL Olivenöl*
*4 EL Gemüsebrühe*
*2 TL Basilikum-Pesto*
*40 g Lachsschinken (in dünnen Scheiben)*

**1** Ei und Milch leicht verquirlen, Mehl und 1 Prise Salz unterrühren, bis ein glatter Teig entsteht. 20 Min. quellen lassen.
**2** Inzwischen Spargel putzen, im unteren Drittel schälen, dann schräg in dünne Scheiben schneiden. Tomaten waschen und halbieren. Rucola waschen, putzen, verlesen und hacken.
**3** In einem Topf 1 EL Öl erhitzen, Spargel darin 2–3 Min. andünsten. Brühe angießen, Gemüse leicht salzen und pfeffern. Zugedeckt bei kleiner Hitze 5 Min. dünsten. Das Pesto in den Spargel rühren, Tomaten und Rucola unterheben.
**4** Das übrige Öl in einer kleinen beschichteten Pfanne erhitzen. Aus dem Teig nacheinander bei mittlerer Hitze in 3–4 Min. 2 dünne Crêpes backen, zwischendurch wenden. Crêpes mit dem Spargelgemüse und Schinken füllen. Heiß servieren.

 *Die Zutaten in den Rezepten sind jeweils für 1 Portion berechnet.*

## No Carb Paprika-Joghurtsuppe mit Hähnchenspieß

*1 große rote Paprikaschote*
*1 Frühlingszwiebel*
*1 kleine Knoblauchzehe*
*150 g Joghurt*
*100 ml Gemüsefond (Glas)*
*2 EL Olivenöl*
*Salz, Pfeffer*
*1–2 TL Zitronensaft*
*140 g Hähnchenbrustfilet*
*1 Rosmarinzweig*

**1** Paprikaschote halbieren, putzen, entkernen und waschen. Auf den Rost legen und unter dem Backofengrill 8–10 Min. rösten, bis die Haut schwarz wird. Die Paprika kurz abkühlen lassen, dann die Haut abziehen und die Paprika in Streifen schneiden. Die Frühlingszwiebel waschen, putzen und in feine Ringe schneiden. Die Knoblauchzehe schälen und fein würfeln.
**2** Die Paprika mit Frühlingszwiebeln, Knoblauch, Joghurt, Fond und 1 EL Olivenöl glatt pürieren. Mit Salz, Pfeffer und Zitronensaft abschmecken.
**3** Hähnchenfilet waschen, trocken tupfen und in 1,5 cm große Würfel schneiden. Auf einen Schaschlikspieß stecken, salzen und pfeffern. Das übrige Öl erhitzen, den Geflügelspieß darin rundherum in 10 Min. goldbraun braten. Nadeln vom Rosmarinzweig kurz mitrösten. Die Suppe in einem tiefen Teller mit Rosmarin bestreuen, den Hähnchenspieß dazu servieren.

**1-2-3** Das schmeckt dazu: 50 g Vollkornbaguette oder 1 kleines Vollkornbrötchen.

## No Carb Gebratene Kräuter-Austernpilze mit Parmesan

200 g Austernpilze
2 Frühlingszwiebeln
1 EL Olivenöl
1 EL Aceto balsamico
4 EL Gemüsebrühe
Salz, Pfeffer
3–4 Zweige Petersilie
100 g Mini-Mozzarellakugeln
20 g Parmesanspäne

**1** Die Pilze putzen und grob teilen. Die Frühlingszwiebeln putzen, waschen und nur das Weiße und Hellgrüne in Ringe schneiden.

**2** Das Öl in einer Pfanne erhitzen, die Pilze darin bei starker Hitze 3–4 Min. braten, einmal wenden. Die Frühlingszwiebeln dazugeben, kurz mitbraten. Mit dem Balsamessig und der Brühe ablöschen. Salzen und pfeffern.

**3** Petersilie waschen, trocken schütteln, abzupfen und hacken. Mit den Mozzarellakugeln unter die Pilze heben. Parmesan obendrauf streuen.

**1-2-3** Das schmeckt dazu: 50 g Vollkornbaguette oder -brötchen.

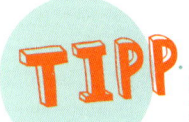
TIPP

# Kleine Snacks für Hungertypen

Nachmittags überfällt Sie immer der Hunger? Dann sind Sie ein »Hungertyp« und sollten dem gerecht werden. Genießen Sie ein Fatburnersüppchen aus der Thermoskanne (Seite 196) oder einen der Snacks, die den Fettstoffwechsel ankurbeln:

- ½ Tüte Bio-Knabber-Soja plus 1 Tomate, in Spalten geschnitten.
- 2 Tomaten in Scheiben, dazu 100 g Hüttenkäse, mit 1 TL Leinöl beträufeln.
- 1 Minigurke in Stifte, in 100 g Joghurt mit ½ TL Curry und Salz stippen.
- 2 EL Frischkäse mit 1 EL TK-Kräutern, dazu 1 kleine rote Paprika in Streifen.
- 40 g Fetawürfel, je 4 Oliven und Kirschtomaten auf Holzspießchen stecken.
- 6 Radieschen, dazu 100 g Quark mit 1 EL Milch, Salz, Pfeffer und Kresse verrühren.
- 1 Kohlrabi raspeln, dazu 1 EL Zitronensaft, mit 2 EL Joghurt, Salz und Pfeffer verrühren.
- 2 gehackte Tomaten mit 200 ml Buttermilch mixen, salzen und pfeffern.
- 100 g Gurke mit 200 ml Kefir, 1 EL gehacktem Dill, Salz, Pfeffer pürieren.
- 60 g Thunfisch naturell (Dose), dazu 1 EL gehackte Petersilie, Salz, Pfeffer.
- 80 g Tofu und 1 Tomate in Scheiben schneiden, mit je 2 TL Sojasoße und Öl würzen.
- ¼ Liter heiße Gemüsebrühe, 1 verquirltes Ei einrühren.
- 1 hart gekochtes Ei halbieren und darauf 2 TL Kapern geben.

# 5 Hauptmahlzeiten für mittags oder abends

**HIER FINDEN SIE** fünf Glücksrezepte für die Hauptmahlzeit des Tages. Sie können sie mittags oder abends essen – wie es in Ihren Alltag passt. Für ein *Fastentraining* lassen Sie abends die Kohlenhydrate weg (No-Carb-Gericht). Wenn Sie die separat empfohlene Beilage dazu essen wollen – kein Problem: Die Rezepte unterliegen der Anti-Heißhunger-1-2-3-Formel.

## No Carb Hähnchenfilet mit Avocado-Tomaten-Salsa

*1 Hähnchenbrustfilet (ca. 140 g)*
*2 EL Olivenöl*
*½ TL Chilipulver*
*½ TL Paprikapulver edelsüß*
*Salz, Pfeffer*
*1 Mini-Salatgurke*
*100 g Tomaten*
*½ reife Avocado*
*2 EL Limettensaft*
*1 Schalotte*
*2–3 Zweige Koriandergrün*

**1** Das Hähnchenfilet abbrausen, trocken tupfen und mit einer Marinade aus 1 EL Öl, Chili- und Paprikapulver sowie Salz und Pfeffer rundherum bestreichen. Eine kleine beschichtete Pfanne ohne Fett erhitzen. Das Hähnchenfilet darin bei mittlerer Hitze 5–7 Min. von jeder Seite braten.

➡ *Die Zutaten in den Rezepten sind jeweils für 1 Portion berechnet.*

**2** Gurke waschen, längs halbieren, von Kernen befreien und klein würfeln. Tomaten waschen und ebenfalls würfeln. Avocado vom Stein befreien, schälen und klein würfeln, sofort mit dem Limettensaft beträufeln. Schalotte pellen und fein würfeln. Koriandergrün abbrausen, trocken schütteln und die Blätter abzupfen.

**4** Alle Zutaten für die Salsa mischen und mit Salz, Pfeffer und dem übrigem Olivenöl abschmecken. Das Hähnchenfleisch schräg in Scheiben schneiden und mit der Salsa anrichten.

**1-2-3** Das schmeckt dazu: 1 Pellkartoffel (ca. 70 g) oder 50 g Vollkornbaguette oder 1 kleines Vollkornbrötchen.

## 1-2-3 Paprika-Lammspieße mit Sonnenblumenbulgur

*140 g Lammlachse (Lammlende)*
*1 gelbe Paprikaschote*
*2 EL Olivenöl*
*Salz*
*Pfeffer*
*1 kleine Zwiebel*
*1 kleine Knoblauchzehe*
*100 g passierte Tomaten (Dose)*
*1 EL scharfer Ajvar*
*100 ml Gemüsebrühe*
*50 g Bulgur*
*1 EL Sonnenblumenkerne*

**1** Das Lammfleisch waschen, trocken tupfen und in 1,5 cm große Würfel schneiden. Die Paprikaschote halbieren, putzen,

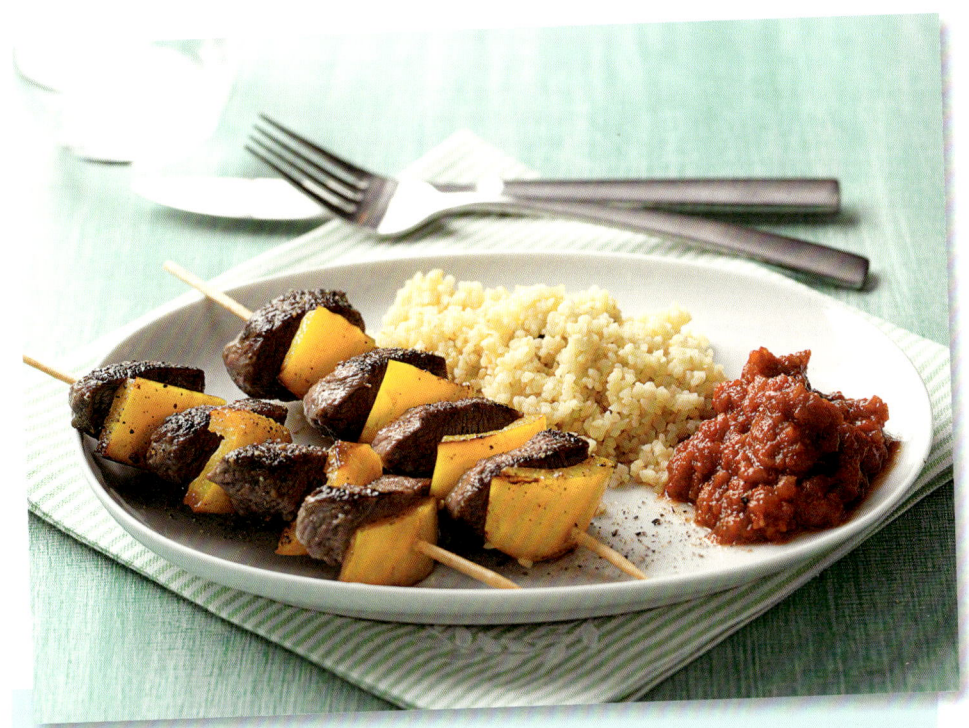

➡️ *Paprika-Lamm-Spieß mit Sonnenblumenbulgur. Einfach mit den Fingern essen! Und am besten die Augen verbinden: schult Körperwahrnehmung, beamt umgehend in ein Beduinenzelt ...*

waschen und in 1,5 cm große Stücke schneiden. Abwechselnd Fleisch- und Paprikastücke auf 2–3 Holzspieße stecken.
**2** In einer Pfanne 1 EL Öl erhitzen. Die Spieße darin bei mittlerer Hitze rundherum in 12–15 Min. goldbraun braten. Salzen und pfeffern.
**3** Inzwischen die Zwiebel und den Knoblauch schälen, sehr fein würfeln und im übrigen Öl glasig dünsten. Tomatenpüree und Ajvar dazugeben, zugedeckt bei milder Hitze 10 Min. garen.
**4** Gleichzeitig die Brühe aufkochen lassen. Bulgur einstreuen, einmal aufkochen,

dann auf der abgeschalteten Herdplatte zugedeckt 10 Min. quellen lassen.
**5** Die Kerne in einer Pfanne ohne Fett anrösten und dann unter den Bulgur mischen. Mit den Lammspießen und der Soße anrichten.

*Marinierte Variante:* Lammfleischwürfel vor dem Braten in einer kleinen Schale mit *½ TL getrocknetem Rosmarin* vermischen. *1 kleine Knoblauchzehe* abziehen und fein würfeln. Mit *½ EL Olivenöl* zum Fleisch geben und kurz einmassieren. Abgedeckt 15 Min. durchziehen lassen.

## No Carb  Lachs und Garnelen mit Curry-Spitzkohl

*250 g Spitzkohl*
*1 kleine Zwiebel*
*1 Stück Ingwer (ca. 1 cm)*
*1 ½ EL Rapsöl*
*2 TL Currypulver*
*100 ml Gemüsefond (Glas) oder -brühe*
*1 EL Schmand*
*1 Lachsfilet (ohne Haut, ca. 125 g)*
*75 g rohe, geschälte Garnelen (frisch oder*
   *tiefgekühlt und aufgetaut)*

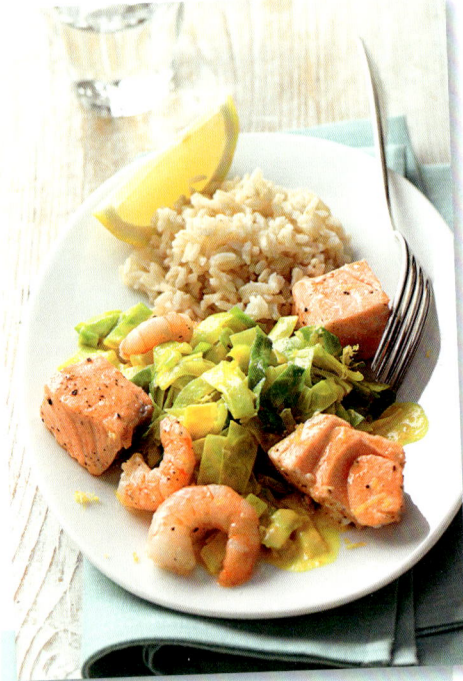

Einladung auf Gourmetwolke Nr. 7:
Lachs und Garnelen mit Curry-Spitzkohl.

*Salz, Pfeffer*
*etwas abgeriebene Schale von 1 Biozitrone*
*1 TL pflanzliches Bindemittel*

**1**  Den Spitzkohl waschen, vom Strunk befreien und in feine Streifen schneiden. Zwiebel und Ingwer schälen, fein würfeln und in 1 EL Öl in einer Pfanne 2–3 Min. dünsten. Kohl dazugeben und 3 Min. mitdünsten. Mit Curry bestäuben, kurz anschwitzen. Fond oder Brühe angießen, Schmand zugeben und alles offen bei mittlerer Hitze 5 einkochen lassen.
**2**  Inzwischen Lachsfilet und Garnelen abbrausen und trocken tupfen, Lachs in Stücke schneiden, salzen und pfeffern. Beides in einer Pfanne im übrigen Öl bei mittlerer Hitze 2–3 Min. braten, herausnehmen.
**3**  Den Spitzkohl mit Salz, Pfeffer und Zitronenschale abschmecken und binden. Mit Lachs und Garnelen anrichten.

**1-2-3**  Das schmeckt dazu: 50 g (Rohgewicht) Parboiled-Naturreis.

## No Carb  Gemüsetopf mit Tofu

*1 kleine Möhre*
*1 junger Kohlrabi*
*1 kleine Zwiebel*
*1 EL Olivenöl*
*1 kleine Knoblauchzehe*
*500 ml Gemüsebrühe*
*1 TL scharfer Senf*
*Salz, Pfeffer*
*125 g Räuchertofu (Reformhaus)*
*1 Handvoll Blattspinat*
*50 g TK-Erbsen*
*4 Zweige Petersilie*

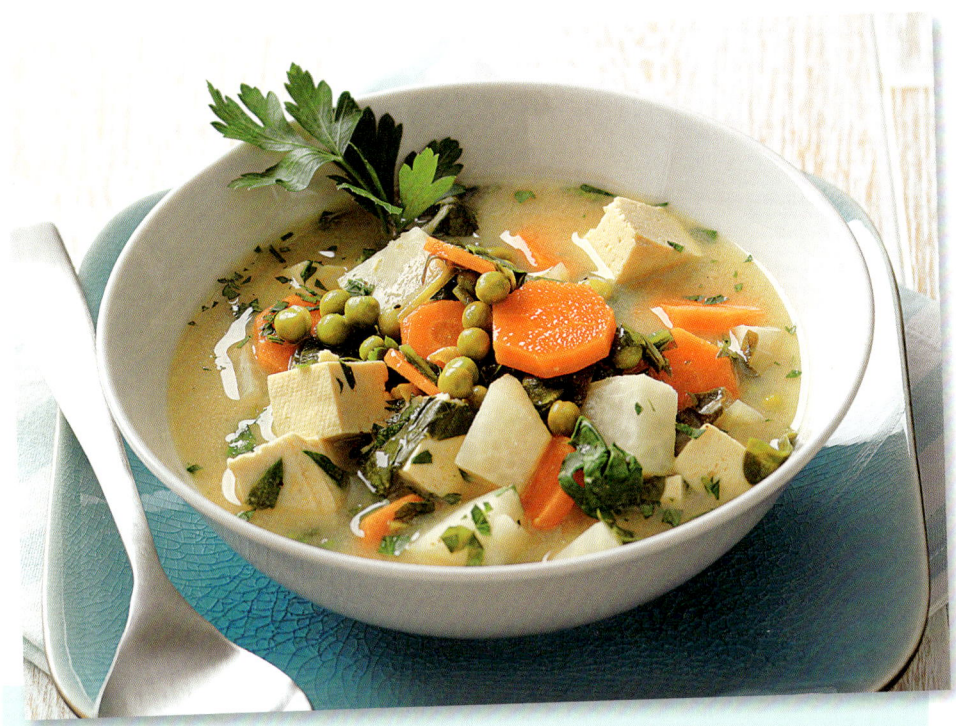

*Wenn Küchenglück einen Namen hätte, dann »Eintopf«: Unser Gemüsetopf mit Tofu schenkt höchste Zufriedenheit – vom Zubereiten bis zum Löffeln. Und auch die Zellen sagen Danke!*

**1** Möhre und Kohlrabi putzen und schälen. Möhre in Scheiben, Kohlrabi in Würfel schneiden. Die Zwiebel abziehen und fein würfeln. Das Öl in einem Topf erhitzen. Möhren, Kohlrabi und Zwiebel darin 2–3 Min. andünsten. Knoblauch schälen und dazupressen. Mit der Brühe aufgießen, mit Senf, Salz und Pfeffer würzen. Aufkochen und zugedeckt bei milder Hitze 10 Min. kochen lassen.
**2** Inzwischen den Tofu in 1 cm große Würfel schneiden. Spinat waschen, verlesen und grob hacken. Beides mit den Erbsen in den Topf geben, noch 5 Min. mitköcheln. Petersilie abbrausen, trocken schütteln, abzupfen, hacken und unterrühren. Mit Salz und Pfeffer abschmecken.

**1-2-3** Das schmeckt drin: 30 g Amaranth, Quinoa, Bulgur, Couscous, Naturreis oder Zartweizen. Nach Packungsangabe in Salzwasser separat kochen oder quellen lassen und zum Schluss in der Suppe erhitzen.

*Varianten:* Den Tofu können Sie ersetzen durch Hähnchen- oder Putenbrustfilet, helles Fischfilet – wie Seelachs oder Rotbarsch – oder geschälte rohe Garnelen.

## High Carb  Pasta mit scharfem Tomaten-Sugo

*1 kleine Zwiebel*
*1 kleine Knoblauchzehe*
*1 rote Chilischote*
*1 EL Olivenöl*
*250 g stückige Tomaten (Tetrapak/Dose)*
*50 ml Gemüsebrühe*
*150 g Nudeln (z. B. Spaghetti, Penne)*
*Salz*
*Pfeffer*
*30 g schwarze Oliven (entsteint)*
*2–3 Zweige Basilikum*

**1** Zwiebel und Knoblauch schälen, fein würfeln. Chilischote putzen, entkernen und ebenfalls klein würfeln. Alles drei im heißen Öl 2–3 Min. andünsten. Tomaten und Brühe dazugeben und zugedeckt bei kleiner Hitze 10–15 Min. kochen lassen.
**2** Die Nudeln in kochendem Salzwasser nach Packungsangabe bissfest garen, dann abgießen und kurz abtropfen lassen.
**3** Die Oliven abtropfen lassen und in Scheiben schneiden. Basilikumblätter abzupfen und grob hacken. Beides unter die Tomatensoße mischen. Mit Salz und Pfeffer abschmecken. Die Nudeln mit der Tomatensoße anrichten.

**Tipp:** Das schmeckt auch dazu: Statt der Nudeln 100 g Naturreis (Rohgewicht) oder 200 g Pellkartoffeln servieren.

*Variante mit Thunfisch:* Das Tomatensugo wie beschrieben zubereiten. *1 kleine Dose Thunfisch* im eigenen Saft (60 g Abtropfgewicht) abtropfen lassen, zerpflücken und

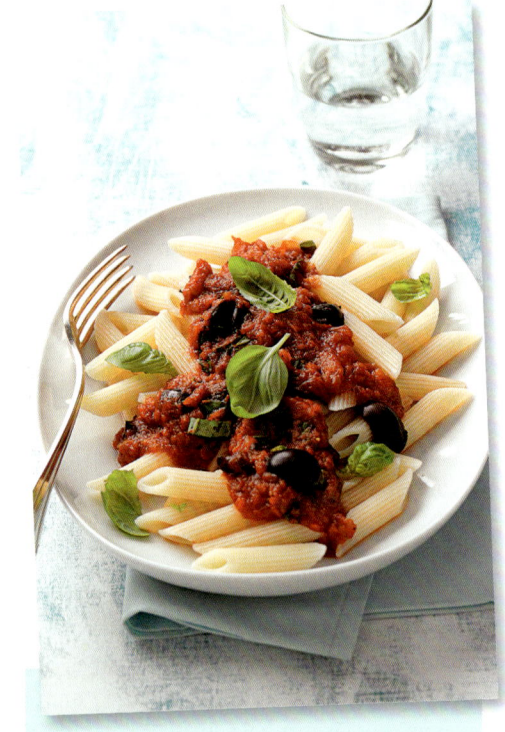

So schlägt die Pasta nicht an: mit scharfem Tomaten-Sugo – tierisch fettfrei.

statt der Oliven unter die Soße mischen. Das Basilikum durch *3–4 Zweige gehackte Petersilie* ersetzen.

Bekommen Sie die kleine Dose Thunfisch nicht, dürfen Sie eine große nehmen und 125 g in die Soße tun.

*Variante mit Pute:* *125 g Putenbrustfilet* in kleine Würfel schneiden und mit Zwiebel und Knoblauch im Öl bei mittlerer Hitze anbraten. Dann mit Tomaten und Brühe wie im Rezept beschrieben schmoren. Mit abgeriebener *Bio-Zitronenschale* und *1 EL gehackter Petersilie* würzen.

## ANTI-HEISSHUNGER-IDEEN FÜR UNTERWEGS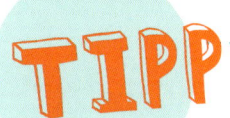

- **Frühstücksbüffet im Hotel:** Überall zwischen Brötchen und Croissants finden sich Gemüsestreifen, Tomaten und Obst. Joghurt mit Obstsalat und Müsli schickt einen genauso fröhlich in den Tag wie Roggenschrotbrot mit Käse, magerem Schinken oder Quark & Honig. Auch gut: Eier in jeglicher Form.
- **Glyxlicher Reiseproviant:** Belegtes Roggenvollkornbrötchen mit Tomate, Gurke, Mozzarella, Ei, Thunfisch, Schinken oder Käse. Dazu einen Apfel. Oder: Fatburnersuppe aus der Thermoskanne. Salat mit Dressing aus der Box (Seite 91).
- **Heißhunger beim Bäcker?** Bessere Wahl als Buttercremetorte: Roggenvollkornbrötchen belegt mit Tomaten, Gurke, Mozzarella, Ei, Thunfisch oder Schinken, Käse. Lust auf Süßes? Obstkuchen.
- **Imbiss vom Metzger:** Statt Leberkäs oder Bratwurst lieber ein halbes Brathähnchen oder ein Schnitzel plus Krautsalat kaufen. Hähnchenhaut oder Panade entfernen und das pure Fleisch mit dem Salat genießen. Für eine kalte Brotzeit: Roastbeef, Schinken oder Geflügelwurst, Eier, geräucherter Fisch mit einem Vollkornbrötchen.
- **Schlank durchs Restaurant:** Finger weg von Frittiertem und der Kombi »Viel Fett plus Kohlenhydrate«. Egal ob beim Asiaten, Griechen, Mexikaner – das gibt es überall: gegrillter Fisch mit Gemüse, Salat mit Fleisch oder Schafkäse, Antipasti, Thai-Currys, Pasta mit Gemüse oder Fisch. Und als Dessert? Obstsalat, Fruchtsorbet oder ein Espresso stillen den Süßhunger.
- **Im Café?** Gegen einen Café au Lait oder einen Cappuccino ist überhaupt nichts einzuwenden. Nicht mal gegen das Löffelchen Zucker. Und was dazu? Wer Lust hat, bestellt ein Eis ohne Sahne, dafür mit vielen Früchten und Joghurt, ein Stück Obstkuchen oder ein Stück Apfelstrudel.
- **Zum Essen eingeladen:** Dem Gastgeber vorher Bescheid sagen, dass man nicht alles essen will. Es kränkt viel mehr, wenn jemand lustlos im Essen herumstochert. Am Buffet kann man sich sowieso die Dinge rauspicken, die man essen will. Natürlich kann man auch all seine »Disziplin« vergessen – und alles genießen. Es bleibt ja die Ausnahme. Dafür legt man einfach am nächsten Tag einen Suppentag ein.
- **Mittagsversorgung im Supermarkt:** In der Salattheke findet man geputzte Mischungen. Am besten steht das eigene Dressing im Büro – ohne Zusatzstoffe. Als sättigendes Eiweißtopping eignen sich Mozzarella, Schafkäse, Räucherfisch, Thunfisch (Dose), Schinken oder gekochte Eier. Aus frischem Obst (gibt's immer öfter auch geschnitten) und Quark lässt sich in Minutenschnelle ein Früchtequark zaubern. Vollkornbrötchen plus frisches Gemüse plus Käse oder Sojaaufstrich ergeben ein leckeres Sandwich.

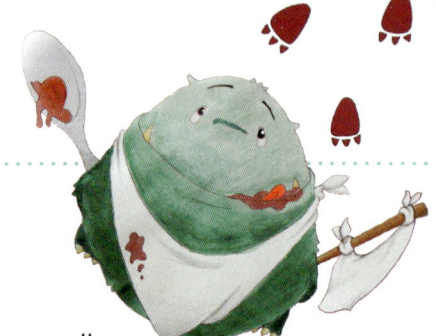

## NACHWORT Nikotin ade!

### Hey Heißhunger, jetzt bin ich der Boss!

Ich habe 40 Zigaretten am Tag geraucht. Gerne mit Genuss – voll am Zügel der Sucht. 35 Jahren lang. Freilich ist Ihnen klar: Das würde ich jetzt nicht schreiben, wenn sich daran nichts geändert hätte.

Ein süchtiger Raucher, der mit dem Rauchen aufhört, geht durch die Hölle. Und das ist die gute Nachricht: Vier Wochen lang! Und die zweite gute Nachricht: Es ist machbar. Irgendwann krabbelt ein Glücksgefühl hoch. Ganz zart. Völlig neu, irgendwie jungfräulich. Ohne Zigarette. Man lebt so viel intensiver, glücklicher, zufriedener. Warum? Weil die Zigarette die Spitze jeder Emotion kappt. Stress, Langeweile, Frust, Freude … Man raucht ja immer eine, um das, was man gerade erlebt, zu deckeln. Fällt die Zigarette weg, dann lebt man viel intensiver. Schon allein deshalb, weil man viel aufmerksamer ist.

### SO EIN HEISSHUNGER!

Nikotin hat die wunderbare Angewohnheit, im Gehirn als Appetitzügler zu fungieren. Es sorgt für viel Serotonin im synaptischen Spalt. Wer raucht, hat also schon nervenbotenstoffbedingt viel weniger Hunger. Wer plötzlich nicht raucht, weckt den schlafenden Bären. Die ersten drei Tage brummt er dermaßen, dass man keine Chance hat. Ablenken is nich'. Man muss ihn füttern – nur eben intelligent (mit den Tipps aus diesem Buch!).
Ich habe das übrigens ohne Hilfsmittel der Pharmaindustrie gemacht. Ohne Pflästerchen, Pillchen. Nur mit einer Flasche Rotwein, einer Schachtel Zigaretten und einem in Folge dermaßen dicken Kopf … Ich wollte wissen, was da entzugstechnisch im Körper los ist, was da im Kopf los ist. Und wie man sich ganz natürlich helfen kann, wenn einen dieser unstillbare emotionale und körperliche Hunger übermannt. Das ist nämlich das Fatale am Nikotinentzug-Heißhunger – er schlägt doppelt zu: ruft nach Nikotin, ruft nach Futter. Dieser Heißhunger ist der gemeinste. Er ist körperlich und emotional und oral. Und so stark, dass es kaum jemand schafft, mit dem Rauchen aufzuhören, ohne dass eine Sucht durch die andere ersetzt wird. Nikotin durch Zucker und Fett.

### NIKOTINENTZUG DAUERT NUR DREI TAGE …

Das wichtigste Utensil in den vier Wochen ist: ein weißes Fähnchen. Das sollte man seinen Mitmenschen zuliebe immer hochheben, wenn der Zorn hochkriecht. Den grauen Teint wird man übrigens schneller los als die schlechte Laune. Des Weiteren braucht man Fingerspielzeug. Die Finger haben Hunger, der ganze Körper hat Hunger. Jede Zelle brüllt nach Stoff.

Es fehlt nun mal der Appetitzügler Serotonin im Kopf, den uns die Zigarette beschert. Man hängt am Kühlschrank, im Osternest, am Trockenfrüchtetropf …, schreibt verzweifelte E-Mails: »Wenn Du kommst, dann bring mir Ostereier mit Nougat-Nikotin-Füllung mit …« Drei Tage lang. Das ist wissenschaftlich: Nikotinentzugserscheinungen sind in drei Tagen vorbei, weshalb jedes Nikotinpflaster die Qual nur verlängert. In dieser Zeit isst man einfach, was Mr. Heißhunger will. Ohne nachzudenken. Ab dem vierten Tag gibt das Nikotin Ruhe. Aber die Belohnungsrezeptoren im Kopf rufen natürlich immer noch nach einer Zigarette.

### … DER HEISSHUNGER BLEIBT VIER WOCHEN

Vier Wochen dauert es, dann haben einen die Entzugsemotionen nicht mehr so im Griff. Dann hat man das Schlimmste geschafft. Das weiß man, das fühlt man, denn ganz plötzlich keimt da so ein Wohlgefühl auf, ein kleines zartes, unglaublich ehrliches. Eine unglaublich wertvolle Fröhlichkeit, die nichts mit einer Droge zu tun hat. Sicher: Ich habe zugenommen. Sechs Kilo. Drei davon habe ich bald in die Flucht geschlagen, weil es mir zu viel wurde (wie, steht in meinem E-Book: »Schnell drei echte Kilo weg«). Und heute hat sich alles wieder so eingependelt wie zuvor. Meine Erfahrung: Die ersten vier Wochen sollte man sich nur ein bisschen ums Gewicht kümmern. Nur versuchen, nicht die eine Sucht durch die andere zu ersetzen, Nikotin durch Süßes. Dem Heißhunger aber sollte man immer nachgeben. Er ist einfach verdammt stark in der Zeit. Verwöhnen Sie ihn mit getrockneten Apfelringen, Suppen, trypthophanhaltigem Glückssessen … Nach den drei Wochen Entzugsphase passen Sie ein bisschen auf: Legen Sie ab und zu ein kohlenhydratfreies Abendessen oder Frühstück ein. Vertreiben Sie ein Festtagskilo mit Gemüsesuppe. Lassen Sie nicht zu, dass sich zu viele Pfunde ansammeln. Es dauert genau ein Jahr, dann hat sich Ihr Stoffwechsel umgestellt, Sie wiegen wieder so viel wie zuvor und können völlig normal essen, ohne zuzunehmen.

### DIE NEUE SINNLICHKEIT

Natürlich fragen alle, ob es einem nicht besser gehe? Was man denn alles gewonnen habe? Das zu erkennen dauert nur ein bisschen. Denn es fängt winzig klein an. Man hängt seine Nase in ein Schneeglöckchen, an den Pferdehals. Man sieht das alte Hexenhäuschen, an dem man jeden Tag vorbeigefahren ist. Das Lächeln des Busfahrers. Das neue Halstuch von Babsi. 40 Zigaretten beschäftigen einen. Die Finger. Die Gedanken. Die Sinne. Ich habe etwas gewonnen. Eine ganz große Freiheit. Heute ist meine letzte Zigarette ein Jahr her. Ich bin immer noch clean. Keinen einzigen Zug habe ich getan. Ich habe oft gedacht: »Jetzt auch eine mitrauchen«, habe es aber nicht gemacht. Ganz einfach, weil der Gewinn so viel größer ist. Man steckt so viel lieber in seinem Körper. Man genießt alles viel mehr, mit allen Sinnen. Die Zigarette kappt nicht mehr die Emotionen. Man fühlt mehr. Wirklich: Es ist Glück.

# Die Rezepte von A bis Z

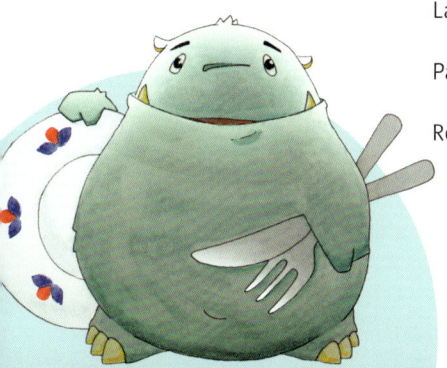

# Sachregister

## ÜBEN & ANWENDEN

# Bücher, die weiterhelfen

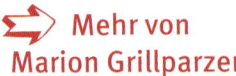 **Mehr von Marion Grillparzer**

aus dem GRÄFE UND UNZER VERLAG

**Die neue GLYX-Diät.** Abnehmen mit Glücks-Gefühl

**GLYX-Kompass.** Mit über 800 Lebensmitteln

**GU-Kompass:** Meine GLYX-Zahlen. Über 900 Lebensmitteln mit Nährwerten

Mit Martina Kittler: **GLYX-Diät. Das Kochbuch**

Mit Martina Kittler: **GLYX, schnelle Rezepte**

… und Christa Schmedes: **Das große GLYX-Kochbuch**

**Fatburner.** So einfach schmilzt das Fett weg

**KörperWissen.** Entdecken Sie Ihre innere Welt

**Mini-Trampolin.** Schlank & fit im Flug

Aus anderen Verlagen

Mit Susanne Wendel: **Der Feelgood Faktor.** Der fünfte Sinn – die Weisheit des Körpers nutzen. Südwest Verlag

**Schnell drei echte Kilo weg.** E-Book, www.mariongrillparzer.de

**Mehr über Ernährung & Diät**

Bode, T.: **Die Essensfälscher.** S. Fischer Verlag

Grimm, H.-U.: **Die Ernährungsfalle:** Wie die Lebensmittelindustrie unser Essen manipuliert. Heyne Verlag

Kasper, H.: **Ernährungsmedizin und Diätetik.** Urban & Fischer Verlag

Kendall-Reed, P./ Reed, S.: **Heißhunger go home!** Mosaik bei Goldmann

Kraske, E.-M.: **Säure-Basen-Balance.** GRÄFE UND UNZER VERLAG

Moschner, R.: **Die Schoko-Diät.** Krüger Verlag

Peters, A.: **Das egoistische Gehirn.** Ullstein Verlag

Strunz. U.: **Wieso macht die Tomate dick?** Schlank und fit für immer. Heyne Verlag

**Mehr über Körper & Seele**

Barral, J.-P. : **Die Botschaften unseres Körpers.** Südwest Verlag

Chopra, D.: **Heilung – Körper und Seele in Ganzheit erfahren.** Nymphenburger

Eden, D.: **Energiemedizin für Frauen.** VAK-Verlag

Faulstich, J.: **Das Geheimnis der Heilung.** Knaur MensSana

Hüther, G.: **Was wir sind und was wir sein könnten.** Fischer Verlag

Kinslow, F.: **Quantenheilung.** VAK Verlag

Petrini, C. (Slowfood): **Terra Madre.** Hallwag Verlag

Storch, M./Cantieni, B./ Hüther, G./ Tschacher, W.: **Embodiment.** Die Wechselwirkung zwischen Körper und Psyche. Huber Verlag

Vollmer, H.: **Hormone und was Frauen darüber wissen müssen.** Ueberreuter Verlag

Zulley, J.: **Mein Buch vom guten Schlaf.** Mosaik/Goldmann

aus dem GRÄFE UND UNZER VERLAG

Heepen, G. H./Wiedemann, C.: **Schüßler-Kuren zum Abnehmen**

Karven, U.: **Yoga für dich und überall**

Pape, D.: **Die Hormon-Formel**

Rother, R./Rother, G.: **EFT. Klopfakupressur**

Sommer, S.: **Der große GU-Kompass Homöopathie.** Alltagsbeschwerden selbst behandeln

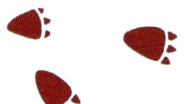

# Infos online

 **GLYX-Tipps**

**Kostenloser GLYX-Letter:**
www.mariongrillparzer.de

**Blog der Autorin,** in dem
sie schreibt, was ihr zum
Thema Gesundheit durch
den Kopf geht: www.xunt.de

**News, aktuelle GLYX-Termi-**
**ne** (Seminare, Ausbildung),
und das **Forum** für Fragen
und Erfahrungsaustausch:
www.die-glyx-diaet.de

 **Info & Hilfe**

**Infos für Verbraucher**
www.lebensmittel-
klarheit.de
www.foodwatch.de

**GLYX-Datenbank auf**
**Englisch**
www.glycemicindex.com

**Slow Food, Vereinigung**
**für Genießer**
www.slowfood.de

**Hilfe bei Essstörungen**
www.bzga-essstörungen.de
www.cinderella-rat-bei-
essstörungen.de
www.hungrig-online.de

**EMDR-Therapeuten**
www.emdria.de
www.wingwave.de

**Bewegungstherapie**
www.5rhythmen.de

**Wissens-Portale**
www.wissenschaft.de
www.eatsmarter.de
www.aerztezeitung.de

 **Unsere Experten**

**Holle Bartosch,**
Sportwissenschaftlerin,
Yogalehrerin
www.naradayoga.com

**Dr. Ulrich Bauhofer,**
ayurvedischer Mediziner
www.drbauhofer.de

**Manuela Böhme und**
**Andreas Heilmeier,**
Kurzzeittherapeuten
www.dosai.de

**Claudia Frey,** Psycho- und
Verhaltenstherapeutin
www.claudiafrey.de

Haptiklabor von **Dr. Martin**
**Grunwald**
http://eeglabor.uni-leipzig.
de/tastsinn/labor.html

**Marcel Heinig,** härtester
Mann der Welt
www.marcel-heinig.de

**Prof. Dr. Gerald Hüther,**
Gehirnforscher
www.gerald-huether.de

Alles über die Theorie von
**Prof. Dr. Achim Peters**
www.selfish-brain.com

**Dr. Padia Rasch,** leitende
Kurhausärztin
www.seeblick-berlingen.ch

**Sven Sommer,** Homöo-
pathie-Experte
www.svensommer.com

Fitnessexperte und Inter-
nist **Dr. Ulrich Strunz**
www.strunz.com

www.endo-revitalzentrum.
de – Hormonexperte
**Dr. Johannes Wagner**

**Philipp Weber,** Kabarettist
www.weberphilipp.de

Praxis für Komplementär-
medizin, **Simone Weider**
www.weider.ch

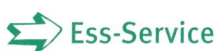 **Ess-Service**

**Alte Apfelsorten**
www.manufaktum.de

**Erbsen-Eiweiß-Pulver**
www.fidolino.com

**Essig-Manufaktur**
ww.doktorenhof.de

**GLYX-Müsli**
www.muesli4ever.de

**Öko-Topinambur-Manu-**
**faktur** www.lindls.de

**online-Supermarkt**
www.lebensmittel.de

**Snack-Packs fürs Büro**
www.snackpack.at
www.takeforbreak.de

**Verband bäuerlicher**
**Lieferbetriebe**
www.oekokiste.de

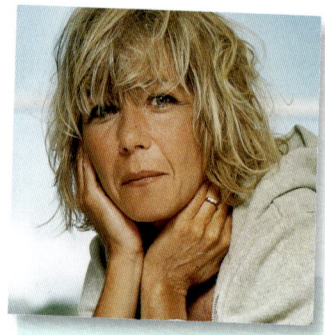

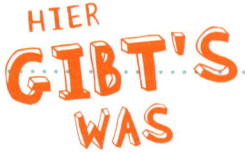

### Marion Grillparzer

... Jahrgang 1961, ist Diplom-Ökotrophologin und ausgebildete Journalistin. Sie lebt in München als freie Autorin und arbeitet für verschiedene Magazine. Seit vielen Jahren führt sie Interviews mit internationalen Experten zu ihren Schwerpunktthemen Ernährung und Gesundheit. Aus ihrer langjährigen Zeitschriften-Erfahrung entwickelte sie ein neues Ratgeberkonzept – mit bunten Elementen wie Interviews, Reportagen, Kommentaren, Geschichten von und über Menschen: »Ich will nicht, dass die Leute beim Lesen einschlafen.« Mit fröhlicher Feder übersetzt sie trockene Wissenschaft in spannende Lektüre und motiviert den Leser, etwas in seinem Leben zu ändern. »Ich bin erst zufrieden, wenn man über mein Buch sagt: Das hab ich kapiert, das mach ich.«

Bei GU erschienen unter anderem ihre Bestseller »Die neue GLYX-Diät«, »Fatburner«, »Die magische Kohlsuppe«, »Salto vitale« und »KörperWissen«. Auf die Frage, warum ihre Bücher so erfolgreich sind, sagt sie: »Ich mag den Menschen. Und das liest man.«

## ZU BESTELLEN

**Fatburner-Trampolin** Der fröhlichste Hometrainer der Welt wurde extra für Marion Grillparzer von einer renommierten deutschen Firma entwickelt, natürlich TÜV- und GS-geprüft. Das langlebige Fatburner-Trampolin gibt es in 4 Gewichtsklassen von 30 bis 180 Kilogramm Körpergewicht (ab 179,– €).

**GLYX-Amine** Mehr Energie – weniger Heißhunger. Einzigartiges Granulat mit den Aminosäuren Tryptophan und Glutamin, B-Vitaminen, Biotin, Vitamin D3, Chrom, Carnitin, Grünteeextrakt, Hydrocitrat, OPC und Ballaststoffen (für 30 Tage 49,– €).

**Eiweißformel 7 plus** Für die Autorin entwickeltes Eiweißpulver (fast) ohne Kohlenhydrate mit hoher biologischer Wertigkeit und niedrigem GLYX, dem Fatburner L-Carnitin und Magnesiumcitrat für den Säure-Basen-Haushalt. Hilft, den täglichen Eiweißbedarf zu decken: 10 g Pulver liefern 8 g Eiweiß. Kommt ohne Farb-, Süß- und synthetische Aromastoffe aus (560 Gramm, 39,– €).

**Kristall-Base Bittertrunk** Eine Basen-Mineralmischung zur Entsäuerung des Körpers. Rein pflanzlich, aus 12 Kräuter-, Blüten- und Samenextrakten (150 g, 30 Portionen, 19,– €).

**Dörrapparat** Mit dem Dörrex kann man sich über Nacht die gesündesten Snacks dörren: Obst und Gemüse voller Mineral- und Ballaststoffe. Sogar eigene GLYX-Fruchtgummis! Mit stufenlos regelbarer Temperatur, Timer und 2 Jahren Garantie (146,– €).

**Der YogiX.** Marion Grillparzers neue Sport-Kombi, die soooo schlank macht – und Lust auf Bewegung weckt.

**Auch im Sortiment** Tibetischer Body Tea, Basenpulver, GLYX-Kerne, Mixer, GLYX-Mühle, Getreide-Flocker, Schrittzähler, Galileo (Vibrationsgerät), Analysewaage, Pulsuhr, Flexi-Bar, GLYX-Rad, Milchaufschäumer »Froth au lait«, Zitruspresse, Mix-Kochsystem, E-Books ...

**Individuelle Ernährungs-, Gesundheits- und Fitnessberatung** Experten beantworten Ihnen individuell Ihre Fragen und begleiten Sie auf Ihrem persönlichen Weg in ein gesünderes, leichteres Leben. Immer am Puls der Zeit und mit einfachen, praktischen Gesundheitsrezepten. Beratung gibt's vom 10-Minuten-Trouble-Ticket bis zum Monatspaket (ab 10,– €).

Bestellen und/oder informieren unter **www.fidolino.com**
Fidolino berät Sie am Telefon – und liefert alles zu Ihnen nach Hause!
Telefon: 0 81 21 / 47 88 16
Fax:     0 81 21 / 47 88 17
E-Mail:  info@fidolino.com

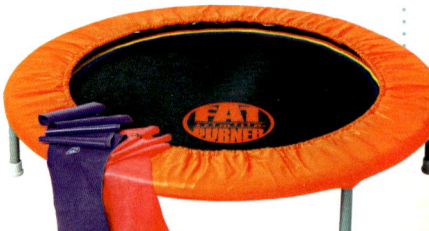

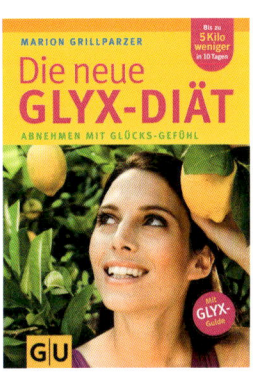
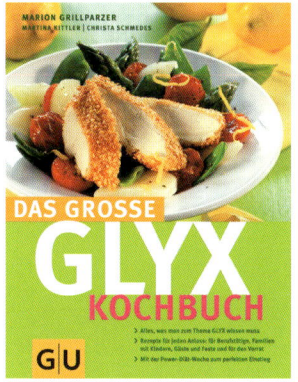
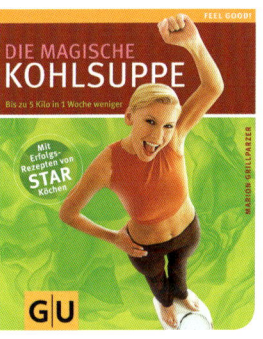
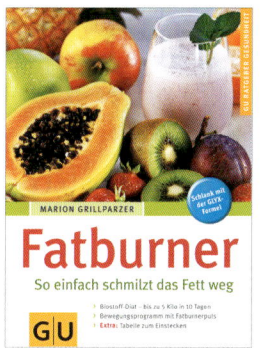
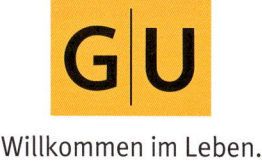
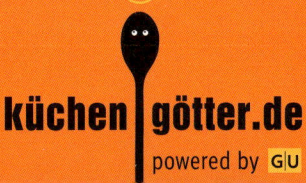

# Impressum

© 2011 GRÄFE UND UNZER VERLAG GmbH, München

Alle Rechte vorbehalten. Nachdruck, auch auszugsweise, sowie Verbreitung durch Bild, Funk, Fernsehen und Internet, durch fotomechanische Wiedergabe, Tonträger und Datenverarbeitungssysteme jeder Art nur mit schriftlicher Genehmigung des Verlages.

Projektleitung: Tatiana Schmid
Bildredaktion: Doreen Enders
Umschlaggestaltung: Bettina Stickel, Freising
Layout: Sabine Krohberger, München
Herstellung: Claudia Häusser, Markus Plötz
Satz: Felicitas Holdau
Repro: Repro Ludwig, Zell am See
Druck und Bindung: Firmengruppe APPL, Wemding

ISBN 978-3-8338-2057-1

1. Auflage 2011

**Umwelthinweis:** Gedruckt auf PEFC-zertifiziertem Papier aus nachhaltiger Waldwirtschaft.

## Dank

*Für seine stets unterstützende Liebe danke ich meinem Mann Wolf, für den tollen Rat allen Experten in diesem Buch und für die fröhliche Mitarbeit und die leckeren Rezepte danke ich meinen drei Ökotrophologinnen: Martina Kittler, Cora Wetzstein und Verena Kohlhase.*

## Bildnachweis

Illustrationen (Cover und Innenteil ): Geert Schless

Fotoproduktion (Rezepte): Kramp + Gölling Fotodesign, Hamburg

Weitere Fotos: O. Biemmi-Lazzeroni: Seite 4; Böhme & Heilmeier: 186; Corbis: 10, 56, 167, 173; F1 online: 29, 77, 126, 136; Fotolia: 38, 52, 66, 84, 94, 122, 124, 144, 154, 159, 168; Getty: 20, 34, 63, 71, 105, 107, 114, 133, 147, 151, 160, 193; M. Grunwald: 176; GU: 184 (T. Roch), 74, 115 (R.Schmitz); M. Grillparzer: 57, 88, 153, 181, 183, 185, 186; M. Heinig: 60; H. Keitel: 222; I. Meyer: 59; A. Peters: 130; Plainpicture: 14, 42, 48, 97, 101, 141; S. Sommer: 64; Stockfood: 196; U. Strunz: 90; Thinkstock: 56, 58, 143, 167, 201; J. Wagner: 161; G. H. Wiedemann: 121

Syndication: www.jalag-syndication.de

## Wichtiger Hinweis

Alle Ratschläge und Hinweise wurden von der Autorin nach bestem Wissen erstellt und mit größtmöglicher Sorgfalt geprüft. Sie bieten jedoch keinen Ersatz für persönlichen medizinischen Rat. Jede Leserin, jeder Leser ist für das eigene Tun selbst verantwortlich. Weder Autorin noch Verlag können für eventuelle Nachteile oder Schäden, die aus den im Buch gegebenen praktischen Hinweisen resultieren, eine Haftung übernehmen.

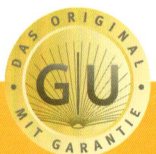
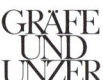